癫狂病中医典籍撷英

主编　刘兰英

主审　江凌圳

上海科学技术出版社

图书在版编目（ＣＩＰ）数据

癫狂病中医典籍撷英 / 刘兰英主编. -- 上海 ：上
海科学技术出版社，2024.4
ISBN 978-7-5478-6579-8

Ⅰ．①癫… Ⅱ．①刘… Ⅲ．①癫狂－中医临床－经验
－中国－现代 Ⅳ．①R277.7

中国国家版本馆CIP数据核字(2024)第062484号

癫狂病中医典籍撷英

主编　刘兰英

上海世纪出版(集团)有限公司
上 海 科 学 技 术 出 版 社　出版、发行
(上海市闵行区号景路 159 弄 A 座 9F - 10F)
邮政编码 201101　　www. sstp. cn
上海盛通时代印刷有限公司印刷
开本 787×1092　1/16　印张 16.25
字数 380 千字
2024 年 4 月第 1 版　2024 年 4 月第 1 次印刷
ISBN 978 - 7 - 5478 - 6579 - 8/R・2986
定价：78.00 元

内容提要

中医历来重视情志对健康和疾病的影响,强调人体生理-心理与社会-环境一体的整体观,契合现代生物-心理-社会-环境医学模式。中医历代医家对情志病的治疗内容丰富、疗效确切,研究好、利用好这些成果对现代临床和基础研究意义重大。

精神分裂症是一种临床常见的病因尚未完全阐明的精神疾病,社会危害较大,根据其临床表现,现代医家多将其归属于中医学"癫证""狂证"等范畴。以现代医学对精神分裂症的诊断依据为标准,从症状、病因、治疗等方面考查中医古籍,通过研究可以了解中国古代对精神分裂症的认识,获悉古今对精神分裂症描述方式的差异,从而丰富中医文献学和临床精神病学,对中医、中西医结合研究精神分裂症都有一定借鉴价值。

本书收录了自《黄帝内经》到清代,与癫狂病(精神分裂症)相关的古籍文献,全面梳理关于本病的中医古代描述。文献时间上讫先秦,下至清末,内容涵盖中医基础理论、中药、方剂、医案等。全书内容丰富、资料翔实,具有较高的文献价值和临床价值。本书的出版可以使读者深入了解癫狂病(精神分裂症)的相关古籍记载,为临床提供参考和借鉴。

编委会名单

主编简介

　　刘兰英,教授,主任医师,硕士生导师。毕业于浙江大学医学院。现任上海市精神卫生中心中医神志病学科带头人,中医科主任,上海市中医神志病研究所副所长。为浙江省卫生创新人才培养对象,浙江省"151人才工程"第三层次培养对象,浙江省首届"医坛新秀"。兼任世界中医药学会联合会中医心理学专业委员会副会长,中国民族医药学会神志病分会副会长兼秘书长,中国中西医结合学会精神疾病专业委员会常务委员,中华中医药学会神志病分会常务委员,中华医学会精神医学分会精神分裂症研究协作组委员,中华医学会精神医学分会网络精神病学组委员,浙江省妇幼健康协会妇女儿童心身医学专业委员会主任委员,浙江中西医结合学会精神疾病专业委员会副主任委员兼秘书、青年委员会主任委员,浙江省儿童福利协会理事。长期从事精神疾病的中西医结合临床与基础研究,承担国家级、省部级课题5项,发表论文40余篇,参编教材、专著6部。

序 言

随着社会生态的发展、人口结构的变化，在全世界范围内，精神卫生问题都在加重。全世界约 20％ 的儿童和青少年有精神疾患，自杀成为 15～29 岁青少年的第二大死因。精神疾患会对生活的各个方面产生重大影响，例如学业、职业发展、婚姻家庭以及社会交往。抑郁症和焦虑症是两种最常见的精神卫生疾患，每年给全球经济造成约 1 万亿美元的损失。

在新型冠状病毒感染疫情的 3 年中，人们对心理健康和精神卫生问题的重要性的认识和关注达到了前所未有的程度。为减少感染人数，伴随着人员流动受限，越来越多的人日常生活发生了巨大改变。适应这样的生活方式变化、管理对感染病毒的恐惧和对身边脆弱群体的担心，对所有人来说都是一项挑战，对本已罹患精神疾患的人来说可能更加困难。本书论述的癫狂病（精神分裂症）即是这样一种造成严重疾病负担的精神障碍。

《世界卫生组织传统医学战略（2014—2023 年）》指出："传统医学是卫生服务中一个重要并常常被低估的组成部分。在有些国家，传统医学或非常规医学可被称为补充医学。在卫生保健和疾病预防与治疗方面，尤其针对慢性病，传统医学有很长的历史。"许多国家有自己的传统或本土发展起来的治疗方式，这些方式牢固地植根于本国的文化和历史。比如中国传统医学、印度阿育吠陀医学和阿拉伯医学。针灸原本是中医的一种特色疗法，但现在已在世界范围内得到使用。根据 129 个国家提供的报告，其中 80％ 的国家现已认可使用针灸。常规医学治疗失败、更加积极主动地维护健康，以及希望获得健康的生活方式，是人们使用传统和补充医学的主要动机。

中医是在中华民族几千年的哲学观基础上的医药实践中发展起来的。比如，针灸是在东方哲学的基础上发展成为中医的一个分支的，主张用整体的方法来调整身体的平衡。中医神志病学是运用中医理论研究神、志本质及神志异常疾病，探寻其生理、病理机制及其预防和治疗的一门学科。自《黄帝内经》建立完整的理论体系起，经历代医家临床实践，积累了丰富的中药、针灸、心理三法合一的理法方药治疗体系和独到的临床经验。

神志病多因情志失调伤及气血所致。如长期忧愁思虑，损伤心脾，致使心脾血虚，神失所养，故神不守舍、心悸怔忡、失眠健忘；或由肝郁化火，心神被扰，而见狂躁易怒、卧不安席；或由肾阴不足，水火不济，心火妄动，致心悸多虑、心烦不宁。概括起来，神志疾病涉及的脏腑包括心、脾、肝、胆、肾等。同时，脑为元神之府，具有统帅人体全身各脏腑的功能，故各脏腑功能失调，亦会波及脑部而出现各类神志症状。比如，在论及多呈持续性发作心悸不宁的"怔忡"时，《证治汇补》描述得非常生动形象："忡者，心中惕惕然，动摇不静，其作也无时。"中医情志疗法更是独具民族传统文化特色的心理治疗，反映了古代医家独特的辨治观，是经典理论和临证经验的完美结合。吴师机《理瀹骈文》中说："情欲之感，非药能愈，七情之病，当

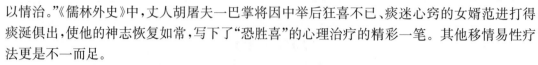

以情治。"《儒林外史》中，丈人胡屠夫一巴掌将因中举后狂喜不已、痰迷心窍的女婿范进打得痰涎俱出，使他的神志恢复如常，写下了"恐胜喜"的心理治疗的精彩一笔。其他移情易性疗法更是不一而足。

中医虽无"精神分裂症"这个舶来病名，但有与之呼应的"癫""狂"病症。在几千年医疗实践中，不断丰富着其症状、内涵，并积累了大量医案、辨证治法，建立了一整套病机、治法经验。刘兰英教授等沪、浙、港三地学者付出极大心血，对历朝历代中医典籍记载的对"癫病""狂病"各病症认识和实践的内容进行了全方位详尽的钩沉梳理。

上海市精神卫生中心从1952年政府安排中医师参加临床实践以来，经过几十年中西医结合发展，目前已发展成为拥有中西医结合治疗门诊和病房、拥有多个获得授权的院内制剂、拥有专业的医疗科研队伍的专科医院；并在上海市卫生健康委员会、上海交通大学医学院、上海中医药大学及各兄弟单位的支持和帮助下，汇聚各方力量，于2021年12月8日成立了上海市中医神志病研究所，召开了"中医西医汇聚创新发展论坛"，确立以癫病（精神分裂症）、郁病（抑郁障碍）和不寐（非器质性失眠症）为优势病种；针对癫病进行联合中医治疗的深入研究和探索，立"五脏论治法"治疗神志病，标志着上海市中医神志病的发展获得了可喜的阶段性成果。

希冀本书的出版，进一步促进全国中西医神志病学科，秉承"心身共调，中西并重，特色中医"的理念，发挥中医原创思维优势，推动对神志病的深入研究和相关人才培养；结合传统中医与现代科学研究，从中医精髓出发，研发治疗用药，将源远流长的中医疗效进一步发扬光大，为大众的精神心理健康保驾护航。

徐一峰
上海市精神卫生中心
上海市中医神志病研究所
2023年8月

前　言

　　癫狂病是中医对各类严重精神疾病的总称,癫病以精神抑郁、表情淡漠、沉默痴呆、语无伦次、静而多喜为特征,狂病以精神亢奋、狂躁刚暴、喧扰不宁、毁物打骂、动而多怒为特征。本书中的癫狂病指西医学中的精神分裂症,是一种慢性退缩性,以情感、认知和行为症状为特征的神经精神疾病,发病率为1%。精神分裂症的发病机制仍未明确,使用抗精神病药物是目前临床主要的治疗方法,也可单独或者联合心理治疗或物理治疗,但存在较多不良反应,中医药可能成为良好的辅助(替代)方法。中医学具有独特的理论体系,对精神疾患的诊疗记载古已有之,从理论到实践、从发病到转归、从诊断到治疗,均有论述,但是散见于各医籍之中。为全面总结和深入挖掘中医古籍文献中的精神分裂症的诊疗经验和学术观点,发扬中医药的特色和优势,提高专病专科的诊疗质量和水平,我们邀请上海市精神卫生中心、上海市中医神志病研究所、浙江省立同德医院、浙江省中医药研究院文献信息研究所、香港大学中医药学院等单位的专家学者,共同编写了《癫狂病中医典籍撷英》一书。

　　我们利用文献检索方式查找现代已出版的精神分裂症专著和期刊文献,全面梳理当代学者关于精神分裂症的中医古代病证名描述;再经过包括香港大学中医药学院终身教授、博士生导师张樟进教授,上海中医药大学附属曙光医院主任医师、二级教授、上海市名中医蒋健教授,浙江省中医药研究院资深研究员、国务院政府特殊津贴获得者、中医文献学科带头人盛增秀研究员等专家的研讨,最终确认与精神分裂症最相关的9个病证名,为癫、心风、呆、鬼邪、狂、失志、谵妄、谵语、中恶;而后以9个病证名为检索词,采用全文检索的方式检索了包括国医典藏中医古籍数据库、书同文古籍数据库、爱如生中医典海数据库、中华医典等,收集与精神分裂症相关的古籍文献。文献时间上迄先秦,下至清末,内容涵盖中医基础理论、中药、方剂、临证各科、医案等。其间,文献工作者、精神科医生、中医内科医师皆参与,共同完成精神分裂症古籍文献资料的搜集与筛选,并对原文内容进行两轮校对。因此,本书为广大读者呈现出了原汁原味的中医古籍资料,全面系统地展示古人治疗精神分裂症的智慧。

　　我们诚挚地推荐本书,希望可以帮助读者对精神分裂症中医诊疗有更深入的理解,将更多的中医经验应用于临床实践,继承和发扬传统中医,更好地服务患者。感谢张樟进教授、蒋健教授、盛增秀研究员对相关病证名提出的宝贵意见,感谢冯斌教授、江凌圳教授对文献搜索和筛选工作提出的宝贵意见,在此一并致谢! 最后,感谢上海市中医药科技计划项目(2022CX004)、浙江省中医药重大研究项目(2018ZY002)、浙江省卫生科技计划项目(2022505777)的支持。

　　由于能力有限,恐有不足之处,恳请广大医家和同道不吝赐教。

刘兰英

2023 年 7 月于上海

目 录

绪　论

精神分裂症(癫狂病)是一种以感知觉、思维、情感和行为等异常以及精神活动不协调为特征的精神疾病,其主要特征是阳性症状,如妄想和幻觉;也有可能出现动机和意志变化的阴性症状,如社交退缩、行为懒散、人际关系不良、情感淡漠和意志缺乏等;也有可能伴随其他症状,认知障碍和情绪障碍,如躁狂和抑郁。精神分裂症通常发病于青春期晚期或成年期早期,在全球的患病率为1‰~3‰,性别无差异。研究显示其发病率随着年龄的增长发生变化,呈倒"U"形,40岁发病率达到最高。在全球范围内,25~54岁患者占总病例的70.8%。根据世界卫生组织估计,精神疾病支出将占中国整体医疗支出的15%,而精神分裂症是精神疾病负担的主要因素,且有增加的趋势。相比于发达国家,我国精神分裂症患者相对年轻,平均年龄为31.1岁。其产生的疾病负担也更重,可使生存时间缩短20余年。中医学认为,精神分裂症是因情志内伤,或先天遗传,致痰、瘀、气三邪交杂,蒙蔽清窍,脏腑功能失调,脑神被扰,所引起的一类神志病。以精神抑郁、表情淡漠、沉默痴呆、语无伦次,或喃喃自语、静而少动、妄见妄闻等症状为主要临床特征。

"精神分裂症"这一病名概念的提出距今不过百年时间,但中医对于这一疾病的认识可以追溯至殷周时期,在《山海经》中已有类似记载。在战国时期的一些古籍中,也已经出现了对"癫""狂"的症状的描述。这一时期医者对癫狂已经有了一些粗浅的认识,并且将这一疾病与鬼神、巫术等进行了区分。同时提出对病因病机的认识,认为气血失调,阴阳失衡,脏腑功能紊乱是导致疾病发生的机制。方药、针灸以及精神心理疗法都已经得到应用。创立了桃核承气汤、抵挡汤、抵挡丸以泻下逐瘀之法。在《灵枢·癫狂》中,大量的篇幅论及治疗精神异常的针刺、灸法、放血法的原则及具体方法,为后世的"针灸与方药主治之"的治疗观点奠定了基础。《素问·阴阳应象大论》根据五行生克规律创制的"悲胜怒,怒胜思,思胜恐,恐胜喜,喜胜忧"的"以情胜情法",是极具中医特色的心理精神疗法,在治疗癫狂方面发挥着较好的补充作用。

隋唐时期,不但沿袭家传和师徒传授的优良传统,而且开创和发展了学校式的医学教育,培养了许多医学大家。该时期系统全面地整理了医学理论和临床经验,出现许多大型著作,如《诸病源候论》《备急千金要方》《千金翼方》《外台秘要》等。朝廷对医学教育发展的有力支持,为中医药学的发展创造了良好的条件,同时丰富了对情志疾病的理论和见解,为中医精神病学的发展提供了必要的基础,这一时期有关精神分裂症的认识也有一定进步。该时期对"癫、狂、厥"等常见疾病描述详尽,阐述了病因病机、发病、治疗上的特点,对于疾病治疗的记载颇为详细。

宋金元时期的学术氛围较为轻松,各医家能够充分阐明自己的学术观点,以金元四大家为代表的医家在总结大量的临床经验的基础上,形成了各具特色的理论学说,对于癫病的认识亦有所创新。对诊疗鉴别有了愈发清晰的认识,《三因极一病证方论》中癫痫与癫狂虽同有"癫"之称呼,但不是同一种疾病。至朱丹溪始才有较为明确的区分,体现在其著作中,将痫与癫狂分篇论述,完善了秦汉时期对于癫狂的阴阳盛衰致病的观点,概括了癫病之精神抑郁、语无伦次、静而少动等一系列主症,提出对病因病机的创新性见解。金元医家对于癫病病因病机认识的创见,打破了阴阳理论宏观、笼统,难以运用于临床的限制,提出了以"痰""火""瘀"为病因。从临床角度对治疗方法进行补充,朱丹溪在张从正的启发下,首提化痰开结方法,又提出"五志之火,郁而成痰,为颠为狂,宜以人事制之",类似现代的心理疗法,在当时已成为有效的辅助治疗手段,为癫狂的心理治疗开辟了先河。

明代社会经济发展迅速,医学教育在前代基础上进一步发展,以《普济方》为代表的方剂学和以《本草纲目》为代表的本草学得到迅猛发展。综合性医书大量出现,由于医学从理论到实践都有较大的发展,临证各科均取得了许多新知识和新经验。为了全面整理和总结这些知识与经验,医家们编撰了大量综合性著作,如《医学纲目》《证治准绳》《赤水玄珠》等。在前期的基础上,明代又提出了"失志""心风""厥""呆"的病名。在具体相关病证方面,除沿袭前代经验观点之外,补充和发展了大量方药及新的见解,王肯堂首次辨证"癫""狂",进一步补充了中恶的病因病机,认为"邪内干正气为暴""因冒犯不正之气",并提出了包括十香丸、镇心丸、雄朱丹等治疗方药;将失志与谵妄、谵语区分开来,对于心风的病因病机有了具体的描述,并给出了治则;丰富了对于厥的病机、治法、方药的理解,将"呆"单独分列出来,并与"癫"相鉴别,并给出了治疗方药牛黄清心丸。

由于清代考据风气盛行,不少医家对重要的古典医籍进行了大量的考证与注释工作,有大量注释刊行。以医案为代表的临证著作的大量出现,为现代临床提供了诸多借鉴。在前人的基础上发展与完善了更多的理论与治法方药,认识到癫狂与脑有密切联系,并开创了以活血化瘀法治疗癫狂的先河,进一步划分了癫病和狂病。对于产后出现谵妄、谵语,在《女科经纶》中也出现了详细的描述,对其病因病机有了系统性的概述。对于中恶病,在总结前人的基础上,《医述》中既完善了症状,又给出了苏合香丸与调气散、平胃散合用的治法,"先以苏合香丸灌之,苏后再以调气散和平胃散与服"。还完善了针灸对于鬼交病的治疗方法,提出了"十三鬼穴歌",包括鬼宫、鬼信、鬼垒、鬼心、鬼路、鬼枕、鬼床、鬼市、鬼窟、鬼堂、鬼藏、鬼腿、鬼封十三个穴位。清代医家对前代著作和观点做了大量注解和发挥,从病因病机、治法方药等多方面加入了自己的看法与观点,完善了对精神分裂症的病症的理解。清代医案较前代有大量增加,说明对精神分裂症相关病证的诊疗积累了大量临床实践经验。其中的遣方用药除遵循前人的治疗原则之外,更有大量"自拟方"应用于临床实践,说明了医家注重临证实际,随证加减,并注意到精神治疗的重要性。

第一章　战国至南北朝时期

"精神分裂症"这一病名概念的提出距今不过百年时间,但中医对于这一疾病的认识可以追溯至殷周时期,在《山海经》中,记载有"多文鳐鱼……食之已狂",说明当时"狂"已经作为一种疾病出现。而在战国的一些古籍中,也已经出现了对"癫""狂"的症状的描述。这一时期医者对癫狂已经有了一些粗浅的认识,并且将这一疾病与鬼神、巫术等进行了区分。

1. 对症状的描述十分丰富　成书于西汉时期的《黄帝内经》中对于癫狂的认识已经比较丰富,其对于癫狂的症状、病因病机、治则治法的认识已经包含了后世研究的绝大部分内容。《灵枢·癫狂》中记载:"狂始发,少卧不饥,自高贤也,自辨智也,自尊贵也,善骂詈,日夜不休……狂言、惊、善笑,好歌乐,妄行不休者……狂,目妄见,耳妄闻,善呼者……狂者多食,善见鬼神,善笑而不发于外者。"这些症状包含了情绪高涨、兴奋、夸大、活动增多、睡眠减少等以兴奋躁动为主的精神分裂症症候群。《黄帝内经》中对精神分裂症相关的感知觉障碍,如"妄见""妄闻""以长为短,以白为黑""常想其身大""常想其身小"和"视歧"也进行了描述。

2. 提出对病因病机的认识　这一时期的一些医学著作中对于癫狂的病因病机进行了分析。对于病因的认识主要包含了以下方面的内容:① 先天因素,在《素问·奇病论》中记载:"人生而有病癫疾者……病名为胎病,此得之在母腹中时,其母有所大惊。"② 情志因素,《灵枢·癫狂》载:"狂始生,先自悲也,喜忘苦怒善恐者,得之忧饥;狂言、惊、善笑,好歌乐、妄行不休者,得之大恐。"③ 外感邪气,《素问·宣明五气论》载:"五邪之乱,邪入于阳则狂,搏阳则为癫疾。"④ 其他因素,如药石、误治。

对于病理机制的认识则主要是从阴阳、气血以及脏腑这些宏观的角度对疾病进行了论述。认为气血失调、阴阳失衡、脏腑功能紊乱是导致疾病发生的机制。

3. 对于诊疗辨证的认识尚不清晰　到了魏晋南北朝时期,医者对于"癫、狂、痫"的认识依然存在辨证模糊的情况,没有将其进行明显的区分。葛洪在《肘后备急方》中将癫、狂、痫统归于癫狂。这种划分虽仍未能将癫与痫区分开来,但这种疾病分类的观念对后世产生了很大影响。

4. 治疗方法多样,重视针灸　在治疗上,方药、针灸以及精神心理疗法都已经得到应用。① 方药,《伤寒论》中针对胃气不和,谵语者,创立了调胃承气汤、四逆汤治疗。② 针灸、放血,在《灵枢·癫狂》中,大量的篇幅论及治疗精神异常的针刺、灸法、放血法的原则及具体方法。《针灸甲乙经》则在《黄帝内经》的基础上进行了一些补充和细化,针对一些具体症状,提出相应穴位。如《针灸甲乙经》载:"狂,癫疾,阳谷及筑宾,通舍主之。"等等。重视针灸在治疗中的应用是这一时期治疗的要点,为后世的"针灸与方药主治之"的治疗观点奠定基础。③ 精神心理治疗,《素问·阴阳应象大论》根据五行生克规律创制的"悲胜怒,怒胜思,思胜恐,恐胜喜,喜胜忧"的"以情胜情法",是极具中医特色的心理精神疗法,在治疗癫狂方面发挥着较好的补充作用。

第一节 癫 病

战国·《八十一难经》

【原文】 《五十九难》曰:狂癫之病,何以别之? 然:狂疾之始发,少卧而不饥,自高贤也,自辨智也,自倨贵也,妄笑好歌乐,妄行不休是也;癫疾始发,意不乐,僵仆直视,其脉三部阴阳俱盛是也。(《八十一难经·从四十八难至六十一难论疾病·五十九难》)

【原文】 《二十难》曰:《经》言脉有伏匿。伏匿于何脏而言伏匿邪?

然:谓阴阳更相乘、更相伏也。脉居阴部而反阳脉见者,为阳乘阴也,虽阳脉时沉涩而短,此谓阳中伏阴也;脉居阳部而反阴脉见者,为阴乘阳也,虽阴脉时浮滑而长,此谓阴中伏阳也。

重阳者狂,重阴者癫。脱阳者见鬼,脱阴者目盲。(《难经·第二十难论阴阳伏匿的脉象》)

【参考文献】 黄帝八十一难经 难经本义 华佗中藏经[M].周鸿飞,叶磊,满天点校.郑州:河南科学技术出版社,2017.

战国·《五十二病方》

【原文】 一瘨[1](癫)疾者,取犬尾及禾在圈垣上(者),段冶,湮汲以饮之(一一四)。(《五十二病方·颠(癫)疾》)

【参考文献】 张雷.马王堆汉墓帛书《五十二病方》集注[M].北京:中医古籍出版社,2017.

【注释】 ① 瘨(diān):古同"癫"。

战国·《黄帝内经·灵枢》

【原文】 癫疾始生,先不乐,头重痛,视举目赤,甚作极,已而烦心。候之于颜。取手太阳、阳明、太阴,血变而止。

癫疾始作,而引口啼呼喘悸者,候之手阳明、太阳。左强者,攻其右;右强者,攻其左,血变而止。

癫疾始作,先反僵,因而脊痛,候之足太阳、阳明、太阴,手太阳,血变而止。

治癫疾者,常与之居,察其所当取之处。病至,视之有过者泻之,置其血于瓠壶之中,至其发时,血独动矣。不动,灸穷骨二十壮。(穷骨者,骶骨也。)

骨癫疾者,顑齿、诸输、分肉皆满而骨居,汗出烦悗,呕多沃沫,气下泄,不治。

筋癫疾者,身倦挛急,脉大,刺项大经之大杼。呕多沃沫,气下泄,不治。

脉癫疾者,暴仆,四肢之脉皆胀而纵。脉满,尽刺之出血;不满,灸之项太阳,灸带脉于腰

相去三寸,诸分肉本输。呕多沃沫,气下泄,不治。癫疾者,疾发如狂者,死不治。(《黄帝内经·灵枢·卷之五·癫狂第二十二》)

【参考文献】 灵枢经[M].周鸿飞,李丹点校.郑州:河南科学技术出版社,2017.

晋·《肘后备急方》

【原文】 治卒癫疾方。灸阴茎上宛宛中三壮,得小便通,则愈。

又方,灸阴茎上三壮,囊下缝二七壮。

又方,灸两乳头三壮,又灸足大趾本聚毛中七壮,灸足小趾本节七壮。

又方,取莨荛一升,捣三千杵,取白犬倒悬之,以杖犬,令血出,承取以和莨荛末,服如麻子大一丸,三服取瘥[1]。

又方,莨菪子三升,酒五升,渍之出,曝干,渍尽酒止。捣服一钱匕,日三,勿多,益狂。

又《小品》癫狂莨菪散。莨菪子三升,末之,酒一升,渍多日,出,捣之,以向汁和绞去滓,汤上煎,令可丸,服如小豆三丸,日三。口面当觉急,头中有虫行者,额及手足应有赤色处,如此必是瘥候,若未见,服取尽矣。

又方,末房葵,温酒服一刀圭至二三,身润又小不仁为候。

又方,自缢死者绳,烧三指撮,服之。

治卒狂言鬼语方。针其足大拇趾爪甲下入少许,即止。

又方,以甑带急合缚两手,火灸左右胁,握肘头文俱起,七壮,须臾,鬼语自道姓名,乞去,徐徐诘问,乃解手耳。

凡狂发则欲走,或自高贵称神圣,皆应备诸火灸,乃得永瘥耳。

若或悲泣呻吟者,此为邪魅,非狂,自依邪方治之。《近效方》:已生蚕纸作灰,酒水任下,瘥。疗风癫也。

附方,《千金方》治风癫百病。麻仁四升,水六升,猛火煮,令牙生,去滓,煎取七合,旦空心服,或发或不发,或多言语,勿怪之。但人摩手足须定,凡进三剂愈。

又方,治狂邪发无时,披头大叫,欲杀人,不避水火。苦参以蜜丸如梧子大。每服十丸,薄荷汤下。

盖此药不太吐逆,只出涎水,小儿服一字,瓜蒂不限多少,细碾为末,壮年一字,十五以下、老怯半字,早晨井花水下。一食须含沙糖一块,良久涎如水出。年深涎尽,有一块如涎布水上如鉴矣。涎尽,食粥一两日。如吐多困甚,即咽麝香汤一盏即止矣。麝细研,温水调下。昔天平尚书觉昏眩,即服之,取涎有效。

《明皇杂录》云:开元中有名医纪朋者,观人颜色谈笑,知病深浅,不待诊脉。帝闻之,召于掖庭中,看一宫人。每日间则笑歌啼号,若狂疾,而足不能履地。朋视之曰:此必因食饱而大促力,顿仆于地而然。乃饮以云母汤,令熟寐,觉而失所苦,问之乃言因太华公主载诞,宫中大陈歌吹,某乃主讴,惧其声不能清且长,吃豚蹄羹饱,而当筵歌大曲,曲罢觉胸中甚热,戏于砌台上,高而坠下,久而方惺,病狂,足不能及地。(《肘后备急方·卷三·治卒发癫狂病方第十七》)

【参考文献】 (晋)葛洪.肘后备急方[M].北京:中国中医药出版社,2016.

【注释】 ① 瘥(chài,cuó):瘥(chài),病愈;瘥(cuó),病。

晋·《针灸甲乙经》

【原文】 黄帝问曰：人生而病癫疾者，安所得之？岐伯对曰：此得之在母腹中时，其母数有大惊，气上而不下，精气并居，故令子发为癫疾。

病在诸阳脉且寒且热，诸分且寒且热，名曰狂。刺之虚脉，视分尽热，病已，止。病初发，岁一发；不治，月一发；不治，月四五发，名曰癫疾。刺诸分，其脉尤寒者，以针补之。

问曰：有病狂怒者，此病安生？对曰：生于阳也。问曰：阳何以使人狂也？对曰：阳气者，因暴折而难决，故善怒，病名曰阳厥。问曰：何以知之？对曰：阳明者常动，太阳、少阳不动，不动而动，大疾，此其候也。问曰：治之奈何？对曰：衰其食即已。夫食入于阴，气长于阳，故夺其食即已。使人服以生铁落，为后饭。夫生铁落者，下气候也。

癫疾，脉搏大滑，久自已；脉小坚急，死不治。癫疾，脉虚可治，实则死。厥成，为癫疾。黄疸，暴病厥，癫疾，狂，久逆之所生也。五脏不平，六腑闭塞之所生也。

癫疾始生，先不乐，头重痛，直视，举目赤甚，作极已而烦心，候之于颜。取手太阳、太阴，血变而止。

治癫疾者，常与之居，察其所当取之处，病至，视之有过者，即泻之。置其血于瓠壶之中，至其发时，血独动矣。不动，灸穷骨二十壮。穷骨者，尾骶也。骨癫疾者，颔齿诸腧分肉皆满，而骨倨强直，汗出烦闷，呕多涎沫，气下泄，不治。

脉癫疾者，暴仆，四肢之脉皆胀而纵，脉满，尽刺之出血；不满，灸之侠项太阳，又灸带脉于腰相去三寸诸分肉本腧。呕多涎沫，气下泄，不治。

筋癫疾者，身卷挛急，脉大，刺项大经之大杼。呕多涎沫，气下泄，不治。

癫疾，呕沫，神庭及兑端、承浆主之；其不呕沫，本神及百会、后顶、玉枕、天冲、大杼、曲骨、尺泽、阳溪、外丘、通谷、金门、承筋、合阳主之。

癫疾，上星主之，先取谚语，后取天牖、风池。

癫疾呕沫，暂起僵仆，恶见风寒，面赤肿，囟会主之。

癫疾，瘛疭，狂走，颈项痛，后顶主之。

癫疾狂走，瘛疭摇头，口喎戾颈强，强间主之。

癫疾，骨酸，眩，狂，瘛疭，口噤，羊鸣，刺脑户。

狂易，多言不休，及狂走欲自杀，及目妄见，刺风府。

癫疾僵仆，目妄见，恍惚不乐，狂走瘛疭，络却主之。

癫疾大瘦，脑空主之。

癫疾僵仆，狂疟，完骨及风池主之。

癫疾互引，天柱主之。

癫疾，怒欲杀人，身柱主之。

狂走癫疾，脊急强，目转上插，筋缩主之。

癫疾，发如狂者，面皮厚敦敦，不治；虚则头重洞泄，瘾痔，大小便难，腰尻重，难起居，长强主之。

癫疾，憎风，时振寒，不得言，得寒益甚，身热狂走，欲自杀，目反妄见，瘦疯，泣出，死不知人，肺俞主之。

癫疾,膈俞及肝俞主之。

癫疾,互引反折,戴眼及眩,狂走,不得卧,心中烦,攒竹主之。

癫疾,狂,烦满,刺丝竹空。

癫疾互引,水沟及龈交主之。

癫疾互引,口喝,喘悸者,大迎主之,及取阳明、太阴,候手足变血而止。狂癫疾,吐舌,太乙及滑肉门主之。

癫疾多言,耳鸣,口僻颊肿,实则聋,龋,喉痹不能言,齿痛,鼻衄衊,虚则痹膈,偏历主之。

癫疾,吐舌鼓颔,狂言见鬼,温溜主之。

目不明,腕急,身热,惊狂,痿痹,瘛疭,曲池主之。

癫疾吐舌,曲池主之。

热病,汗不出,互引,颈嗌外肿,肩臂酸重,胁腋急痛不举,痂疥项不可顾,支沟主之。

癫疾,吐血沫出,羊鸣戾颈,天井主之。

热病,汗不出,狂,互引,癫疾,前谷主之。

癫疾,狂,多食,善笑不发于外,烦心,渴,商丘主之。

癫疾,短气,呕血,胸背痛,行间主之。

痿厥,癫疾,洞泄,然谷主之。

狂癫,阴谷主之。

癫疾,发寒热,欠,烦满,悲,泣出,解溪主之。

癫狂互引,僵仆,申脉主之,先取阴跷,后取京骨、头上五行。目反上视,若赤痛从内眦始,复下半寸各三痏,左取右,右取左。

寒厥癫疾,噤龄,瘛疭,惊狂,阳交主之。

癫疾,狂,妄行,振寒,京骨主之。

身痛,狂,善行,癫疾,束骨主之。

癫疾,僵仆,转筋,仆参主之。

癫疾,目晾晾,衄衊,昆仑主之。

癫狂疾,体痛,飞扬主之。

癫疾反折,委中主之。

凡好太息,不嗜食,多寒热汗出,病至则善呕,呕已乃衰,即取公孙及井俞。实则肠中切痛,厥,头面肿起,烦心,狂,多饮,不嗜卧;虚则鼓胀,腹中气大满,热痛,不嗜卧,霍乱,公孙主之。(《针灸甲乙经·卷十一·阳厥大惊发狂痫第二》)

【参考文献】　(晋)皇甫谧.针灸甲乙经[M].韩森宁,张春生,徐长卿点校.郑州:河南科学技术出版社,2017.

第二节　狂　　病

战国·《黄帝内经·灵枢》

【原文】　狂始生,先自悲也,喜忘、苦怒、善恐者,得之忧饥。治之取手太阴、阳明,血变而止,及取足太阴、阳明。

狂始发,少卧,不饥,自高贤也,自辩智也,自尊贵也,善骂詈,日夜不休。治之取手阳明、太阳、太阴、舌下、少阴,视之盛者,皆取之;不盛,释之也。狂言,惊,善笑,好歌乐,妄行不休者,得之大恐,治之取手阳明、太阳、太阴。

狂,目妄见,耳妄闻,善呼者,少气之所生也,治之取手太阳、太阴、阳明,足太阴,头两顀。

狂者多食,善见鬼神,善笑而不发于外者,得之有所大喜,治之取足太阴、太阳、阳明,后取手太阴、太阳、阳明。狂而新发,未应如此者,先取曲泉左右动脉,及盛者见血,有顷已;不已,以法取之,灸骨骶二十壮。(《黄帝内经·灵枢·卷之五·癫狂第二十二》)

【参考文献】 灵枢经[M].周鸿飞,李丹点校.郑州:河南科学技术出版社,2017.

汉·《华佗神方》

【原文】 发狂为一种热病,登高而歌,见水而入,戏笑怒骂,不绝于口,舌生芒刺,面目火肿。处方:

石膏半斤　玄参一斤　白芥子　半夏各三两　知母　甘草　人参各一两　麦冬五两　竹叶数十片

先用糯米半斤,煮汤得半锅,去米入前药煎之,得数碗。患者索水时,即与之。饮后必睡,急用:

玄参一斤　麦冬半斤

煎汤,俟醒时呼饮即与之,服后又睡。醒时仍将前滓煎汤与之。后用:

熟地三两　凌冬三两　玄参六两　山茱萸一两

水煎三碗,与之,一剂即愈。(《华佗神方·卷四·四〇六〇·华佗治发狂神方》)

【原文】 鹿肉三斤　芍药　独活　秦艽　黄芩　黄芪　半夏　干地黄　桂心　芎䓖各二两　生姜六两　甘草　阿胶各一两　茯苓　人参各四两

以水二斗,先煮肉得一斗二升,去肉纳药,煎三升,去滓,纳胶令烊,分四服,日三夜一。(《华佗神方·卷七·七〇五二·华佗治产后狂语神方》)

【原文】 栀子仁七枚　豆豉半两

水一碗,煎七分,温服,或吐或不吐,俱立效。(《华佗神方·卷八·八〇四二·华佗治小儿狂躁神方》)

【参考文献】 刘俊红,李连章.华佗神方[M].北京:人民军医出版社,2011.

晋·《肘后备急方》

【原文】 治卒发狂方。烧虾蟆捣末,服方寸匕,日三服之,酒服。

又方,卧其人着地,以冷水淋其面,为终日淋之。

治卒狂言鬼语方。针其足大拇趾爪甲下入少许,即止。

又方,以甑带急合缚两手,火灸左右胁,握肘头文俱起,七壮,须臾,鬼语自道姓名,乞去,徐徐诘问,乃解手耳。

凡狂发则欲走,或自高贵称神圣,皆应备诸火灸,乃得永瘥耳。

若或悲泣呻吟者,此为邪魅,非狂,自依邪方治之。《近效方》:已生蚕纸作灰,酒水任下,瘥。疗风癫也。

又方,治狂邪发无时,披头大叫,欲杀人,不避水火。苦参以蜜丸如梧子大。每服十丸,薄荷汤下。

《明皇杂录》云:开元中有名医纪朋者,观人颜色谈笑,知病深浅,不待诊脉。帝闻之,召于掖庭中,看一宫人。每日间则笑歌啼号,若狂疾,而足不能履地。朋视之曰:此必因食饱而大促力,顿仆于地而然。乃饮以云母汤,令熟寐,觉而失所苦,问之乃言因太华公主载诞,宫中大陈歌吹,某乃主讴,惧其声不能清且长,吃豚蹄羹饱,而当筵歌大曲,曲罢觉胸中甚热,戏于砌台上,高而坠下,久而方惺[①],病狂,足不能及地。(《肘后备急方·卷三·治卒发癫狂病方·第十七》)

【参考文献】　(晋)葛洪.肘后备急方[M].北京:人民卫生出版社,1956.

【注释】　① 惺:清醒。

晋·《针灸甲乙经》

【原文】　狂之始生,先自悲也,善忘,善怒,善恐者,得之忧饥。治之先取手太阴、阳明,血变而止,及取足太阴、阳明。

狂始发,少卧,不饥,自高贤也,自辨智也,自尊贵也,善骂詈,日夜不休。治之取手阳明、太阴、太阳。

狂,目妄见,耳妄闻,善呼者,少气之所生也。治之取手太阳、太阴、阳明,舌下少阴,视脉之盛者皆取之,不盛者释之。

狂,善惊,善笑,好歌乐,妄行不休者,得之大恐。治之取手阳明、太阴、太阳。

狂,目妄见,耳妄闻,善呼者,少气之所生也。治之取手太阳、太阴、阳明,足太阳及头两额。

狂,多食,善见鬼神,善笑而不发于外者,得之有所大喜。治之取足太阴、阳明、太阳,后取手太阴、阳明、太阳。

狂而新发,未应如此者,先取曲泉左右动脉及盛者,见血立顷已;不已,以法取之,灸戢骨二十壮。戢骨者,尾屈也。

狂疾,液门主之;又,侠溪、丘墟、光明主之。

狂,互引,头痛耳鸣目痛,中渚主之。

惊狂,瘈疭,眩仆,癫疾,喑不能言,羊鸣沫出,听宫主之。

狂易,鱼际及合谷、腕骨、支正、少海、昆仑主之。

狂言,太渊主之。

心悬如饥状,善悲而惊狂,面赤目黄,间使主之。

狂言,喜笑见鬼,取之阳溪及手足阳明、太阳。

狂,互引,癫疾数发,后溪主之。

狂,癫疾,阳谷及筑宾、通谷主之。

狂仆,温溜主之。

狂,妄走,善欠,巨虚上廉主之。

狂,易见鬼与火,解溪主之。(《针灸甲乙经·卷十一·阳厥大惊发狂痫第二》)

【参考文献】 （晋）皇甫谧.针灸甲乙经[M].韩森宁,张春生,徐长卿点校.郑州：河南科学技术出版社,2017.

南北朝·《小品方》

【原文】 治卒发狂方。

用其人著地,以冷水淋其面,终日淋之。（《小品方·卷第二·治狂妄噤痓诸方》）

【参考文献】 （南北朝）陈延之.小品方[M].高文铸辑校注释.北京：中国中医药出版社,1995.

第三节 谵妄、谵语

汉·《华佗神方》

【原文】 大黄四两 厚朴二两,炙 枳实三枚,炙

以水四升,煮取一升二合,去滓分温再服。若一服得利,谵语①止,勿服之也。（《华佗神方·卷四·四〇〇三·华佗治伤寒谵语神方》）

【参考文献】 刘俊红,李连章.华佗神方[M].北京：人民军医出版社,2011.

【注释】 ① 谵语：病中的神志不清、胡言乱语。

汉·《伤寒论》

【原文】 若胃气不和,谵语者,少与调胃承气汤;若重发汗,复加烧针者,四逆汤主之。方十六。（29）（《伤寒论·辨太阳病脉证并治上第五》）

【原文】 伤寒脉弦细,头痛发热者,属少阳。少阳不可发汗,发汗则谵语,此属胃。胃和则愈;胃不和,烦而悸。一云躁。（265）（《伤寒论·辨少阳病脉证并治第九》）

【原文】 少阴病,咳而下利谵语者,被火气劫故也,小便必难,以强责少阴汗也。（284）（《伤寒论·辨少阴病脉证并治第十一》）

【原文】 下利谵语者,有燥屎也,宜小承气汤。第十五。三味。（《伤寒论·辨厥阴病脉证并治第十二》）

【原文】 发汗多,亡阳谵语者,不可下,与柴胡桂枝汤和其荣卫,后自愈。第二十五。九味。（《伤寒论·辨发汗后病脉证并治第十七》）

【原文】 汗出谵语,以有燥屎,过经可下之,宜大柴胡、大承气汤。第二十五。大柴胡汤用前第一方,大承气汤删前第二方。（《伤寒论·辨可下病脉证并治第二十一》）

【原文】 伤寒吐下后,不解,不大便至十余日,日晡发潮热,不恶寒,如见鬼状。剧者,不识人,循衣摸床,惕而不安,微喘直视。发热谵语者,属大承气汤。第十五。四味。

三阳合病,腹满身重,口不仁,面垢,谵语遗尿。发汗则谵语,下之则额上汗,手足逆冷,自汗出者,属白虎汤。第十六。四味。

阳明病,脉浮紧,咽燥口苦,腹满而喘,发热汗出,反恶热,身重。若发汗则谵语;加温针,

必怵惕,烦躁不眠,若下之,则心中懊侬,舌上胎者,属栀子豉汤证。第十七。用前第七方。(《伤寒论·辨发汗吐下后病脉证并治第二十二》)

【参考文献】　(汉)张仲景.伤寒论[M].顾武军.北京:中国医药科技出版社,1998.

第四节　鬼、邪、祟、鬼交

汉·《华佗神方》

【原文】　人为鬼物所魅,则好悲而心自动。或心乱如醉,狂言警怖,向壁悲啼,梦寐喜魇,或与鬼神交通。病者乍寒乍热,心腹满,短气不能食。治宜杀鬼之剂。处方:

丹砂　龙骨　雄黄　马目毒公　鬼箭各五两　鬼白二两　赤小豆三两　芜青一枚　桃仁去皮尖熬别研,百枚

上九味捣下筛,别研雄黄、丹砂,细绢丝合诸药,拌令和调后,纳蜡和之,大如弹丸,绛囊①盛之,系臂,男左女右,小儿系头。合药勿令妇人鸡犬见之,所服蜜和丸如梧子,一日服三丸,日三。忌五辛生血物。(《华佗神方·卷四·一五六·华佗治鬼魅精魅神方》)

【原文】　男女梦与鬼神交通,致心神恍惚者。用:

鹿角屑

酒服三撮,日三。(《华佗神方·卷四·一五七·华佗治鬼神交通神方》)

【原文】　卒魇者,谓梦里为鬼邪所魇屈也,切勿以火照之,否则杀人。但痛啮其脚踵及足拇趾甲际而多唾其面,则觉寤。或以皂荚末用竹筒吹两鼻孔中,即起。平时宜常以:

人参　茯神　茯苓　远志去心　赤石脂　龙骨　干姜　当归　甘草炙　白术　芍药大枣去核　桂心　防风　紫菀各二两

上以水一斗二升,煮取三升半,分为五服,日三夜二。(《华佗神方·卷十七·七·华佗救卒魇神方》)

【原文】　凡人无故见鬼,无论其状为三头六臂,或为断头刖足,或为金甲,或为蓝面,皆由心虚而祟凭之。处方:

白术　苍术各三两　半夏　大戟　山慈菇各一两　天南星三钱　附子　麝香各一钱

共为细末,捣成饼状,以生姜煎汤化开服下,则必吐顽痰碗许而愈。(《华佗神方·卷十八·五·华佗治无故见鬼神方》)

【参考文献】　刘俊红,李连章.华佗神方[M].北京:人民军医出版社,2011.

【注释】　① 绛囊:红色口袋,喻草木之红色花果。

晋·《肘后备急方》

【原文】　尸注①、鬼注②病者,葛云,即是五尸之中尸注,又挟诸鬼邪为害也。其病变动,乃有三十六种至九十九种,大略使人寒热、淋沥、恍恍、默默,不的知其所苦,而无处不恶,累年积月,渐就顿滞,以至于死,死后复传之旁人,乃至灭门。(《肘后备急方·卷一·治尸注鬼注方第七》)

【参考文献】（晋）葛洪.肘后备急方[M].北京：中国中医药出版社，2016.

【注释】

① 尸注：病名，九注之一。一般指痨瘵，是由于痨虫侵袭肺叶而引起的一种具有传染性的慢性虚弱疾患，或称肺痨、转注、劳注、劳疰、虫疰以及急痨、劳瘵骨蒸等。"注"是指死者产生的疫病、传染病。

② 鬼注：即认识不清的传染性疾病，古人对许多原因不明的疾病会认为是鬼神降祸。

南北朝·《小品方》

【原文】 别离散 治男子女子风邪，男梦见女，女梦见男，交欢日久成劳。悲愁忧恚，怒喜无常，日渐羸瘦，连年岁月，深久难治，或半月或数月日，复发者方。

杨上寄生三两，炙 菖蒲 细辛 附子炮 干姜 蓟根 天雄炮 桂心各一两 白术二两 茵芋二两

上十味，合捣下筛，以酒服半方寸匕，日三，不饮酒，用童子小便调服，合药勿令妇人见之，勿令病人见。见者，令邪气不去，禁之为验。忌生葱、生菜、猪羊肉、桃李、雀肉、饧等物。

治鬼魅，**四物鸢头散方**。

东海鸢头是由跋 黄牙石又名金牙 莨菪 防葵各一分

上药捣下筛，以酒服方寸匕。欲令病人见鬼，增防葵一分；欲令知鬼主者，复增一分，立有验。防葵、莨菪并令人迷惑慌惚如狂，不可多服。

治癫疾发作，僵仆不知人言语，**妄见鬼方**。

莨菪子三升 清酒五升，渍

出曝干，复内，汁尽，曝干，捣冶末，空腹服四分匕，日三。

治卒癫疾，**癫狂莨菪散方**。

莨菪子三升

末之，酒一升渍多日，出捣之，以向汁和，绞去滓，汤上煎令可丸，服如小豆三丸，日三，口面当觉急，头中有虫行者，额及手足应有赤色处，如此必是瘥候，若未见，服取尽矣。（《小品方·卷第五·治邪狂颠诸方》）

【参考文献】（南北朝）陈延之.小品方[M].高文铸辑校注释.北京：中国中医药出版社，1995.

第五节 心 风

汉·《华佗神方》

【原文】 风中有五者，谓心、肝、脾、肺、肾，五脏之中，其言生死，各不同也。心风之状，汗自出而偃仰卧，不可转侧，语言狂妄者生，宜于心俞灸之；若唇面青白黄黑赤，其色不足，眼眶动不休，心绝者不可救，过五日即死。（《华佗神方·卷一·一〇一七·论风中有五生五死》）

【参考文献】 刘俊红，李连章.华佗神方[M].北京：人民军医出版社，2011.

第六节 厥 病

战国·《黄帝内经·素问》

【原文】 帝曰：厥,或令人腹满,或令人暴不知人,或至半日远至一日乃知人者,何也?岐伯曰:阴气盛于上则下虚,下虚则腹胀满;阳气盛于上,则下气重上而邪气逆,逆则阳气乱,阳气乱则不知人也。帝曰:善。愿闻六经脉之厥状病能也。岐伯曰:巨阳之厥,则肿首头重,足不能行,发为眴仆。

阳明之厥,则癫疾欲走呼,腹满不得卧,面赤而热,妄见而妄言。

少阳之厥,则暴聋颊肿而热,胁痛,胻不可以运。

太阴之厥,则腹满膜胀,后不利,不欲食,食则呕,不得卧。

少阴之厥,则口干,溺赤,腹满,心痛。

厥阴之厥,则少腹肿痛,腹胀,泾溲不利,好卧屈膝,阴缩肿,胻内热。

盛则泻之,虚则补之;不盛不虚,以经取之。

太阴厥逆,帽急挛,心痛引腹,治主病者。

少阴厥逆,虚满呕变,下泄清,治主病者。

厥阴厥逆,挛腰痛,虚满,前闭,谵言,治主病者。三阴俱逆,不得前后,使人手足寒,三日死。

太阳厥逆,僵仆,呕血,善衄,治主病者。

少阳厥逆,机关不利(机关不利者,腰不可以行,项不可以顾),发肠痈,不可治,惊者死。

阳明厥逆,喘咳,身热,善惊,衄,呕血。

手太阴厥逆,虚满而咳,善呕沫,治主病者。

手心主、少阴厥逆,心痛引喉,身热,死不可治。

手太阳厥逆,耳聋泣出,项不可以顾,腰不可以俯仰,治主病者。

手阳明、少阳厥逆,发喉痹嗌肿,痓,治主病者。(《黄帝内经·素问·卷之十二·厥论篇第四十五》)

【参考文献】 黄帝内经·素问[M].周鸿飞,范涛点校.郑州:河南科学技术出版社,2017.

汉·《华佗神方》

【原文】 骤风暴热,云物飞扬,晨晦暮晴,夜炎昼冷,应寒不寒,当雨不雨,水竭土寒,时岁大旱,草木枯悴①,江河乏涸,此天地之阳厥也;暴壅塞,忽喘促,四肢不收,二腑不利,耳聋目盲,咽干口焦,唇舌生疮,鼻流清涕,颊赤心烦,头晕脑重,双睛似火,一身如烧,素不能者乍能,素不欲者乍欲,登高歌笑,弃衣奔走,狂言妄语,不辨亲疏,发躁无度,饮水不休,胸膈膨胀,腹与胁满闷,背疽肉烂,烦愦溃中,食不入胃,水不穿肠,骤肿暴满,叫呼昏冒,不省人事,疼痛不知去处,此人之阳厥也。阳厥之脉,举按有力者生,绝者死。(《华佗神方·卷一·

四·论阳厥》)

【参考文献】 刘俊红,李连章.华佗神方[M].北京：人民军医出版社,2011.

【注释】 ① 枯悴(kū cuì)：意思是憔悴；枯萎；枯燥乏味。

汉·《华氏中藏经》

【原文】 骤风暴热,云物飞扬,晨晦暮晴,夜炎昼冷,应寒不寒,当雨不雨,水竭土坏,时岁大旱,草木枯悴,江河乏涸,此天地之阳厥也。暴壅塞,忽喘促,四肢不收,二腑不利,耳聋目盲,咽干口焦,舌生疮,鼻流清涕,颊赤心烦,头昏脑重,双睛似火,一身如烧,素不能者乍能,素不欲者乍欲,登高歌笑,弃衣奔走,狂言妄语,不辨亲疏,发躁无度,饮水不休,胸膈膨胀,腹与胁满闷,背疽肉烂,烦溃消中,食不入胃,水不穿肠,骤肿暴满,叫呼昏冒,不省人事,疼痛不知去处,此人之阳厥也。阳厥之脉,举按有力者生,绝者死。(《华氏中藏经·卷上·阳厥论第四》)

【参考文献】 (汉)华佗.华氏中藏经[M].北京：中国医药科技出版社,2011.

第二章　隋唐时期

隋唐时期是我国医学史上医学教育最为进步的时期之一,不但延袭家传和师徒传授的优良传统,还开创和发展了学校式的医学教育,培养了许多医学大家。该时期系统全面地整理了医学理论和临床经验,出现许多大型著作,如隋巢元方编写了中国第一部详论病因、疾病分类、鉴别和诊断的著作《诸病源候论》,被后人尊称为"药王"的孙思邈著有《备急千金要方》和《千金翼方》,王焘的《外台秘要》等。朝廷对医学教育发展的有力支持,为中医药学的发展创造了良好的条件,同时丰富了对情志疾病的理论和见解,为中医精神病学的发展提供了必要的基础,这一时期有关精神分裂症的认识也有一定进步。

1. 对"癫、狂、厥"等常见疾病描述详尽　从隋代的"狂"到唐代的"癫、狂、厥"等疾病的记载可以看出,在相关症状表现的总结归纳上更加完善,如《诸病源候论》中的相关记载"夫病甚则弃衣而走,登高而歌,或至不食数日,逾垣上屋"。唐代对于"癫、狂"也做了描述,如《黄帝内经太素》中记载:"狂始发,少卧不饥,自高贤也,自辨智也。"

2. 阐述了病因病机、发病、治疗上的特点　在"狂"病的记载中详细阐述了其病因病机、发病及症状描述,如巢元方的《诸病源候论》中"狂病者,由风邪入并于阳所为也""风邪入血,使人阴阳二气虚实不调,若一实一虚,则令血气相并。气并于阳,则为狂发"。在"癫"病的记载中对于治疗原则的描述十分详尽,如《黄帝内经太素》中记载:"其高者,因而越之;风热实于头胸,因泻越之。其下者,引而竭之;寒湿实于腰足,引泻竭之。中满者,泻之于内;气胀肠胃之中,可以泻之。"根据不同病变特点确定不同的治疗原则,为中医药治疗奠定了坚实的基础。

3. 对于疾病治疗的记载颇为详细　王焘的《外台秘要》中整理了相关代表方,如五苓散、茯神汤等,然而除药物治疗外,孙思邈著的《备急千金要方》和《千金翼方》中对于非药物疗法——针灸治疗描述尤为详尽,如"邪鬼妄语,灸悬命十四壮,穴在口唇里,中央弦弦者是,一名鬼禄""狂走掣疭,灸玉枕上三寸,一法项后一寸灸百壮",根据疾病的不同特点,选择针灸方式及穴位,进行针刺或艾灸施术治疗,对之后的针药联合治疗情志疾病起到了引领作用。

第一节　癫　　病

唐·《黄帝内经太素》

【原文】　故曰:病之始起也,可刺而已;以其善诊,病之始生,即以小针消息去之,不用

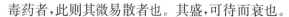

毒药者,此则其微易散者也。其盛,可待而衰也。

病盛不可疗者,如堂堂之阵,不可即击,待其衰时,然后疗者,易得去之,如疟病等也。平按:"而衰也",《素问》《甲乙》作"衰而已"。

故曰:因其轻而扬之,谓风痹等,因其轻动,道引微针,扬而散之。因其重而减之,谓湿痹等,因其沉重,燔针按熨,渐减损也。因其衰而彰之。谓癫狂等,取其衰时,彰泻去之也。形不足者,温之以气;谓寒瘦少气之徒,补其阳气也。精不足者,补之以味。五脏精液少者,以药以食五种滋味而补养之。其高者,因而越之;风热实于头胸,因泻越之。其下者,引而竭之;寒湿实于腰足,引泻竭之。中满者,泻之于内;气胀肠胃之中,可以泻之。其有邪者,渍以为汗;其在皮者,汗而发之;其慓悍者,按而投之;其实者,散而泻之。诸有实者,皆散泻之。审其阴阳,以别柔刚,阳病治阴,阴病治阳。

夫物柔弱者,阳之徒也;刚强者,阴之徒也。阴经受邪,流入阳经为病,是为阴经为本,阳经为标。疗其本者,疗于阴经,即阳病疗阴也。阳经受邪,准阴疗阳也,即阴病疗阳也。人阴阳二经,阴经若实,阳经必虚;阳经若实,阴经定虚。故阳虚病宜泻阴,阴实病者宜补阳也。

定其血气,各守其乡,血实宜决之,气虚宜掣引之。

须定所病在气在血,各守血气病之别乡,泻乃用针刺去实血,补乃用针引气,引皮补已,纵皮闭门,使气不泄。掣,死曳反,引也。(《黄帝内经太素·卷第三(卷首缺)·阴阳》)

【原文】 黄帝曰:愿闻六经脉之使厥状病能。请闻手足三阴三阳气动失逆为厥之状。能者,厥能为病。

岐伯曰:巨阳之厥,踵首头重,足不能行,发为眴仆[1]。巨阳,太阳也。踵,足也。首,头也。足太阳脉从头至足,故太阳气之失逆,头足皆重。以其重,故不能行也。手足太阳皆入于目,故目为眴仆。

阳明之厥,则癫疾欲走呼,腹满不能卧,面赤而热,妄见妄言。(足阳明脉从面下入腹至足,故阳明气之失逆,癫疾走呼,腹满不得卧,面赤而热,妄见妄言,皆是阳明谷气盛热,邪气所乘故也。)少阳之厥,则暴聋颊肿而热,胁痛,骭[2]不可以运。手足少阳之脉皆入耳中,足少阳脉循颊下胁循骭至足,故暴聋、颊肿、胁痛、脚骭不可运动也。

太阴之厥,腹满胀,后不利,不欲食,食则呕,不得卧。足太阴脾脉主于腹之肠胃,故太阴脉气失逆,腹满不利不食,呕不得卧。

少阴之厥,则舌干溺[3]赤,腹满心痛。手少阴脉络小肠,足少阴脉从足上阴股内廉,贯脊属肾络膀胱,络心上挟舌本。少阴气逆,舌干溺赤,腹满心痛也。

厥阴之厥,则少腹肿痛,溲不利,好卧屈膝,阴缩肿,胫内热。足厥阴脉从足上踝八寸,趣出太阴后,上循股阴入毛环阴器,抵少腹挟胃,故少阴脉气失逆,少腹痛,溲不利,好卧屈膝,阴缩肿,腑[4]内热。有本胫外热,足厥阴脉不行脉外,外为误耳。

盛则泻之,虚则补之,不盛不虚,则以经取之。凡六经厥,皆量盛虚,以行补泻也。(《黄帝内经太素·卷第二十六·寒热·经脉厥》)

【原文】 五邪入:邪入于阳则为狂;邪入于阴则为血痹;邪入于阳,搏则为癫疾;邪入于阴,搏则为喑[5];阳入之于阴,病静;阴出之于阳,病善怒。

热气入于阳脉,重阳故为狂病。寒邪入于阴脉,重阴故为血痹。阳邪入于阳脉,聚为癫疾。阳邪入于阴脉,聚为喑不能言。阳邪入阴者,则为病好静。阴邪出之于阳,阳动故多生怒也。平按：《素问》五邪入作五邪所乱，则为血痹作则痹，邪入于阳搏作搏阳二字，邪入于阴搏作搏阴二字，怒上无善字。新校正云："《难经》云：重阳者狂，重阴者癫。巢元方云：邪入于阴则为癫。《脉经》云：阴附阳则狂，阳附阴则癫。孙思邈云：邪入于阳则为狂，邪入于阴则为血痹。邪入于阳，传则为癫痉；邪入于阴，传则为痛喑。全元起云：邪已入阴，复传于阳，邪气盛，腑脏受邪，使其气不朝，荣气不复周身，邪与正气相击，发动为癫疾。邪已入阳，阳今复传于阴，脏腑受邪，故不能言，是胜正也。诸家之说不同，故俱载。"又引全元起云：阳入阴则为静，出则为恐。《千金方》云：阳入于阴病静，阴出于阳病怒。

五发：阴病发于骨，阳病发于血，以味病发于气，阳病发于冬，阴病发于夏。

阴之为病，发骨疼等。阳之为病，发于血痹等。五味为病，发于气不调等。冬阳在内，故病发冬。夏阳在外，故病发夏也。平按：《素问》五发作五病所发，以味病发于气作阴病发于肉。（《黄帝内经太素·卷第二十七·邪论·邪传》）

【参考文献】（唐）杨上善.黄帝内经太素[M].北京：中医古籍出版社，2016.

【注释】

① 眴(xuàn)仆：病状名，指视物昏花，旋转难以站立，甚或跌仆。

② 骭(gàn)：意思是指肋骨或小腿骨。

③ 溺(niào)：同"尿"，小便。

④ 胻(héng)：本意为小腿。

⑤ 喑(yīn)：指嗓子哑。

第二节　狂　病

隋·《诸病源候论》

【原文】　狂病者，由风邪入并于阳所为也。风邪入血，使人阴阳二气虚实不调，若一实一虚，则令血气相并。气并于阳，则为狂发，或欲走，或自高贤①，称神圣是也。又肝藏魂，悲哀动中则伤魂，魂伤则狂忘不精明，不敢正当人，阴缩而挛筋，两胁骨不举。毛瘁②色夭③，死于秋。皆由血气虚，受风邪，致令阴阳气相并所致，故名风狂。（《诸病源候论·卷之二·风病诸候下(凡三十论)·四十五、风狂病候》）

【原文】　夫病甚则弃衣而走，登高而歌，或至不食数日，逾垣④上屋，所上，其非素所能也；病反能者，皆阴阳争而外并于阳。四肢者，诸阳之本也。邪盛则四肢实，实则能登高而歌；热盛于身，故弃衣欲走；阳盛，故妄言骂詈，不避亲戚，大热遍身，狂言而妄闻视也。（《诸病源候论·卷之十·温病诸候(凡三十四论)·十三、温病狂言候》）

【参考文献】（隋）巢元方.诸病源候论[M].北京：人民卫生出版社，1955.

【注释】

① 高贤：指高尚贤良的人。

② 毛瘁：瘁，憔悴；枯槁。毛瘁，毛发枯槁。

③ 色夭：病状名，皮肤色泽枯槁无华。

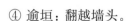

④ 逾垣：翻越墙头。

唐·《黄帝内经太素》

【原文】 治狂始生，先自悲，喜忘、喜怒、喜恐者，得之忧饥，治之取手太阳、阳明，血变而止，及取足太阴、阳明。人之狂病，先因忧结之甚，不能去解于心，又由饥虚，遂神志失守，则自悲、喜忘、喜怒、喜恐，乘即发于狂病，虽得之失志，然因疗之心腑手太阳，肺腑手阳明也。足太阴、阳明主谷，亦可补此二脉，以实忧饥，虚损即愈也。

狂始发，少卧不饥，自高贤也，自辨智①也，自尊贵也，喜骂詈，日夜不休，治之取手阳明、太阳、太阴、舌下少阴，视脉之盛者皆取之，不盛者释之。手阳明络肺，手太阳络心，手太阴属肺主气，故少卧自高等，皆是魄失气盛，故视脉盛者皆泻去之，及舌下足少阴脉盛者，互泻去之。

狂，喜惊喜笑，好歌乐，妄行不休者，得之大恐，治之取手阳明、太阳、太阴。此三脉乃是狂惊歌乐妄行所由，准推可知也。狂，目妄见、耳妄闻、喜呼者，少气之所生也，治之取手太阳、太阴、阳明、足太阴、头、两颔。狂而少气，复生三病，因此四经，故皆取之也。

狂者多食，喜见鬼神，喜笑而不发于外者，得之有所大喜，治之取足太阴、阳明、太阳，复取手太阴、太阳、阳明。不发于外者，不于人前病发也。得之大喜者，甚忧大喜并能发狂，然大喜发狂与忧不同，即此病形是也。手足太阴、手足阳明、手足太阳，是疗此病所由，故量取之，以行补泻也。

狂而新发，未应如此者，先取曲泉左右动脉及盛者见血，食顷②已，不已，以法取之，灸骶骨二十壮。（《黄帝内经太素·卷第三十·杂病·惊狂》）

【参考文献】 （唐）杨上善.黄帝内经太素［M］.萧延平校正；王洪图，李云点校.北京：科学技术文献出版社，2000.

【注释】

① 辨智：明辨事理，有才智。

② 食顷：吃一顿饭的时间。多形容时间很短。

唐·《外台秘要》

【原文】《病源》：夫病热盛，则弃衣而走，登高而歌，或至不食数日，逾垣上屋，所上非其素时所能也。病反能者，皆阴阳气争，而外并于阳，四肢者，诸阳之本也。阳盛则四肢实，实则能登高而歌，热盛于身，故弃衣而走，阳盛故妄言骂詈，不避亲疏，大热遍身，狂言而妄见妄闻也。

《千金》**水道散**，疗天行病烦热如火，狂言妄语欲走方。

白芷一两　甘遂二两,熬

上二味，捣筛，以水服方寸匕。须臾令病人饮冷水，腹满则吐之，小便当赤也。一名濯腹汤，此方疗大急者。

又**五苓散**，主天行热病，但狂言烦躁不安，精采言语与人不相主当方。

猪苓二分　白术三分　泽泻五分　茯苓三分　桂心二分

上五味，捣筛为散，水服方寸匕，日三服。多饮暖水，汗出愈。忌大醋、生葱、桃、李、雀肉等。

《古今录验》疗天行壮热,狂言谬语五六日者方。

鸡子三枚　芒硝方寸匕　井花水一杯

上三味,合搅,尽服之。心烦,下则愈。(《外台秘要·卷第三·天行狂语方三首》)

【原文】《病源》:凡人有为鬼物所魅,则好悲而心自动,或心乱如醉,狂言惊怖,向壁悲啼,梦寐喜魇,或与鬼神交通。病苦乍寒乍热,心腹满,短气,不能食,此魅之所持也。(《外台秘要·卷第十三·鬼魅精魅方八首》)

【原文】深师:**五邪丸**,疗心惊恐梦寤愁忧,烦躁不乐,心神错乱,邪气经入五脏,往来烦闷,悲哀啼泣,常如苦怖,吸吸短气,当发之时,恍惚喜卧,心中踊踊,忽然欲怒,癫倒手足,冷清气乏,鬼邪气所中,涉于脏腑,食即呕逆,除气定心神方。

芎䓖　龙角无角用齿　茯苓　紫石英研　防风　厚朴炙　铁精研　甘草炙,各四分　远志六分,去心　丹参　大黄　栀子仁　桂心　细辛　菖蒲　椒汗去目　人参　干姜　附子炮　吴茱萸各五分　芥子三分　禹余粮七分,研

上二十二味,捣下筛,和以蜜丸如梧子大,未食服二十丸,夜服十丸,枣汤下,不知增之。忌海藻、菘菜、生葱、生菜、猪羊肉、饧。

又**五邪汤**,疗风邪恍惚,悲涕泣狂走,如有神之状,身体强直,或疼痛,口噤喉痹,水浆不通,面目变色,甚者不识人方。

菖蒲　秦艽　桂心　当归　禹余粮　人参　附子炮　黄芩　甘草炙　远志去心　防风各一两　龙骨　赤石脂　茯苓　芍药　芎䓖　防己各二两

上十七味,捣下筛作粗散,调和,取水二升,一方取东流水,煮小沸,纳散二两,煮取一升五合,未食服五合,日再夜一。分作十二裹,重裹令密,勿令泄气。忌羊肉、饧、海藻、菘菜、酢物。

范汪:**五邪汤**,疗五邪气入人体中,鬼语诸妄有所语,闷乱恍惚不足,意志不定,发作来往有时方。

人参　白术　茯苓　菖蒲　茯神各三两

上五味,切,以水一斗,煮取三升,先食服八合,日三。忌桃李、雀肉、羊肉、饧、酢物。

《古今录验》:又**茯神汤**,主五邪气入人体中,见鬼妄语有所见闻,心悸动摇,恍惚不定方。

茯神二两　人参　茯苓各三两　赤小豆四十枚　菖蒲三两

上五物,以水一斗,煮取二升半,分为三服。忌酢、羊肉、饧。(《外台秘要·卷第十五·五邪方五首》)

【原文】《病源》:卒魇者,屈也,谓梦里为鬼邪之所魇屈也。人卧不寤,皆是魂魄外游,为他邪所执录,欲还未得,致成魇也。忌火照,火照则魂魄遂不复入,乃至于死。而人有于灯光前魇者,本由明出,所以不忌火也。其汤熨针石,别有正方,补养宣导,今附于后。

《养生方导引法》云:拘魂门,制魄户,名曰握固。法屈大拇指,著四小指内抱之,积习不止,眠时亦不复开,令人不魇魅①。

又云:人魇忽然明唤之,魇死。宜暗唤之好,惟得远唤,亦不得近而急唤,亦喜失魂魄也。又魇不寤,候人眠睡则魂魄外游,为鬼邪所魇屈,其精神弱者,魇则久不得寤,乃至气暴绝,所以须旁人助唤,并以方术疗之,即苏也。(《外台秘要·卷第二十八·卒魇方二十一首》)

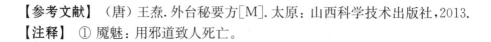

【参考文献】（唐）王焘.外台秘要方[M].太原：山西科学技术出版社,2013.

【注释】 ① 魇魅：用邪道致人死亡。

第三节 中 恶

唐·《备急千金要方》

【原文】 飞尸遁注。

天府,主卒中恶风邪气,飞尸恶注,鬼语遁尸。

丰隆,主厥逆足卒青痛如刺,腹若刀切之状,大便难,烦心狂见鬼好笑,卒面四肢肿。
（《备急千金要方·卷三十针灸下·风痹第四·卒中恶飞尸病》）

【参考文献】（唐）孙思邈.备急千金要方[M].北京：人民卫生出版社,1982.

唐·《千金翼方》

【原文】 狂风骂詈,挝斫人,名为热阳风。灸口两吻边,燕口处赤白际各一壮。

又,灸阴囊缝三十壮,令人立,以笔正注,当下已卧却核卵令上,乃灸之,勿令近前中卵核,恐害于阳气也。

狂痫不识人,癫病眩乱,灸百会九壮。

狂走骂詈,灸八会随年壮,在阳明下五分。

狂癫惊走风恍惚,瞋喜骂笑,歌哭鬼语,吐舌,悉灸上星、脑户、风池、手太阳、阳明、太阴、足太阳、阳明、阳跷、少阳、太阳、阴跷、足跟,悉随年壮。

针邪鬼病图诀法：凡百邪之病,源起多途,其有种种形相,示表癫邪之端,而见其病,或有默然而不声,或复多言而谩语,或歌或哭,或笑或吟,或眠坐沟渠,啖食粪秽,或裸露形体,或昼夜游走,或嗔骂无度,或是飞虫精灵,手乱目急,如斯种类癫狂之人,今针灸与方药并主治之。

扁鹊曰：百邪所病者,针有十三穴。凡针之体,先从鬼宫起,次针鬼信,便至鬼垒,又至鬼心,未必须并针,止五六穴即可知矣。若是邪虫之精,便自言说,论其由来,往验有实,立得精灵,未必须尽其命,求去与之。男从左起针,女从右起针,若数处不言,便遍针也。依诀而行,针灸等处并备主之。

第一初下针,从人中名鬼宫,在鼻下人中左边下针,出右边。第二次下针,手大指爪甲下三分,名鬼信,入肉三分。第三次下针,足大指爪甲下,入肉二分,名鬼垒,五指皆针。第四次下针,在掌后横纹入半解,名鬼心。第五次下针,在外踝下白肉际,火针七锃,锃三下,名鬼路。第六次下针,入发际一寸,大椎以上,火针七锃,锃三下,名鬼枕。第七次下针,去耳垂下五分,火针七锃,锃三下,名鬼床。第八次下针,承浆从左刺出右,名鬼市。第九次下针,从手横文三寸两筋间针度之,名鬼路,此名间使。第十次下针,入发际直鼻上一寸,火针七锃,锃三下,名鬼堂。第十一次下针,阴下缝灸三壮,女人玉门头三壮,名鬼藏。第十二次下针,尺泽横文中内外两文头接白肉际七锃,锃三下,名鬼臣,此名曲池。第十三次下针,去舌头一寸,当舌中下缝,刺贯出舌上,仍以一板横口吻,安针头,令舌不得动,名鬼封。

上以前若是手足皆相对,针两穴。若是孤穴,即单针之。(《千金翼方·卷第二十七·针灸中·小肠病第四》)

【原文】 凡鬼邪著人,或啼或哭,或嗔或笑,或歌或咏,称先亡姓字,令人癫狂,有此状者,名曰鬼邪。(《千金翼方·卷第三十·禁经下·禁邪病第十五》)

【参考文献】 (唐)孙思邈.中医古籍珍本集成方书卷:千金翼方[M].周仲瑛,于文明主编.长沙:湖南科学技术出版社,2014.

第四节　鬼、邪、祟、鬼交

隋·《诸病源候论》

【原文】 凡邪气鬼物所为病也,其状不同。或言语错谬,或啼哭惊走,或癫狂昏乱,或喜怒悲笑,或大怖惧如人来逐,或歌谣咏啸①,或不肯语。持针置发中,入病者门,取坤②岸水,以三尺新白布覆之,横刀膝上,呼病者前,矜庄观视病者语言颜色。应对不精明,乃以含水潠③之。勿令病者起,复低头视,满三潠后熟④拭之。若病困劣昏冥,无令强起,就视之,昏冥遂不知人,不肯语,以指弹其额,近发际,曰:欲愈乎?犹不肯语,便弹之二七,曰:愈。愈即就鬼,受以情实。(《诸病源候论·卷之二·风病诸候下(凡三十论)·四十七·鬼邪候》)

【原文】 凡人有为鬼物所魅,则好悲而心自动,或心乱如醉,狂言惊怖,向壁悲啼,梦寐喜魇⑤,或与鬼神交通。病苦乍寒乍热,心腹满,短气,不能饮食。此魅之所持也。(《诸病源候论·卷之二·风病诸候下(凡三十论)·四十八·鬼魅候》)

【原文】 卒魇者,屈也,谓梦里为鬼邪之所魇屈。人卧不悟,皆是魂魄外游,为他邪所执录,欲还未得,致成魇也。忌火照,火照则神魂遂不复入,乃至于死。而人有于灯光前魇者,是本由明出,是以不忌火也。(《诸病源候论·卷之二十三·中恶病诸候(凡十四论)·八·卒魇候》)

【原文】 夫脏虚者喜梦。妇人梦与鬼交,亦由腑脏气弱,神守虚衰,故乘虚因梦与鬼交通也。(《诸病源候论·卷之四十·妇人杂病诸候四(凡五十论)·九十六·梦与鬼交通候》)

【原文】 小儿神气软弱,精爽微羸⑥,而神魂被鬼所持录。其状,不觉有余疾,直尔萎黄,多大啼唤,口气常臭是也。(《诸病源候论·卷之四十六·小儿杂病诸候二(凡三十四论)·六十一·为鬼所持候》)

【参考文献】 (隋)巢元方.诸病源候论[M].北京:中国人民大学出版社,2010.

【注释】

① 咏啸:撮口作声,打口哨;啸歌(吟咏)。

② 坤:作"坅",水冲岸壤曰坅。

③ 潠:口中喷出水或液状物。

④ 熟:做某种工作时间长了,精通而有经验;熟练,娴熟。

⑤ 魇(yǎn):梦中遇可怕的事而呻吟、惊叫。

⑥ 羸(léi):瘦弱。

唐·《备急千金要方》

【原文】 论曰：凡诸百邪之病，源起多途，其有种种形相示表癫邪之端，而见其病，或有默默而不声；或复多言而漫说；或歌或哭，或吟或笑；或眠坐沟渠，啖食①粪秽；或裸形露体；或昼夜游走，或嗔骂无度；或是蜚②蛊精灵，手乱目急。如斯种类癫狂之人，今针灸与方药并主治之。凡占风之家，亦以风为鬼断。（《备急千金要方·卷十四小肠腑方·风癫第五》）

【原文】 五邪汤 治邪气啼泣或歌或哭方。

禹余粮 防风 桂心 芍药 远志 独活 甘草 人参 白术 石膏 牡蛎 秦艽各二两 防己 菖蒲 茯神 雄黄深师作黄丹 蛇蜕皮各一两

上十七味，㕮咀，以水二斗煮取四升，分四服，亦可如煮散法服之。（《备急千金要方·卷十四小肠腑方·风癫第五》）

【参考文献】 （唐）孙思邈.备急千金要方[M].北京：人民卫生出版社，1982.

【注释】

① 啖食（dàn shí）：指吃；吞食。

② 蜚：是古代中国传说中的怪物，其状如牛而白首，一目而蛇尾，其名曰蜚。

第五节 心 风

唐·《备急千金要方》

【原文】 排风汤 治男子、妇人风虚湿冷，邪气入脏，狂言妄语，精神错乱。其肝风发则面青，心闷乱，吐逆呕沫，胁满，头眩重，耳不闻人声，偏枯筋急，曲踡而卧。其心风发，则面赤，翕然①而热，悲伤嗔怒，目张呼唤也；其脾风发，则面黄，身体不仁，不能行步，饮食失味，梦寐倒错，与亡人相随也；其肺风发，则面白，咳逆，唾脓血，上气奄然而极也；其肾风发，则面黑，手足不遂，腰痛难以俯仰，痹冷骨疼也。诸有此候，令人心惊，志意不定，恍惚多忘，服此安心定志，聪耳明目。通脏腑、诸风疾悉主之方：

白鲜皮 白术 芍药 桂心 芎䓖 当归 杏仁 防风 甘草各二两 独活 麻黄 茯苓各三两 生姜四两

上十三味，㕮咀，以水一斗，煮取三升，每服一升，覆取微汗，可服三剂。（《备急千金要方·卷八治诸风方·诸风第二·排风汤》）

【原文】 治诸风菜耳散方：当以五月五日午时，干地刈②取菜耳叶，洗曝燥，捣下筛。酒若浆服一方寸匕，日三，作散。若吐逆，可蜜和为丸，服十丸，准前计一方寸匕数也。风轻易治者，日再服；若身体有风处皆作粟肌出，或如麻豆粒，此皆为风毒出也，可以钹针刺溃去之，皆黄汁出尽乃止。五月五日多取干之，著大瓮中，稍取用之。此草辟恶。若欲看病省疾者，便服之，令人无所畏；若时气不和，举家服之。若病胃胀满、心闷发热，即服之。并杀三虫肠痔，能进食，一周年服之佳，七月七、九月九皆可采用。

治心风虚热。发即恍惚烦闷，半身不仁，挛急方：

荆沥五升　竹沥五升　枸杞根白皮一升　麦冬一升　香豉三合　人参　茯苓　栀子仁　黄芩　川芎　桂心　细辛　杏仁　防风　白鲜皮各二两　生姜　石膏　甘草各三两

上十八味，㕮咀，以水二斗，和沥，煮取三升。分四服，相去如人行六七里。凡五剂，间三日服一剂。一本用防己三两。

治虚热恍惚惊邪恐惧方：

荆沥三升　竹沥三升　香豉三合　牛黄十八铢　麦冬　人参各三两　升麻　铁精各一两　天冬　龙齿　茯苓　栀子各二两

上十二味，㕮咀，以水二斗，煮取三升，去滓，下牛黄、铁精，更煎五六沸，取一升七合。分温三服，相去十里久。(《备急千金要方·卷八治诸风方·诸风第二·苍耳散》)

【参考文献】 (唐)孙思邈.备急千金要方[M].北京：人民卫生出版社，1982.

【注释】

① 翕然：忽然；突然。

② 刈(yì)：割草。

第三章　宋金元时期

宋金元时期的学术氛围较为轻松,各医家能够充分阐明自己的学术观点,以金元四大家为代表的医家在总结大量的临床经验的基础上,形成了各具特色的理论学说,对于癫病的认识亦有所创新。

1. 对诊疗鉴别有了愈发清晰的认识　宋金元早中期的一些医家医著,对癫与痫的区分尚不明确。至朱丹溪始才有较为明确的区分,体现在《脉因证治》中将痫与癫狂分篇论述,从症状表现"癫者……神不守舍,狂言如有所见,经年不愈……哭呻吟,为邪所候,非狂也",指出致病因素及症状表现的差异,完善了秦汉时期对于癫狂的阴阳盛衰致病的观点,概括了癫病精神抑郁、语无伦次、静而少动等一系列主症。

2. 提出对病因病机的创新性见解　金元医家对于癫病病因病机认识的创见,打破了阴阳理论宏观、笼统,难以运用于临床的限制,提出了以"痰""火""瘀"为病因,其中"痰迷心窍"的理论虽在《金匮要略》《诸病源候论》中均有提及,但不甚明确。张从正《儒门事亲》中明确提出了"肝主谋,胆主决。徭役迫遽,则财不能支,则肝屡谋而胆屡不能决",后经朱丹溪发挥,认为痰、火、惊皆可发病,而症状表现有所不同,如"因痰者……视听言语皆有虚妄,因火者……循衣摄空,因惊者……迷乱心神,有似鬼邪",又"癫多喜笑,尚知畏惧,证属不足,狂多忿怒,人不能制,证属有余",指出癫狂病机,同时补充了脉象表现"脉下坚急为癫病,沉数为痰热,虚弦为惊"。

3. 从临床角度对治疗方法进行补充　刘完素提倡滋阴降火,在《黄帝素问宣明论方》中提到"食入于阴,养于阳,则平其气"。张从正倡导以汗、吐、下治疗癫狂,又发展《黄帝内经》五郁理论,在《儒门事亲》中提到:"胃本属土,而肝属木,胆属相火,火随木气而入胃,故暴狂。乃命置燠室中,涌而汗出,如此三次,《黄帝内经》曰:木郁则达之,火郁则发之。良谓此也。"朱丹溪在张从正的启发下,首提化痰开结方法,《脉因证治》论:"因痰、火、惊……夫血气俱虚,痰客中焦,妨碍不得运用,以致十二官各失其职,神听言动,皆有虚妄,宜吐之而安。"提出"吐、下、平"三法,"痰者吐之,三圣散;火者下之,承气汤;惊者平之"。此时期治癫方剂的大量记载,也标志着药物治疗癫证的发展已具有一定规模。

第一节　癫　病

宋·《太平圣惠方》

【原文】　夫风癫者,由血气虚,风邪入于阴经故也。人有血气少则心气虚,而精神离散,魂魄妄行,因为风邪所伤,入于阴经,则为癫病。又人在胎之时,其母卒大惊,邪气并居,令子发癫,其发则仆地吐涎沫,无所觉是也,源其癫病,皆由风邪故也。

治风癫,精神错乱,发作无时,宜服**防葵散**方。

防葵一两　代赭一两,细研　人参一两,去芦头　铅丹一两半　钩藤一两　茯神一两　雷丸一两　虎头骨一两半,涂酥炙令黄　远志一两,去心　白僵蚕一两,微炒　生猪齿一两　防风一两,去芦头　卷柏一两　川升麻一两　附子一两,炮裂去皮脐　虎掌三分,汤洗七遍,生姜汁拌炒令黄　朱砂一两,细研　牡丹一两　牛黄半两,细研　龙齿二两　蚱蝉十四枚,微炒　蛇蜕皮一条,烧为灰　白蔹一两　白马眼睛一对,炙令微黄

上件药,捣细罗为散,入研了药令匀,每服,不计时候,以温酒调下一钱。

治风癫,心气不全,忘前失后,大小便遗失,宜服**菖蒲散**方。

菖蒲一两　蒴一两　防风一两,去芦头　茵芋一两　商陆一两　附子一两,生用去皮脐

上件药,捣细罗为散,每服,不计时候,以温酒调下一钱。

治风癫,心神不定,狂走无时,宜服**铁粉散**方。

铁粉一两　马牙硝一两　光明砂一两　铅霜半两　金箔五十片

上件药,都细研为散,不计时候,以生地黄自然汁,调下一钱,忌生血物。

治风癫,心神愦乱,狂走不恒,言语倒错,宜服**水银丸**方。

水银一两　硫黄一两,与水银结为砂子　朱砂一两　定粉一两　黄丹一两

上件药,同细研,入瓷罐子内,以泥封头,候干,以慢火养一复时,取出,入金银箔各五十片,雄黄、铅霜各一分,同研令细,以糯米饭和丸,如绿豆大,不计时候,以豆淋酒下五丸。

治风癫,精神不守,言语错乱,宜服此方。

金十两,细锉为屑充柜　朱砂三两,光明者

上以金屑置鼎子中,作一坑子,安朱砂于坑子内,上又以金屑盖之,用六一泥固济,缓火养七日,后取出朱砂,又作一地坑子,内入朱砂,出火毒,七日后取出,研令极细,以粟米饭和丸,如绿豆大,每服,不计时候,以热水下五丸,忌羊血。(《太平圣惠方·卷第二十二·治风癫诸方》)

【原文】　夫妇人癫狂病者,由血气虚,受风邪所为也。人禀阴阳之气而生,风邪入并于阴则为癫,入并于阳则为狂。阴之与阳,有虚有实,随其虚时,为邪所并则发也。癫者猝发,意不乐,直视仆地,吐涎沫,口㖞目急,手足缭戾,无所觉知,良久乃苏。狂者少卧不饥,自高贤也,自辨智也,自贵倨也,妄笑好歌,妄行不休,故曰癫狂也。

治妇人风邪,恍惚悲啼,或狂走不定,如有鬼神所着,口噤,水浆不下,面目变色,甚者不识人,**五邪菖蒲散**方。

菖蒲一两,九节者　秦艽半两　桂心半两　当归半两,锉,微炒　禹余粮半两,捣碎　人参半两,去芦头　附子半两,炮裂,去皮脐　黄芩半两　远志半两,去心　防风半两,去芦头　龙骨一两　赤石脂一两　赤茯苓一两　赤芍药一两　芎䓖一两　汉防己一两　甘草三分,炙微赤,锉

上件药,捣筛为散,每服三钱,以东流水一中盏,煎至六分,去滓,食前温服。

治妇人风邪癫狂,或啼泣不止,或歌笑无度,或心神恐惧,或言语失常,**防风散**方。

防风一两,去芦头　茯神一两　独活一两　远志一两,去心　人参一两,去芦头　龙齿一两　秦艽半两　菖蒲一两　石膏一两　牡蛎一两　禹余粮半两　蛇蜕皮一尺,烧灰　桂心半两　甘草二三分,炙微赤,锉

上件药,捣筛为散,每服三钱,以水一中盏,煎至六分,去滓,不计时候温服。

治妇人风邪,癫狂乱语不识人,**羚羊角散方**。

羚羊角屑三二分　独活半两　远志半两,去心　茯神一两　菖蒲半两　防风半两,去芦头　人参三分,去芦头　生干地黄三分　石膏一两　麦门冬一两,去心　龙齿一两　白鲜皮一两

上件药,捣筛为散,每服三钱,以水一中盏,煎至六分,去滓,不计时候温服。

治妇人风邪癫狂,发作无时,**牛黄散方**。

牛黄半两,细研　麝香一分,细研　琥珀二分,细研　桂心半两　赤箭三分　白附子三分,炮裂　铅霜二分,细研　金箔五十片,细研　银箔五十片,细研　朱砂三分,细研　羚羊角屑三分　虎头骨三分,烧灰　犀角屑三分　茯神三分　人参三分,去芦头　雄黄二分,细研　干蝎一分,微炒　羌活三分

上件药,捣细罗为散,入研了药,同研令匀,每服不计时候,以温酒调下一钱。

治妇人风邪,神识不安,癫狂,言语失次,如见鬼神,**真珠散方**。

真珠三分,细研,水飞过　水精三分,细研,水飞过　铅霜三分,细研　人参一两,去芦头　茯神一两　朱砂一两,细研,水飞过　雄黄半两,细研　金箔五十片,细研　银箔五十片,细研　琥珀一分,细研

上件药,捣细罗为散,入研了药,令匀,每服不计时候,用薄荷汁调下半钱。

治妇人风邪,悲思愁忧,喜怒无常,梦寐不安,心神恐惧,**远志散方**。

远志三分,去心　白术一分,微炒　桂心半两　茵芋半两　天雄半两,炮裂,去皮脐　龙齿半两　菖蒲半两　附子半两,炮裂,去皮脐　生干地黄半两　细辛半两　甘草半两,炙微赤,锉　杨柳上寄生一两

上件药,捣细罗为散,每服空心,及食前,以温酒调下一钱。

治妇人风邪,癫狂,发歇无常,跳踯大叫,张目挥臂,恒欲打人,或时大走,不避水火,**虎睛散方**。

虎睛二对,新者慢火炙令黄取入　露蜂房一两,微炙　石长生一两　枫树寄生三两　茯神一两　防风一两,去芦头　独活一两　天雄三两,炮裂去皮脐　当归一两,锉,微炒　桂心一两　鸡头并肝一具,炙令黄　甘草三分,炙微赤,锉　朱砂半两,细研　麝香一分,研入

上件药,捣细罗为散,入研了药令匀,每服不计时候,以温酒调下一钱。

治妇人风邪凌心,言语不定,精神恍惚,乃成癫狂,发歇无时,宜服**安神镇心琥珀丸方**。

琥珀一两,细研　真珠一两,细研,水飞过　牛黄半两,细研　天竺黄一两,细研　铁粉一两　光明砂三分,细研,水飞过　金箔五十片,细研　银箔五十片,细研　龙齿一两,细研如粉　腻粉半两,研入　麝香一分,细研　犀角屑三分　露蜂房半两,微炒　龙胆半两　川升麻半两　天门冬三分,去心焙　钩藤三分　茯神三分　菖蒲三分　远志三分,去心　麦门冬三分,去心,焙　人参三分,去芦头　白鲜皮三分　黄芩半两　蚱蝉半两,微炒　干蝎半两,微炒　甘草半两,炙微赤,锉

上件药,捣细罗为末,入研了药令匀,炼蜜和捣三五百杵,丸如梧桐子大,每服以竹叶汤下十五丸。

治妇人风邪癫狂,每发,狂乱妄语,倒错不识人,**铁粉丸方**。

铁粉二分两,细研　蛇蜕皮半两,烧灰　鬼督邮三分　龙齿二两半　寒水石二两　败天公一两,烧灰　防风一两,去芦头　沙参半两,去芦头　羚羊角屑一两半　龙胆二两,去芦头　羚羊乌犀角屑二两　蚱蝉一两,微炙　地骨皮二两　商陆一两　牛黄一分,细研　石膏二两,细研,水飞过　黄连半两,去须

上件药,捣罗为末,入研了药,同研令匀,炼蜜和捣一千杵,丸如梧桐子大,每服不计时候,煎地骨皮汤下二十丸。

治妇人风邪,发癫狂及诸痫,并宜服**虎睛丸**方。

虎睛一对,微炙　秦艽半两,去苗　龙齿半两　防葵半两　黄芩半两　雄黄半两,细研,水飞过　汉防己半两　牛黄半两,细研　羌活一分　川升麻三分　寒水石三(二)分　远志一(二)分,去心　茯神半两　石膏一两,细研　天雄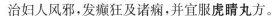半两,炮裂,去皮脐　鬼箭羽一分　蛇蜕皮五寸,微炒　露蜂房一分　白鲜皮一分　白薇一分　贯众一分　麝香一分,细研

上件药,捣罗为末,入研了药,同研令匀,炼蜜和捣五七百杵,丸如梧桐子大,每服不计时候,以温水下二十丸。

治妇人风邪,癫狂大叫奔走,宜服此方。

虾蟆一枚,大者,去肠中滓,令净,并肠胃都纳腹中,入瓶子中固济,渐以火烧通赤,以土窖定,隔日取出

上件药,入麝香一钱,同研令细,每服,以新汲水调下一钱。又方:

伏龙肝取灶心赤者良

上件药,研令极细,每服,以东流水调下一钱,日二服。(《太平圣惠方·卷第六十九·治妇人风邪癫狂诸方》)

【原文】　夫风邪癫痫者,由血气虚,风邪入于阴经故也。人有气血,荣养脏腑,若气血少,则心虚而精神离散,恍惚不安,因为风邪所伤,则发癫也,又痫病者,亦由积搐风热,发则仆地,吐涎沫,无所觉者是也,宜以食治之。

治风邪癫狂病,经久不瘥,或歌或笑,行走无时,宜吃**猳猪肉脍**方。

猳猪肉五斤

上以水煮熟,切作脍,入五味,取性食之。(《太平圣惠方·卷第九十六·食治风邪癫痫诸方》)

【参考文献】　(宋)王怀隐.太平圣惠方[M].北京:人民卫生出版社,1958.

【注释】　① 天雄:古南方方言。宋代朱翌《猗觉寮杂记》:"附子、乌头、天雄,一种也。蜀人以小者为乌头,中者为附子,大者为天雄。"

宋·《难经集注》

【原文】　重阳者狂,重阴者癫。脱阳者见鬼,脱阴者目盲。

丁曰:重阳者狂,谓脉浮滑而长,加于实数。所以狂言大事,自高自贤,狂越①弃衣。其脱阴者目盲,视物卒失,故言盲也。盲,犹荒也。重阴者癫,癫者,蹶也。其脱阳者,视其暗中见鬼。是故《经》言重阳者狂,重阴者癫,脱阳者见鬼,脱阴者目盲也。

虞曰:寸口曰阳,又今重见阳脉三倍以上,故曰重阳。其病狂惑,自高贤智,登高而歌,弃衣而走,骂詈②不避亲疏,故曰狂。尺中曰阴,而尺脉重见阴,故曰重阴。其为病也,名曰癫疾。谓僵仆于地,闭目不醒;阴极阳复,良久却醒,故曰癫。今天吊之类是也。人之所禀者,阴与阳。阴阳平则权衡等。今阴气已脱,阳气独盛,五脏属阴,五脏行气血溉灌,上荣于目,今阴气已脱,五脏之气不荣于目,故目盲无所见。故曰脱阴者,目盲也。

杨曰:重阳者,阳气并于上也。谓关以前既浮滑而长,兼实强,复喘数,是谓重阳也。重阴者,谓尺中既沉短而涩,而又盛实,是谓重阴。脱阳者,无阳气也。谓关以前细微甚也。故目中妄见而睹鬼物焉。脱阴者,谓尺中微细甚也。阴者,精气也,精气脱故盲,盲脱之言失也,谓亡失阴阳之气也。(《难经集注·卷之三》)

【原文】 《五十九难》曰:狂癫之病,何以别之?然:狂之始发,少卧而不饥,自高贤也,自辨智也,自贵倨③也,妄笑好歌乐,妄行不休是也。

丁曰:狂病者,病在手三阳,而反汗,故阳盛即发狂也。病在足三阴,而反下,故阴盛即发癫也。

杨曰:狂病之候,观其人初发之时,不欲眠卧,又不肯饮食,自言贤智尊贵,歌笑行走不休,皆阳气盛所为,故《经》言重阳者狂,此之谓也。今人以为癫疾,谬矣。

癫疾始发,意不乐,直视僵仆,其脉三部阴阳俱盛是也。

丁曰:《经》言重阳者狂,重阴者癫。今三部阴阳俱盛者,寸为阳,尺为阴,寸尺俱盛极而沉也。

杨曰:癫,颠也,发则僵仆焉,故有颠蹶之言也。阴气太盛,故不得行立而侧仆也。今人以为痫病,误矣。(《难经集注·卷之四·五泄伤寒第十(凡四首)》)

【参考文献】 (宋)王惟一.难经集注[M].北京:中国医药科技出版社,2018.

【注释】

① 狂越:症状名,指神志失常而狂乱无定。

② 骂詈:怒骂,咒骂。

③ 倨:傲慢。《说文》:"倨,不逊也。"

宋·《圣济总录》

【原文】 论曰:风癫之状,发无常时,每发则仆地吐涎沫,无所觉知,盖由血气皆虚,精神离散,魂魄失守,风邪入于阴经故也。又以胞胎之初,其母卒大惊,精气并居,能令子发癫,其证与风癫,大率相似。

治风癫狂乱失心,安魂定志,**麦门冬丸**方。

麦门冬去心焙,一两 虎睛微炙,一对 龙齿研,一两 金箔研,一百片 银箔研,一百片 石膏研 升麻 枳实麸炒 生姜切焙 白茯苓去黑皮 人参锉,各一两 玄参 葳蕤炒 芍药甘草炙,锉 远志去心,各三分 柏子仁生用 薤白细切,焙干 牛黄别研,半两

上一十九味,除虎睛并别研六味外,余捣罗,再与研者同罗为末,炼蜜和丸,如梧桐子大,每服二十丸,煎地骨皮汤下,日三夜一,不拘时。

治癫痫狂悸迷乱,心神恍惚,四体抽掣,吐沫嚼舌,**龙胆丸**方。

龙胆去土 钩藤 升麻 犀角镑 黄芩去黑心 玄参 白茯苓去黑皮 防风去叉 秦艽去苗土 地骨皮锉 大麻仁研膏同捣 槟榔锉 黄连去须,炒 大黄锉,炒 天竺黄别研 琥珀别研 甘草炙,锉 马牙硝研 麦门冬去心,焙 龙齿别研 真珠末别研,各一两 青黛二两,别研 蜣螂三十五枚,去头足,生用 蚱蝉三十五枚,去头足,生用 金箔七十片,与丹砂同研 银箔一百片,与金箔丹砂同研 铁粉一两一分,别研 虎睛一对,酒蘸,炙燥,去皮捣 牛黄研,半两 丹砂三分,别研,入金银箔同研

上三十味,除十二味别研外,余药捣罗,与研者药末,合研匀,炼蜜和丸,如绿豆大,每服十丸,食后煎人参茯苓汤下,日三服,小儿三丸至五丸。

治卒发风癫狂痫,**陈蒲饮**方。

三岁陈败蒲一两,切细

上一味,以水二升,煎至七合,去滓温饮之。(《圣济总录校注·卷一十五诸风门》)

【参考文献】 （宋）赵佶敕.圣济总录校注［M］.王振国,杨金萍主校.上海：上海科学技术出版社,2016.

宋·《扁鹊心书》

【原文】 一人得风狂已五年,时发时止,百法不效。余为灌睡圣散三钱,先灸巨阙五十壮,醒时再服；又灸心俞五十壮,服镇心丹一料。余曰：病患已久,须大发一回方愈。后果大发一日,全好。

一妇人产后得此证,亦如前灸服姜附汤而愈。（《扁鹊心书·卷中·风狂》）

【参考文献】 （宋）窦材.扁鹊心书［M］.李晓露,于振宣点校.北京：中医古籍出版社,1992.

宋·《针灸资生经》

【原文】 癫狂,狂走、狂言。

温留、掖门、京骨,主狂仆。千神门、阳谷,主笑若狂。劳宫、大陵,主风热善怒,心中悲喜,思慕歔欷①,喜笑不止。飞扬、太一、滑肉门,主癫狂吐舌。温留、仆参,主癫疾,吐舌鼓颌,狂言见鬼。长强,主癫发如狂。面皮敦敦②者不治。明下云,疗癫狂。风府、铜云,治狂走,目注视。肺俞,主狂走,欲自杀。筋缩、曲骨、阴谷、行间,主惊痫,狂走、癫疾。络却③、听会、身柱,主狂走瘛疭,恍惚不乐。攒竹、小海、后顶、强间,主癫发瘛疭④,狂走不得卧。冲阳、丰隆,主狂妄行,登高而歌,弃衣而走。天柱、临泣,主狂易,多言不休,目上反。支正、鱼际、合谷、少海、曲池、腕骨,主狂言。下廉、丘墟,主狂言非常。巨阙、筑宾,主狂易,安言怒骂。阳溪、阳谷,主吐舌,戾颈,妄言。间使,主惊狂善悲,面赤目黄,喑不言(并《千》)。筋缩,下同,疗惊痫狂走癫疾,脊急强,目转上垂。明阳谷、身柱,见瘛疭。脑空、京骨,见膝挛,疗癫疾强走。风府,疗狂走欲自杀,目反妄视。下同。束骨,疗癫狂,见惊痫。攒竹,但是尸厥癫邪,神狂鬼魅,皆疗之。秦承祖灸神邪癫狂,见鬼邪。冲阳,治久狂登高而歌,弃衣而走。铜光明,治卒狂,见热病无汗。间使,治卒强,胸中澹澹,恶风寒,呕吐,怵惕,寒中少气,掌热腋肿,肘挛。明下云,疗卒狂惊悸日月,治小腹热欲走,见心忧悲。丝竹空,治发狂吐涎沫,见目眩。大一,治癫疾狂走,心烦吐舌。铜阳谷,治癫疾狂走。心俞,治心中风,狂走发痫语悲泣,心胸闷乱烦满,汗不出,结积,寒热呕吐,不下食,咳唾血。明同。腕骨,治狂惕。巨阙,治发狂不识人,惊悸少气。曲泉、膏肓俞,治发狂,见劳疗。神门,治身热狂悲哭。阳交,治寒厥惊狂。少海,治目眩发狂,呕吐涎沫,项不得顾。支正,治风虚狂惕,见惊恐。大陵,治狂言不乐,见伤寒无汗。阳谷,治妄言,左右顾,瘛疭目眩。阳溪,治狂言喜笑见鬼。铜仆参,治癫痫狂言见鬼。偏历,治癫疾多言。下同。温留,治癫疾吐涎,狂言见鬼。明下云,癫痫吐舌,鼓颌狂言。下廉,治狂言,见惊。筑宾,治癫疾狂言。明下云,小儿癫病吐舌。公孙,治卒面肿,烦心狂言。太渊,治狂言明下同,口僻,见心痛。液门,治惊悸妄言。阳谷,疗吐舌戾颈妄言,不得左右顾,瘛疭,头眩目痛。明筋缩,疗痫病多言。下鸠尾,疗癫痫狂歌,不择言,黄帝疗鬼邪魅,及癫狂,语不择尊卑。灸上唇里面中央肉弦上一壮,炷如小麦,又用钢刀决断更佳。铜云、水沟,治语不识尊卑,见癫痫。掖门,主妄言,千见惊痫,狂言恍惚,灸天枢百壮。狂邪发无常,披头大唤,欲杀人,不避水火,及狂言妄语,灸间使三十壮。亦灸惊恐歌哭,狂癫鬼语,灸足太阳四十壮。狂癫惊走风恍惚,嗔喜骂笑,歌哭鬼语,悉灸脑户、风池、手阳明、太阳、太阴、足阳明、阳跷、少阳、太阴、阴跷、足跟,皆随年壮。狂走刺人,或欲自死,骂詈不息,称神鬼语,灸口吻头赤白际一壮,又两肘内屈中五壮,又背胛中间三壮,报灸之,仓公法神效。卒狂言鬼语,以甑带急合缚两手大指,便灸左右胁下对屈肋头,两处火俱起,各七壮。须臾,鬼自道姓名乞去,徐徐问之,乃解其手,卒狂语。针其足大拇指爪甲下,入少许即止。人中,主邪病语不止,及诸杂候,凡人中恶先掐鼻下是也。邪鬼妄语,灸悬命十四壮,穴在口唇里中央弦,用钢刀决断佳。治肺中风狂言,见中风,狂邪鬼语,灸天窗、伏兔。悲泣鬼语,灸天府、慈门。并见癫邪,有士人妄语异常,且欲打人,病数月矣。予意其是心疾,为灸百会,百会治心疾故也。又疑是鬼邪,用秦承祖灸鬼邪法。并两手大拇指,用软帛绳急缚定,当肉甲相接处灸七壮,四处皆著火而后愈。灸法见癫邪门。更有二贵人子,亦有此患,有医僧亦为灸此穴愈。狂走瘛疭,灸玉枕上三寸。一法,项后一寸百壮,千狂走癫疾,灸项后二寸十二壮。狂走惊痫,灸河口五十壮,在腕后陷中动脉是,此与阳明同也。狂走癫疾,灸大幽百壮,狂走癫痫,灸季肋端三十。狂走喜怒悲泣,灸巨觉一作巨搅,随年壮,在背上甲内侧。反手所不及者,骨芒穴上捻之痛者是。狂走惊恍惚,灸足阳明三十壮。狂走易骂,灸八会随年壮,在阳明下五分。筋缩铜同等,主狂走。三里,主邪病大唤骂走远,狂走癫厥如死人,灸足大指三毛中九壮,翼云灸大敦。狂走易气等,灸绝骨,见上气。

鬼语狂走,当依法灸之。若伤寒鬼语癫狂,惟宜用四物汤加黄芪等分。七八钱重作一服,水一碗煎七分服,滓即用水一碗煎半碗连服,予屡用之神效,故附著于此。(《针灸资生经·针灸资生经第四·癫狂》)

【参考文献】 (宋)王执中.针灸资生经[M].上海:上海科学技术出版社,1959.

【注释】

① 歔欷(xū xī):抽泣;哽咽。

② 敦敦:堆置不动貌。

③ 络却:经穴名。出《针灸甲乙经》,属足太阳膀胱经。在头部,当前发际正中直上 5.5 寸,旁开 1.5 寸。主治眩晕、耳鸣、青盲内障、鼻塞、口㖞、癫狂等。

④ 瘛疭(chì zòng):证名。亦作瘛瘲、瘈疭。又称抽搐、搐搦、抽风等。指手足伸缩交替,抽动不已的病证。

元·《饮膳正要》

【原文】 治惊风,癫痫,神情恍惚,言语错谬,歌笑无度。

狐肉不以多少及五脏

上件,如常法入五味,煮令烂熟,空心食之。(《饮膳正要·卷第二·食疗诸病·狐肉羹》)

【参考文献】 (元)忽思慧.饮膳正要[M].刘正书点校.北京:人民卫生出版社,1986.

元·《世医得效方》

【原文】 铁粉散 治颠狂,谵语,乱说,神祟,不避亲疏,登高履险,或歌或笑,裸体,不饮食,数日昏不知人,及风证狂怒,或如醉如痴。

颗块大朱砂一两,另研　　红明琥珀一两,另研　　大南星二两　　圆白半夏二两　　白矾五钱,煅　　真铁粉　　白附子各二两　　大川乌一两半,生,去皮脐　　羌活二两　　全蝎五十个　　真金箔三十片　　僵蚕一两,去丝嘴

　　上为末。每服四钱,生姜四两,净洗取自然汁,温暖调服。如不任辣味,加温水少许服之,立效。

　　十四友丸　补诸虚不足,益血,收敛心气。治怔忡不宁,精神昏倦,睡卧不安。

　　柏子仁别研　　远志去心,酒浸蒸,炒　　酸枣仁炒香　　紫石英明亮者　　熟干地黄洗　　川当归洗　　白茯苓去皮　　茯神去皮　　人参去芦　　黄芪蜜炙　　阿胶蚌粉炒　　肉桂去粗皮,各一两　　龙齿二两　　辰砂半两,另研

　　上为末,炼蜜丸如梧子大。每服三四十丸,枣汤食后临卧服。旧有患心疾,怔忡健忘,梦寐恍惚,多不得睡,异状无不有,心药无不服,未能收效。盖此疾本忧愁思虑,耗心血而得之,今欲安心,当用当归、地黄等滋养心血。若更服发散药,如菖蒲之类,心气愈散,必收敛之。始见功效,缘用心过而成此疾也,服之大觉有神效。

　　宁志丸　好朱砂一两,将熟绢一小片包裹,以线扎定。獖猪心一枚,竹刀子切破,不得犯铁,用纸拭去血,入朱砂包子于猪心内。却用麻线缚合猪心,又以甜笋壳再裹了,麻皮扎定。无灰酒二升,入砂罐子或银器内煮,酒尽为度。去线并笋壳,取朱砂别研,将猪心竹刀细切,砂盆内研令烂,却入后药末并朱砂、枣肉为丸,留少朱砂为衣。药末须隔日碾下,枣肉于煮猪心日绝早煮熟,剥去皮核,取肉四两用。患心风,服此一料,其病顿减。

　　人参　　白茯苓　　当归洗去土及芦　　石菖蒲　　乳香别研　　酸枣仁五两,汤浸去皮可剥半两,用仁炒令赤,香熟为度,各半两重

　　上为末,和丸如梧子大,以留下朱砂为衣。每服五十丸,人参汤下。

　　抱胆丸　治男子妇人一切癫痫风狂,或因惊恐怖畏所致者,及妇人产后血虚,惊气入心,并室女经脉通行,惊邪蕴结。顿服此,累曾经效。

　　水银二两　　朱砂一两,研制　　黑铅一两半　　乳香一两,研

　　上将黑铅入铫子内,下水银结成砂子,次下朱砂、滴乳,乘热用柳木槌研匀,丸如鸡头大。每服一丸,空心,井花水吞下。病者得睡,切莫惊动,觉来即安。再一丸可除根。

　　一醉散　治心恙。

　　无灰酒二碗　　真麻油四两

　　上和匀,用杨柳枝二十条,逐条搅一二百下,换遍柳条,直候油、酒相入如膏,煎至七分碗。狂者强灌之,令熟睡,或吐或不吐,觉来即醒。

　　又方　**蕊珠丸**。

　　大猪心一枚,取血　　大朱砂二两,为末　　青靛花一匙

　　上先将青靛花同猪心血一处同研,次以朱砂末共丸如梧子大。每服二十丸,茶、酒下,不拘时,甚至不过三服。

　　郁矾丸　治颠狂可畏,数年不愈,多因惊忧得之,痰涎留于心窍。

　　蝉肚郁金七两,真蜀川来者　　明矾三两

　　上为末,薄糊为丸如梧子大。每服五十丸,汤水任服。初服,觉心胸间有物脱去,神气洒然,再服稍苏。多服此药,大能去痰,安平必矣。

朱雀丸　治心神不定,恍惚不乐,火不下降,时复振跳。常服,消阴养火,全心气。

茯神二两,去皮　沉香半两

上为末,炼蜜丸如小豆大。每服三十丸,食后,人参汤下。

陈艾汤　治盗汗,只自心头出者,名曰心汗。

茯苓二两半

上为末,每服二钱,浓煎艾汤调下。

归神丹　治一切惊忧,思虑恍惚,作事多忘,心气不足,癫痫狂乱,及大病后心虚,神不守舍。久服养神思,益眼力。

颗块大朱砂二两,入猪心内,灯心缠缚,用无灰酒蒸二炊久,取出另研　金箔二十片,另研　真银箔二十片,另研　深红琥珀一两,另研　酸枣仁去壳,二两　大远志取净皮,姜汁拌炒,一两　白茯神去木,二两　罗参二两　大当归去尾,二两　龙齿一两

上为末,酒煮稀糊丸如梧子大。每服二九丸到三九丸,去心麦门冬汤下。癫痫至甚者,乳香、人参汤下。夜寝不寐或多乱梦,炒酸枣仁汤下。

平补镇心丹　治丈夫妇人心气不足,志意不定,神情恍惚,夜多异梦,忪悸烦郁,及肾气伤败,血少气多,四肢倦怠,足麻酸疼,睡卧不稳,梦寐遗精,时有白浊,渐至羸弱。

酸枣仁去皮,隔纸微炒,二钱半　车前子去沙土,碾破,一两二钱半　白茯苓去皮　五味子去枝梗,各一两二钱半　熟地黄洗,酒蒸　天门冬去心　远志去心,甘草水煮　山药洗净,姜汁制,各一两半　茯神去皮　麦门冬去心　肉桂不见火,各一两二钱半　人参五钱　龙齿一两半　朱砂半两,细研,为衣

上为末,炼蜜丸如梧子大。每服三十丸,空心,饭饮下,温酒亦可,加至五十丸。常服,益精髓,养气血,悦颜色。

独效苦丁香散　治忽患心疾,癫狂不止,得之惊忧之极,痰气上犯心包。当伐其源。

上以苦丁香即瓜蒂半两为末。每服一钱重,井花水调满一盏投之,得大吐之后熟睡,勿令人惊起。凡吐能令人目翻,吐时令闭双目。或不醒人事,则令人以手密掩之。信乎,深痼之疾,必投瞑眩之药。吐不止,以生麝香少许,温汤调即解。

灸法:狂痫不识人,癫病眩乱,灸百会九壮。狂邪鬼语,灸天窗九壮,其穴在颈大筋前曲颊下扶突后,动应手陷中是。狂言恍惚,灸天枢百壮,其穴去肓俞一寸半,直脐傍二寸。狂痫哭泣,灸手逆注三十壮,穴在左右手腕后六寸。癫狂风痫吐吞,灸胃脘百壮,不针。狂邪发无常,被发大唤,欲杀人,不避水火,及狂言妄语,灸间使三十壮,穴在腕后五寸,臂上两骨间。狂走喜怒悲泣,灸臣觉穴随年壮,穴在背上夹内侧,反手所不及者,骨芒穴上捻之痛者是也。鬼魅,灸入发一寸百壮。狐魅,合手大指缚指,灸合间三七壮,当狐鸣即瘥。卒狂言鬼语,以带急合缚两手大指,便灸左右胁下,对屈肋头两处各七壮,须臾鬼自道姓名乞去,徐徐问之,乃解其手。卒中邪魅,恍惚振噤,灸鼻下人中及两手足大指爪甲本,令艾丸半在爪上,半在肉上,各七壮;不止,十四壮,艾炷如雀粪大。卒狂鬼语,针其足大拇指爪甲下,入少许即止。（《世医得效方·卷第八·大方脉杂医科·心恙·通治》）

【参考文献】　（元）危亦林.世医得效方[M].北京：中国中医药出版社,2009.

元·《脉因证治》

【原文】　脉大坚疾者,癫病。脉大滑者,自已;脉小急实者死,循衣缝者死,虚而弦急者

死。脉虚弦为惊,脉沉数为痰热。

因痰、火、惊。

血气者,身之神也。神既衰乏,邪因而入。夫血气俱虚,痰客中焦,妨碍不得运用,以致十二官各失其职,神听言动,皆有虚妄,宜吐之而安。

肺入火为谵语。肺主诸气,为气所鼓舞,火传于肺,为之寻衣撮空;胃中大实热,熏于心肺,亦能谵语。宜降火之药。

惊其神,血不得宁也。痰积郁热,随动而迷乱,心神无主,有似邪鬼。可先吐之,后以安神丸主之,佐以平肝之药,胆主惊故也。

证,狂言、谵语、郑声辨。

狂者,开目与人语,语所未尝见之事,为狂也。谵语者,合目自言日用常行之事,为谵也。郑声者,身动无力,不相接续,造语出于喉中,为郑声也。

又蓄血证,则重复语之。

治,痰者吐之,三圣散;火者下之,承气汤;惊者平之,安神丸。

方,总治。

黄连　辰砂二味降火　栝蒌　南星　半夏三味行痰　青黛　柴胡　川芎三味平肝

桃仁承气汤治热入血室,发狂。

犀角地黄汤　治瘀血狂妄。因汗不彻,吐衄不尽,瘀血在内,面黄唇白,便黑,脚弱气喘,甚则狂闷。

犀角一两　生地八两　白芍三两　丹皮　大黄二两

脉大迟,腹不满,为无热,减之。煎服。

洪、长、伏三脉,诸痫发狂,以《局方》妙香丸,以针透眼子,冷水浸服之。

弦、细、缓三脉并痫,李和尚五生丸。

治痫方

黄丹　白矾等分,研细,用杨树火煅过,曲丸

又方

川芎二两　防风一两　皂角　郁金各一两　明矾一两　黄、赤脚蜈蚣各一条

细末,蒸饼,丸梧子大,空心茶清①下十五丸。(《脉因证治·卷四·四十五·癫狂》)

【参考文献】　(元)朱丹溪.朱丹溪医学全书[M].太原:山西科学技术出版社,2014.

【注释】　① 茶清:茶汤的上清液,即茶叶用沸水第一次冲泡澄清数分钟后的清汁。常用以送药或调和药末。

第二节　狂　病

宋·《医心方》

【原文】《病源论》云:狂病者,由风邪入并于阳所为也,风邪入人血脉使人阴阳二气虚实不调,若一实一虚,则令血气相并。并于阳则为狂发,则欲走。或自高贤,称神圣是也。

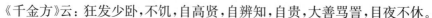

《千金方》云：狂发少卧，不饥，自高贤，自辨知，自贵，大善骂詈，日夜不休。

《小品方》治卒发狂方：用其人着地，以冷水淋其面，终日淋之。

又云，卒狂言鬼语方：以甑带急合缚两手父指，便灸左右胁下对屈肘头，两火俱起，灸七壮。须臾鬼语，自云姓名，乞得去。徐徐诘问，乃解其手也。

又云，狂骂詈掷打人方：灸口两吻边燕丸处赤白际各一壮，并灸。

背胛间名臣揽三壮，三日一报之。

又方：灸阴囊下缝三十壮，女人者灸阴会也。

《葛氏方》治卒发狂方：烧虾蟆捣末，服方寸匕，日三。

又方：煮三年陈蒲，去滓，服之。

又云，狂言鬼语方：针其足大拇指爪甲下，入小许即止。（《医心方·卷第三·治中风狂病方第二十三》）

【参考文献】 （日）丹波康赖.医心方三十卷[M].多纪元坚等校订.北京：人民卫生出版社，1955.

宋·《太平圣惠方》

【原文】 夫风热搏于阳经，入于血脉。血实则生热，荣气溢塞，不能通流，遂使心神烦乱也。心主于神，候于舌。神是心主，舌是心官。语言机关，皆由心出。今神（心）既壅热，又风邪相攻。故令真性错乱，精神不守，遂则狂言也。

治心风狂言，恍惚恐惧，宜服**茯神散**方。

茯神 杏仁汤浸，去皮尖、双仁，麸炒微黄 川升麻 白鲜皮 沙参去芦头，以上各半两 龙齿一两 石膏二两 远志一两，去心 犀角屑一两

上件药，捣粗罗为散。每服三钱，以水一中盏，入生姜半分，煎至六分，去滓，食后温服。

治心风烦躁狂言，胸膈壅滞，神思不安，宜服**朱砂散**方。

朱砂一两，细研如粉 牛黄一分，细研 龙脑一分，细研 麝香一分，细研 茯神一两 人参一两，去芦头 犀角屑一两 防风一两，去芦头 铅霜一分，细研 麦门冬一两，去心，焙 真珠末一两 羚羊角屑一两 子芩一两 玄参一两 天竺黄一两，细研 甘菊花一两 川升麻一两 甘草半两，炙微赤，锉

上件药，捣细罗为散，入研了药，都研令匀。每服不计时候，煎金银汤调下一钱。

治心风热狂言，神思不定，口干烦闷，宜服**升麻散**方。

川升麻半两 朱砂三分，细研如粉 犀角屑三分 茯神三分 甘草三分，炙微赤，锉 龙胆三分，去芦头 人参三分，去芦头 麦门冬三分，去心，焙 寒水石三分 天竺黄三分，细研 牛黄一分，细研

上件药，捣细罗为散，入研了药，都研令匀。每于食后，以薄荷汤调下一钱。

治心风狂语，神思不安，如见鬼神，宜服**真珠散**方。

真珠一分，细研 水精一分，细研 铅霜一分，细研 人参一两，去芦头，为末 朱砂一两，细研 雄黄半两，细研 金银箔各五十片，细研 琥珀一分，细研 牛黄一分，细研

上件药，都令匀。每于食后，薄荷汤调下半钱。

治心风狂言多惊，迷闷恍惚，宜服此**镇心丸**方。

犀角屑一两 天竺黄半两，细研 朱砂半两，细研如粉 铅霜一分，细研 牛黄一分，细研 龙齿半两 金箔五十片，研 人参一两，去芦头 茯神一两 远志半两，去心 生干地黄半两 龙胆半两，去芦

头　铁粉三分,细研

上件药,捣罗为末,入研了药,都研令匀,炼蜜和捣三二百杵,丸如小豆大。每服不计时候,煎竹叶汤下七丸。

治心风狂语错乱,似如邪魔,发作有时,宜服**七宝镇心丸**方。

玉屑一两　真珠半两,细研如粉　琥珀半两,细研如粉　金屑一两　银屑一两　雄黄半两,细研如粉　黄丹一两　朱砂一两,细研,水飞过　铁粉精一两,细研　远志一两,去心　鬼臼一两,去毛　人参一两,去芦头　茯神一两　白鲜皮半两　牡丹半两　龙齿一两　防风半两,去芦头　龙胆半两,去芦头　虎睛一对,酒浸一宿,微炙　麦门冬一两,去心,焙　虎头骨一两,涂酥,炙令黄　犀角屑一两　羚羊角屑半两　牛黄一分,细研　麝香一分,细研

上件药,捣罗为末,入研了药,都研令匀,炼蜜和捣三五百杵,丸如梧桐子大。每服不计时候,以温水下五丸。

治心脏风热,上冲头面,心系挛(牵)急,时时惊恐,狂言不定,神志不安,宜服**犀角丸**方。

犀角屑三分　防风半两,去芦头　人参半两,去芦头　川升麻半两　槟榔半两　天竺黄三分　光明砂一两,细研,水飞过　龙齿二(一)两半,细研如粉　铁精一两,细研　露蜂房三分,微炙　金箔五十片,细研　银箔五十片,细研

上件药,捣罗为末,入研了药,都研令匀,炼蜜和捣一二百杵,丸如梧桐子大。每服不计时候,温水下二十丸。(《太平圣惠方·卷第四·治心风狂言诸方》)

【原文】　夫时气发狂者,由热毒气盛,则弃衣而走,登高而歌,或不食数日,逾垣上屋,非是素所能也,皆阴阳气争,外并于阳。四肢者诸阳之本也,热盛则四肢实,实则能登高而歌;热盛于身,故弃衣而走。狂言妄见妄笑,皆热毒气所为也。

治时气热毒攻心,面目俱赤,发狂,不识人,宜服**栀子散**方。

栀子仁　葳蕤　茯神　麦门冬去心　川升麻　知母　犀角屑　沙参去芦头　黄芩　川大黄锉碎,微炒　甘草炙微赤,锉,以上各一两

上件药,捣筛为散,每服四钱,以水一中盏,煎至六分,去滓。不计时候,温服。

治时气心神狂躁,言语无度,宜服此方。

鸡子二枚,取清　白蜜半合　生地黄汁一合　川大黄半两,锉碎,微炒,杵末

上件药,相和令匀,顿服之,以利为度。

治时气大热,心狂欲走,宜服**白鲜皮散**方。

白鲜皮一两半　大青　羚羊角屑　玄参　栀子仁　子芩　川大黄炙微赤,锉　地骨皮以上各三分

上件药,捣筛为散,每服五钱,以水一大盏,煎至五分,去滓。不计时候,温服。又方:

麦门冬三两,去心　杏仁一(二)两,汤浸去皮尖、双仁,麸炒微黄　甘草一两,炙微赤,锉　白鲜皮二两　生干地黄二两　黄芩一两

上件药,捣筛为散,每服五钱,以水一大盏,入葱白二茎,煎至五分,去滓。不计时候,温服之。

治时气热毒攻心,言语不定,心狂烦乱,不得睡卧,宜服**犀角散**方。

犀角屑　龙齿　子芩　沙参去芦头　葳蕤　麦门冬去心　川升麻　赤茯苓　赤芍药　杏仁汤浸去皮尖、双仁,麸炒微黄,以上各一两　枳壳三分,麸炒微黄,去瓤　大青三分　甘草三分,炙微赤,锉

上件药,捣筛为散,每服五钱,以水一大盏,煎至五分,去滓。不计时候,温服之。

治时气发狂,叫呼,不识人,宜服此方。

黄连一两,去须　秦艽一两,去苗　栀子仁一两　铁粉二两

上件药,捣细罗为散,每服不计时候,以新汲水调下二钱。又方:

栀子仁半两　豉一合　葱白五茎

上件药,以水二大盏,煎至一盏,去滓。分温二服。

治时气发狂方。

寒水石一两　马牙硝一两

上件药,细研如面,不计时候。以新汲水调下一钱。又方:

秦艽半两,去苗　大青半两　甘草半两,炙微赤,锉

上件药,捣细罗为散,不计时候,以生地黄汁,调下二钱服。

治时气热盛癫狂,或时昏沉方。

寒水石半两　朱砂一分　铅霜一分

上件药都研如粉,以软饭和丸,如梧桐子大,每服不计时候,以温水下十丸。

治时气得汗后,心神狂乱方。

铁粉半两　野猪粪半两,烧灰　生地黄二两,烧灰

上件药都细研为末,以粟米饭和丸,如梧桐子大,不计时候,以人参汤下三十丸。

治时气已得汗,热毒不解,心烦躁闷,言语不定,小便赤涩,大便不通,狂乱欲走,宜服**大黄丸**方。

川大黄二两,锉碎,微炒　黄芩一两半　栀子仁一两半　大青二两　龙胆一两,去芦头　苦参一两,锉　川朴硝二两,细研

上件药,捣罗为末,入朴硝研匀,炼蜜和捣三五百杵,丸如梧桐子大。不计时候,以麦门冬汤,下三十丸。

治时气热毒,心神烦躁,狂乱欲走,宜服**珠粉丸**方。

珠粉一两,研　犀角屑一两　朱砂半两,细研　甘草二两,锉,生用　苦参一两,锉　川朴硝一两,细研

上件药,捣罗为末,入研了药令匀,炼蜜和丸,如梧桐子大。不计时候,以人参汤,下三十丸。

又方:上以蓝靛半大匙,以新汲水一盏,调分匀,顿服之。(《太平圣惠方·卷第十五·治时气发狂诸方》)

【原文】　夫热病毒气攻心,则心神烦乱,阳气大盛,遂则狂言,目赤心烦,不得睡卧,精神惊悸,言语失常,毒气不除,腹中结燥,其脉洪数者,是其候也。

治热病已得汗,热犹不解,腹胀,烦躁,狂言不定,可服**大柴胡散**方。

柴胡一两　川大黄一两,锉碎,微炒　黄芩一两　赤芍药一两　枳实一两,麸炒微黄　半夏半两,汤洗七遍,去滑　人参一两,去芦头　甘草半两,炙微赤,锉　黄芪一两,锉

上件药,捣粗罗为散,每服五钱,以水一大盏,入竹茹一分、生姜半分,煎至五分,去滓。不计时候,温服。

治热病狂言烦渴,宜服**猪苓散**方。

猪苓一两,去黑皮　白鲜皮三分　龙胆半两,去芦头　泽泻一分　赤茯苓三分　麦门冬一两,去心,

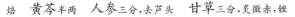

焙　黄芩半两　人参三分,去芦头　甘草三分,炙微赤,锉

上件药,捣粗罗为散,每服五钱,以水一大盏,煎至五分,去滓。不计时候,温服。

治热病,狂言不止,宜服**白鲜皮散**方。

白鲜皮半两　黄芩半两　秦艽半两,去苗　犀角屑半两　甘草半两,炙微赤,锉　麦门冬半两,去心　大青半两　杏仁半两,汤浸去皮尖、双仁,麸炒微黄

上件药,捣筛为散,每服五钱,以水一大盏,煎至五分,去滓。不计时候,温服。

治热病,心肺热壅,狂言不安,宜服**龙齿散**方。

龙齿一两　人参一两,去芦头　白鲜皮三分　川升麻三分　蕤薐三分　秦艽三分,去苗　川大黄一两,锉碎,微炒　石膏一两半　川芒硝一两

上件药,捣筛为散。每服五钱,以水一中盏,煎至六分,去滓。不计时候,温服。

治热病,热毒攻心,烦躁狂言,精神不定方。

生地黄汁三合　生姜汁一合　薄荷汁一合　白蜜一合　地龙半两,微炒,去土,捣细罗为末

上件药,以四味汁相和,入地龙末,搅令匀。不计时候,分温二服。

治热病,烦热如火,狂言妄语欲走,宜服此方。

黄芩一两　甘遂一两,煨令黄　龙胆一两,去芦头

上件药,捣细罗为散,每服,不计时候,以温水调服一钱。须臾,令病人饮水三两盏,腹满则吐之。此方疗大热急者,甚效。

治热病,五六日,壮热,狂语欲走方。

鸡子三二枚,取清　川芒硝半两,细研　寒水石半两,细研

上件药,先以新汲水一小盏,调芒硝等末。次下鸡子清,搅令匀。不计时候,分为二服。

治热病,狂言,心神惊悸,烦热喘促,宜服**牛黄丸**方。

牛黄一分,细研　犀角屑半两　人参半两,去芦头　茯神半两　胡黄连半两　龙胆半两,去芦头　木香半两　羚羊角屑半两　朱砂半两,细研　地骨皮半两　麦门冬一两,去心,焙　川升麻半两　甘草半两,炙微赤,锉　麝香一分,细研　龙脑一钱,细研

上件药,捣罗为末,都研令匀,炼蜜和丸,如梧桐子大。每服,不计时候,以新汲水下十五丸。

治热病狂语及诸黄,**雪煎方**。

川大黄五两,锉碎,微炒

上件药,捣细罗为散,用腊月雪水五升,煎如膏。每服,不计时候,以冷水调半匙,服之。(《太平圣惠方·卷第十七·治热病狂言诸方》)

【原文】　夫心者火也,心主于血,阳气盛则血并于阳,热邪攻于心络,则心神烦乱,或咏或歌,或言或笑,精神不守,言语失常,惊悸不安,弃衣而走,此皆热毒之气,壅滞心胸,致令发狂也。

治热病,伏热在心,精神恍惚,发狂,不得睡卧,宜服**犀角散**方。

犀角屑半两　茵陈三分　茯神二两　赤芍药一两　栀子仁半两　麦门冬一两,去心　生干地黄二两　人参一两半,去芦头　白鲜皮一两

上件药,捣筛为散,每服五钱,以水一大盏,入竹叶三七片,煎至五分,去滓。不计时候,温服。

治热病,壅热发狂,心忪惊悸,宜服**人参散**方。

人参三分,去芦头　犀角屑半两　甘草半两,炙微赤,锉　黄芩半两　远志半两　秦艽半两,去苗　地骨皮半两　沙参半两,去芦头

上件药,捣筛为散,每服五钱,以水一中盏,煎至五分,去滓。下竹沥一合,搅令匀,不计时候,温服。

治热病,发汗后,热毒未尽,因有所惊,发热癫狂,宜服**羚羊角散**方。

羚羊角屑半两　犀角屑半两　茯神半两　龙齿一两　铁粉一两　黄芩半两　甘草半两,炙微赤,锉　防风半两,去芦头　地骨皮三分　人参一两,去芦头

上件药,捣粗罗为散,每服五钱,以水一大盏,煎至五分,去滓。不计时候,温服。

治热病发狂,心热烦闷,多惊,不得卧睡,宜服**茯神散**方。

茯神三分　犀角屑半两　龙齿一两　川升麻半两　麦门冬一两,去心　玄参半两　甜甘根一两,锉　黄芩三分　黄连一两,去须

上件药,捣筛为散,每服三钱,以水一中盏,煎至五分,去滓。下朴硝一钱、地黄汁一合,搅令匀。不计时候,温服。

治热病,盛发黄,皮肤如金色,小便赤涩,大便不通,口干烦渴,闷乱发狂,宜服**大青散**方。

大青半两　黄药半两　川朴硝半两　川大黄半两,锉碎,微炒　羚羊角屑半两　土瓜根半两　栀子仁半两　秦艽半两,去苗　甘草半两,炙微赤,锉

上件药,捣细罗为散,不计时候,以冷蜜水调下二钱,以利为度。

治热病,已得汗,热不解,腹满胀痛,烦躁发狂,宜服**柴胡散**方。

柴胡一两,去苗　川大黄三分,锉碎,微炒　黄芩三分　赤芍药三分　枳壳半两,麸炒微黄,去瓤　半夏三分,汤浸七遍,去滑

上件药,捣筛为散,每服五钱,以水一大盏,入生姜半分,煎至五分,去滓。不计时候,温服。

治热病,毒热在脏,心神狂乱,壮热烦躁,不得睡卧,宜服**朱砂丸**方。

朱砂一两,细研　太阴玄精半两　牛黄半两　紫石英一两,细研,水飞过　白石英一两,细研,水飞过　天南星半两末,生用　金箔五十片　龙脑一分　麝香半两　不灰木一两,以牛粪火烧一炊时

上件药,都研令细,用牛胆汁和,丸如樱桃大。不计时候,以新汲水嚼下一丸。

治热病,心神恍惚,悲喜不恒,发狂欲走,宜服**铁粉丸**方。

铁粉半两,细研　牛黄半两,细研　金箔三七片,细研　银箔三七片,细研　麝香一分,细研　远志半两,去心　马牙硝三分,细研　白僵蚕一分,微炒　丹参半两　茯神半两　川升麻半两　白附子一分,炮裂

上件药,捣筛为散,同研令匀,炼蜜和捣三五百杵,丸如梧桐子大。不计时候,以薄荷汤下二十丸。

治热病发狂,心神恍惚,宜服**牛黄丸**方。

牛黄半两,细研　虎睛一对,酒浸,微炙　茯神一两　石膏一两,细研　川升麻三分　麦门冬一两,去心　玄参三分　生干地黄一两　铁粉一两,细研

上件药,捣罗为末,同研令匀,炼蜜和丸,如梧桐子大。不计时候,以荆芥汤下二十丸。

治热病,心气热盛,恍惚不定,发狂,妄有所见,宜服**天竹黄丸**方。

天竹黄三分　牛黄一分,细研　朱砂三分,细研,水飞过　麝香一分,细研　黄连一两,去须　铁粉一两　远志三分,去心　甘菊花半两　马牙硝半两,细研　龙齿三分　茯神半两　龙脑一分,细研　金银

箔各五十片,细研　甘草一分,炙微赤,锉

上件药,捣罗为末,都令匀,炼蜜和捣三二百杵,丸如梧桐子大。不计时候,以荆芥汤,或薄荷汤,嚼下十丸。

治热病,热毒攻心,胸躁闷,发狂方。

鸡子二枚,清　川朴硝半两

上件药,相和,以新汲水一小盏,熟调顿服之。(《太平圣惠方·卷第十七·治热病发狂诸方》)

【原文】　夫风狂病者,由风邪入并于阳所所为也。风邪入血,使人阴阳二气,虚实不调。若一实一虚,则令血气相并,气并于阳,则为狂,发时欲走,或自高贤智称神圣是也。又肝藏魂,悲哀动中则伤魂,魂伤则狂妄不精而筋挛,两胁骨不举,毛瘁色夭者死,此皆由血气虚受邪,致令阴阳气相并,而有此疾,故名曰风狂也。

治风狂,发即多啼泣,或即歌笑,或自说贤智,或狂走不避水火,宜服**远志散**方。

远志一两,去心　防风半两,去芦头　桂心半两　茯神一两　甘草半两,炙微赤,锉　独活一两　犀角屑一两　人参一两,去芦头　石膏二两　秦艽一两,去苗　黄芩三分　麦门冬一两半,去心,焙

上件药,捣粗罗为散,每服三钱,以水一中盏,煎至六分,去滓。不计时候,温服。

治风狂妄有所见,恍惚不定,发即欲走,宜服**犀角散**方。

犀角屑一两　白鲜皮一两　桑上寄生一两　人参一两,去芦头　麦门冬一两半,去心焙　龙齿一两　防风三分,去芦头　茯神一两　甘草半两,炙微赤,锉

上件药,捣粗罗为散,每服三钱,以水一中盏,煎至六分,去滓。不计时候,温服。

治风狂,发作无常,不避水火,宜服**虎睛散**方。

虎睛一对,酒浸一宿,微炙　白茯苓一两　桂心三分　防风三分,去芦头　独活半两　甘草半两,炙微赤,锉　人参一两,去芦头　天雄三分,炮裂,去皮脐　鸱枭头半两,烧灰　露蜂房三分,微炒　石长生一两半　枫树寄生枝三分

上件药,捣细罗为散。每服,不计时候,以温水调下一钱。

治风狂乱语,心热狂走,宜服**真珠散**方。

真珠半两,细研　牛粪半两,细研　天竹黄三分,细研　黄芩一两　龙齿三分　朱砂半两,细研　防风半两,去芦头　人参三分,去芦头　茯神三分　麦门冬一两,去心焙　远志半两,去心　白鲜皮半两　金箔五十片,细研　银箔五十片,细研　麝香一钱,细研　犀角屑半两　甘草三分,炙微赤,锉　胡黄连三分　铁粉三分　白附子三分,炮裂　甘菊花三分　羚羊角屑半两

上件药,捣细罗为散,入研了药,都研令匀。每服,不计时候,以薄荷温水,或消梨汁,调下一钱。忌生血。

治风狂,喜怒不恒,或欲狂走,不自觉知,宜服**牛黄丸**方。

牛黄一分,细研　远志一两,去心　白龙骨一两　铁粉一两,细研　龙脑一钱,细研　甘草半两,炙微赤,锉　茯神一两　人参一两,去芦头　黄连一两,去须　铅霜一两,细研　犀角屑一两　防风一两,去芦头　麦门冬一两半,去心,焙　朱砂一两,细研,水飞过

上件药,捣罗为末,入研了药,都研令匀,炼蜜和捣三二百杵,丸如梧桐子大。不计时候,以温水下二十丸。忌生血。

治风狂乱走,不可禁止方。

生铁二十斤,以水二斗煮取一斗,去铁　玄参一两　防风一两半,去芦头　白茯苓一两半　龙齿一两半　石膏三两　秦艽二两,去苗　竹沥一升

上件药,捣筛为散。入铁汁中煮取五升,去滓,内竹沥和匀。不计时候,温服二合。

治风热气盛,烦躁如狂,宜服此方。

熟黄瓜一枚,水五合搰取汁　竹沥三合　川朴硝二两,细研　蜜一合

上件药,相和令匀,不计时候,温服二合。(《太平圣惠方·卷第二十·治风狂诸方》)

【原文】 夫血邪攻心狂语者,由产后脏腑俱虚,败血奔冲,邪淫于心,心不受触,气血相蒸,气搏于肝,神魂不定,内外虚乱,心气怯弱。因其体虚,血邪干于心脏,故令狂乱,或见鬼神也。

治产后荒言乱语,皆由内虚,是血邪气攻心,**柏子仁散**方。

柏子仁　远志去心　人参去芦头　桑寄生　防风去芦头　琥珀细研　当归锉,微炒　熟干地黄　甘草炙微赤,锉,各半两

上件药,捣筛为散,每服,以水一大盏,入白羊心一枚切。先煎至七分,去滓心,下药五钱,更煎至四分。去滓,不计时候,温服。

治产后血邪,心神恍惚,言语失度,睡卧不安,**茯神散**方。

茯神一两　人参去芦头　龙齿　琥珀　赤芍药　黄芪锉　牛膝去苗,以上各三分　生干地黄一两半　桂心半两

上件药,捣筛为散,每服三钱,以水一中盏,煎至六分,去滓。不计时候,温服。

治产后荒语,如见鬼神,皆是体虚,心气不足,血邪所攻,宜服**羊肾汤**方。

羊肾一对,切去脂膜　远志三分,去心　白芍药三分　熟干地黄一两　黄芪锉　白茯苓　人参去芦头　防风去芦头　独活　甘草炙微赤,锉　羚羊角屑以上各半两

上件药,捣筛为散。每服,用水一大盏,先煎羊肾至七分,去肾入药五钱,煎至四分,去滓。不计时候,温服。

治产后血邪攻心,言语无度,烦闷不安,**麝香散**方。

麝香一分　牛黄一分　雄黄一分　朱砂三分　龙脑三分　麒麟竭半两

上件药,都细研为散,不计时候,以豆淋酒调下一钱。

治产后血邪攻心,迷闷,言语错乱,**琥珀散**方。

琥珀一两,细研　人参三分,去芦头　远志三分,去心　茯神三分　生干地黄三分　阿胶三分,捣碎,炒令黄燥　铁粉一两　朱砂半两,细研　甘草一分,炙微赤,锉　麝香一分,细研

上件药,捣细罗为散,入研了药令匀。不计时候,以金银汤调下一钱。

治产后血邪冲心,言语不得,心神迷闷,**金乌散**方。

乌鸦一两,烧灰　麝香半两　虎粪一两,烧灰

上件药,同研令细。不计时候,以童子小便调下一钱。

治产后体虚,血邪攻心,狂语,或见鬼神,**铁粉丸**方。

铁粉一两　天竹黄半两　真珠末半两　蛇黄半两　牛黄一分　朱砂一分　麝香一分　琥珀半两　金箔三十片　银箔三(二)十片

上件药,都研如面,以粟米饭和丸,如梧桐子大。不计时候,以竹叶汤下五丸。

治产后血邪攻心,迷闷,气不足,脏腑虚弱,令人如癫邪,恒惊怕,或啼或笑,或惊或恐,言

无准凭,状如鬼魅,宜服**丹砂丸**方。

光明朱砂二两　白矾二两　金箔五十片

上件药,捣光明砂并矾,纳瓷瓶子中,封闭了,于甑上每日两度蒸,半月日取出,和前金箔细研,以粟米软饭和丸,如绿豆大。每服,不计时候,以麦门冬汤下七丸。

治产后血邪气攻心,如见鬼神,状候似风,乱语不定,腹中刺痛胀满,宜服**麝香散**方。

麝香一钱,细研　乌驴蹄护干一两,烧灰　乱发二两,烧灰　干漆一两,捣碎,炒令烟出

上件药,捣细罗为散,研入麝香令匀。不计时候,以温酒调下一钱。

治产后血邪攻心,恍惚如狂,**麒麟竭散**方。

麒麟竭①一分　蒲黄三分

上件药相和,研令匀细。不计时候,以温酒调下二钱。

治血邪攻心,癫狂不识人,宜服此方。

赤马蹄炒令焦黄　白僵蚕微炒,各一两

上件药,捣细罗为散。不计时候,煎苦参汤调下一钱。又方:

延胡索半两　狗胆一分,干者　琥珀半两

上件药,捣细罗为散。不计时候,以温酒调下一钱,小便调下亦得。(《太平圣惠方·卷第八十·治产后血邪攻心狂语诸方》)

【参考文献】 (宋)王怀隐.《太平圣惠方》校注[M].许敬生编.郑州:河南科学技术出版社,2015.

【注释】 ① 麒麟竭:棕榈科,多年生常绿藤本。分布印度尼西亚等国,我国粤、台地区有栽种。果实及树干渗出的树脂(血竭)入药(《雷公炮炙论》),主五脏邪气,带下,止痛,破积血,金创生肉,为和血要药。

宋·《圣济总录》

【原文】 论曰:风狂之状,始发则少卧不饥,自高自贤,自辩自贵。盖人之营卫周身循环,昼夜不穷,一失其平,则有血并于阴,而气并于阳者;有血并于阳,而气并于阴者。阴阳二气,虚实不调,风邪乘虚而入,并于阳则谓之重阳,故其病妄笑好乐,妄行不休,甚则弃衣而走,登高而歌,或至数日不食,故曰狂也。又肝藏魂,魂则随神往来,悲哀动中,有伤于魂,则为狂妄。是亦血气俱虚,风邪乘之,阴阳相并也。

治中风邪,狂乱失志,心多恐怖,**牛黄丸**方。

牛黄,一两　铁精研,三分　虎睛一对,微炙,研　石膏研　龙齿研,各二两　银箔一百片,研　金箔一百片,与牛黄、铁精、虎睛、石膏、龙齿、银薄再同研　地骨皮　茯神去木　升麻　玄参　人参各二两　麦门冬去心,焙,三两　枳实去瓤,麸炒　葳蕤去土　赤芍药各一两半　生干地黄焙　甘草炙,锉　黄芩去黑心,各二两

上一十九味,除研外,捣罗为末,入研药拌匀,炼蜜为丸,如梧桐子大。食后煎枸杞根皮汤,下二十丸,日再服,渐加至三十丸。

治风狂妄语,心热狂走,不知人,**真珠散**。

真珠研　牛黄研　丹砂研,各半两　金箔研　银箔研,各五十片　麝香研,一钱　铁粉研　天竺黄研　人参　龙脑研,各三分　黄芩去黑心,一两　防风去叉　犀角镑,各半两　茯神去木,三钱　麦门

冬去心，焙，一两半　远志去心　白鲜皮　羚羊角镑，各半两　甘草炙　胡黄连　甘菊花　白附子炮，各三分

上二十二味，除研外，捣罗为末，入研药拌匀。每服一钱匕，加至二钱匕，薄荷温水或梨汁调下。

治中风邪狂走，或自高自贤，或悲泣呻吟，及卒得惊悸，邪魅恍惚，心下虚悸，**麻黄丸**方。

麻黄去根节煎，掠去沫，焙　甘草炙，锉　半夏汤浸，生布挼，洗七遍，焙，各一两　生姜一两半，去皮，先与半夏同捣，炒干

上四味，捣罗为末，炼蜜和丸，如大豆大，生姜汤下三丸，加至五丸。空心午时各一服，渐加至十丸。

治风狂叫笑不时，喜怒无常，登高逾垣，言语不避人，**虎睛汤**方。

虎睛一对，慢火炙　鸱头并肝一具，炙　白茯苓去黑皮　桂去粗皮，各三两　石长生去粗茎，一两　枫上寄生去粗茎，五两　人参　露蜂房炙　独活去芦头　防风去叉　甘草炙，锉　天雄炮裂，去皮脐　当归切焙，各一两

上一十三味，锉如麻豆，每以十八钱匕，酒六盏，煮取三盏，去滓分三服，日二夜一。每服时，须去食稍远，恐药食相犯也。

治中风邪发狂，及肝心风热，气虚不足，惊恚瘈疭，**守神丸**方。

金箔一百片　腻粉半两　人参为末，三分

上三味，于银石器内，先将金箔逐重用腻粉渗，隔布尽，入黄牛乳五合，于金箔上淋溅，用物密盖定，煮尽乳，取研如膏，以人参末渐渐入同研，丸如赤小豆大。空心日午临卧，新汲水下三丸，渐加至五丸。

治风邪发狂妄言燥闷，**白僵蚕丸**方。

白僵蚕炒，三分　海荆子炒，一两　白附子炮，半两　干蝎酒炒，二十一枚　蒺藜子炒令角黄，二两　腻粉半两，一半入药同罗，留一半为衣

上六味，先捣前五味，与腻粉二钱半，同罗为末。冬用大枣蒸取肉，研如膏和丸；夏炼白蜜和丸；春秋研糯米饭膏为丸，并如梧桐子大。又于腻粉二钱半内，滚令色匀，用密器收。每日空心日午，温酒下五丸，加至十丸。

治风邪所中，惊狂啼哭，或歌或笑，**禹余粮饮**方。

禹余粮煅，研　防风去叉　桂去粗皮　赤芍药　远志去心　独活去芦头　白术　人参　牡蛎熬　秦艽去苗土　石膏椎碎　甘草炙，锉，各二两　雄黄研　茯神去木　菖蒲　蛇蜕炙　防己各一两

上一十七味，粗捣筛，每服五钱匕，以水一盏半，煎取七分，去滓。食后服，日再。

治风狂失神少饥，笑乐无节，弃衣登高，**茯神汤**方。

茯神去木　杏仁汤去皮尖、双仁，各三两　龙齿六两　凝水石碎，一斤　升麻二两　石膏碎，二十两　沙参　白鲜皮各二两　生麦门冬去心，四两

上九味，锉如麻豆大，每服五钱匕，水二盏，煎至一盏，去滓。温服，日三。如病甚，煎成入竹沥半合，再煎至一盏服。

治风邪入脏，狂言妄语，精神错乱，腰疼骨痛，**白鲜皮汤**方。

白鲜皮一分半　麻黄去根节，半两　白茯苓去黑皮，三分　防风去叉　独活去芦头　杏仁汤去皮尖、双仁，研　当归锉，焙　芍药各一分半　桂去粗皮，一分

上九味,粗捣筛,每服三钱匕,水一盏半,煎至八分,去滓。空腹温服,服讫,取微汗为度,日三。

治风邪发狂,守神,**金箔煎**方。

金箔一百片 丹砂研 龙脑研 牛黄研 真珠末 琥珀末 犀角末各半两

上七味,将六味,再同研匀,以鼎子一个,铺一重金箔了,渗一重药末,次第铺盖了。用牛乳三升,于鼎上浇之,以慢火煨,令乳汁尽成膏为度。每服取如皂子大,薄荷汤化服之。(《圣济总录·卷第一十四·风狂》)

【原文】 先以针五枚纳头髻中,以器盛水,新布覆之,横大口于上,乃矜庄呼视其人,其人必欲起走,慎勿听,因取水一喷之,一呵视,三次乃热,拭去水,指弹额上近发际,问欲愈乎,其人必不肯答,如此二七弹乃答,因仗针刺鼻下人中近孔内侧空,停针,两耳根前宛宛动中,停针,又刺鼻直上入发际一寸,横针,又刺鼻直上,醒悟乃止。

猝狂鬼语,针其足大拇趾爪甲下,入少许即止,狂走易骂,灸八分,随年壮,穴在阳明下五分,狂癫惊走风,恍惚嗔喜,骂笑歌哭,鬼语,悉灸脑户风池,手阳明、太阳、太阴、足阳明、阳跷、少阳、太阴、阴跷、足跟,皆随年壮。

惊怖心忪少力,灸大横五十壮。

狂风骂詈挝斫人,名为热阳风,灸口两吻边燕口处,赤白际,各一壮,又灸阴囊缝三十壮,仍勿近前中卵核,恐害阳气也。

狂走刺人,或欲自死,骂詈不息,称神鬼语,灸口吻头赤白际一壮,又灸两肘内屈中五壮,又灸背甲中间三壮,报灸之。

猝狂言鬼语,以甑带急合缚两手大指,便灸左右胁下对屈肋头两处,火俱起,各七壮,须臾鬼自道姓名乞去,徐徐问之,乃解其手。

邪鬼妄语,灸垂命下四壮,穴在口唇里,中央弦弦者是也,一名鬼禄,又用刚刀,决断弦弦乃佳。

邪病大唤骂詈走,灸十指端,去爪一分,一名鬼城。邪病鬼癫,四肢重,图上主之,一名鬼门。邪病大唤骂走远,三里主之,一名鬼邪。邪病四肢重痛诸候,尺泽主之,一名鬼受。邪病语不止,及诸候,人中主之,一名鬼厅。狂痫不识人,癫病眩乱,灸百会九壮。狂走掣疭,灸玉枕上三寸,一法顶后一寸,灸百壮。狂走癫疾,灸顶后二寸,十二壮。狂邪鬼语,灸天窗九壮。狂痫哭泣,灸手逆注三十壮,穴在左右手腕后六寸。狂走惊痫,灸河口五十壮,穴在腕后陷中动脉是。狂癫风痫吐舌,灸胃脘百壮。狂走癫疾,灸大幽百壮。狂走癫痫,灸季肋端三十壮。狂言恍惚,灸天枢百壮。狂邪发无常,灸间使三十壮,穴在腕后五寸,臂上两骨间(亦灸惊恐歌哭)。狂走悲泣,灸臣觉(一作臣揽)。随年壮,穴在背上胛内侧,反手所不及者,骨芒穴上捻之痛者是。狂邪鬼语,灸伏兔百壮。悲泣鬼语,灸天府五十壮。悲泣邪语,鬼忙歌哭,灸慈门五十壮。狂邪惊痫病,灸承命三十壮,穴在内踝后上行三寸动脉上(亦灸惊狂走)。狂癫风惊,厥逆心烦,灸巨阳五十壮。狂癫鬼语,灸足太阳四十壮。狂走惊恍惚,灸足阳明三十壮。狂癫痫疾,灸足少阳,随年壮。狂走癫厥如死人,灸足大趾三毛中五壮(翼云灸大敦)。风邪,灸间使,随年壮,又灸承浆七壮。(《圣济总录·卷第一百九十二·治风狂灸刺法》)

【参考文献】 (宋)赵佶敕.圣济总录校注[M].王振国,杨金萍主校.上海:上海科学技术出版社,2016.

宋·《扁鹊心书》

【原文】 此病由于心血不足，又七情六欲损伤包络，或风邪客之，故发风狂，言语无伦，持刀上屋。

治法：先灌睡圣散，灸巨阙二三十壮，又灸心俞二穴各五壮，内服镇心丹、定志丸。此证有阳明脉盛而为热狂者，清凉可愈也；有暴折而难决为怒狂者，夺其食则已，治之以生铁落饮，二证皆狂之实者也。然虚证常多，不可误治，设一差讹，害人反掌。有心血不足而病者，有肾水亏损而病者，有神志俱不足而病者，有因惊恐而病者，有因妄想而病者，是皆虚证，体察而治，斯无悖矣。

治验：一人得风狂已五年，时发时止，百法不效。余为灌睡圣散三钱，先灸巨阙五十壮，醒时再服；又灸心俞五十壮，服镇心丹一料。余曰：病患已久，须大发一回方愈。后果大发一日，全好。（《扁鹊心书·卷中·发狂》）

【参考文献】 （宋）窦材. 扁鹊心书［M］. 李晓露，于振宣点校. 北京：中医古籍出版社，1992.

金·《伤寒标本心法类萃》

【原文】 伤寒，发狂奔走，骂詈不避亲疏，此阳有余，阴不足，三一承气汤（十三）加当归、姜、枣，名当归承气汤，以利数行，候微缓以三圣散（二十七）吐之，后用凉膈散（二十三）、黄连解毒汤（二十一）调之。谵妄发狂，逾垣上屋，赴井投河，皆为阳热极甚，用三一承气合解毒下之。惊悸癫狂，三一承气汤。发狂极甚，投河入井者，三下不过，不可攻下，便当涌之，以瓜蒂散（二十六），吐出痰涎、宿物，一扫而愈，后以甘露饮（三十四）之类调之。（《伤寒标本心法类萃·卷上·发狂》）

【原文】《经》曰：邪入于阳，则狂。又曰：重阳则狂，诸经之狂，为阳盛也。伤寒热毒在胃，并于心。至于发狂，为邪热极矣。狂之发作，少卧不饥，妄语笑妄起行，弃衣而走，登高而歌，甚则逾垣上屋，皆独阳亢极，使之非吐下不能已。亦有当汗不汗，瘀热在里，下焦畜血而如狂者，小便必利，特如狂而未至于狂耳。其或熏熨迫汗，灼艾烧针，令人烦躁，卧起不安，则谓之火邪惊狂。凡是数者，各有条例，其或狂言，目反直视，为肾绝。汗出辄复热，狂言不能食，皆死证也，非药石所能及矣。

伤寒脉浮，以火迫劫之亡阳，必惊狂，起卧不安者，桂枝汤去芍药，加蜀漆、龙骨牡蛎救逆汤（方论见惊）。汗家重发汗，必恍惚心乱。小便已，阴痛，与禹余量丸（方见痹）。

附：阳毒《活人》云，凡病人烦躁狂走，妄言叫骂，面赤咽痛，鼻如烟煤，或身斑如锦，或下利赤黄，此阳毒也。表者，阳毒升麻汤、黑奴丸。里者，大黄散。杨仁斋用葶苈苦酒汤、栀子仁汤、三黄汤、大黄散、升麻葛根汤加大黄。狂走者，水调瓜蒂末吐痰。

本：治伤寒发狂，弃衣奔走，逾墙上屋，**鹊石散**。

黄连 寒水石各等分

上为细末，每服二钱，浓煎。甘草汤候冷调下。

云：伤寒心风狂妄者，宜**防风黄连汤**。

黄连 大黄 防风 远志 茯神各半两

上为细末,每服一两,水煎服。

海:黄芪汤,治伤寒。或歌或笑,或悲哭,谵言妄语(方见发热)。

陈志仁:伤寒狂妄,每欲狂走,四五人扶捉不定,脉虚数,用柴胡汤反剧,以参、芪、归、术、甘草、陈皮煎汤,一服狂定,再服安睡。

脱阳者,见鬼脱阴者,发狂宜峻补其阴,天地煎之类是也。天门冬地黄煎膏为之。

阴证,乃是病发于少阴,不当正发汗,医见其恶寒,遂强发之。汗因漏不止,其人亡阳,故狂大与阴极发躁同。当用阴躁之药,加以收汗之剂,玉屏风散入熟附子一钱,仍外以温粉敷之。或冷汗自出,手足逆冷,其人狂不止者,宜四逆汤冷进。

发狂而肌表虽或热,以手按之冷透,手或肩背胸膈有斑十数点,脉极沉细,用干姜附子汤,以人参冷进。(《伤寒标本心法类萃·卷上·发狂》)

【参考文献】　周仲瑛,于文明.中医古籍珍本集成续　伤寒金匮卷　伤寒标本心法类萃　伤寒指掌[M].长沙:湖南科学技术出版社,2014.

宋·《三因极一病证方论》

【原文】　夫三阳并三阴,则阳虚而阴实,故癫;三阴并三阳,则阴虚而阳实,故狂。论曰:阳入阴,其病静;阴入阳,其病怒,怒则狂矣。病者发狂不食,弃衣奔走,或自称神圣,登高笑歌,逾墙上屋,所至之处,非人所能,骂詈妄言,不避亲属,病名狂。多因阳气暴折,蓄怒不决之所致。故《经》曰:阳明常动,太阳少阳不动,不动而动为大疾。此其候也。(《三因极一病证方论·卷之九·狂证论》)

【参考文献】　(宋)陈无择.三因极一病证方论[M].北京:中国中医药出版社,2007.

宋·《医说》

【原文】　蕲水县高医庞安时,治病无不愈,其处方用意,几于古人,自言心解,初不从人授也。蕲有富家子窃出游,值邻人有斗者,排动屋壁,富人子大惊惧,疾走惶惑,突入市,市方陈刑尸,富人子走仆尸上,因大惊,到家发狂,性理遂错,医巫百方不能已。庞为剂药,求得绞囚绳,烧为灰,以调药一剂而愈。庞得他人药,尝之入口,即知其何物及其多少,不差也。(《医说·卷二·神医·病狂》)

【原文】　许叔微《本事方》云:军中有一人,犯法褫衣,将受刃得释,神失如痴。予与惊气丸一粒,服讫而寐,乃觉病已失矣。江东张提辖妻,因避寇,失心已数年。予授其方,随愈。又黄山沃巡检妻,狂厥逾年,更十余医而不验。予授其方,去附子,加铁粉,亦不终剂而愈。铁粉非但化涎镇心,至如摧抑肝邪特异,若多恚怒,肝邪大盛,铁粉能制伏之。《素问》言:阳厥狂怒,治以铁落。敛金制木之意也。(《医说·卷五·心疾健忘·大惊发狂》)

【原文】　开元中有名医纪朋者,观人颜色谈笑,知病深浅,不待诊脉。帝闻之,召于掖庭中,看一宫人。每日昊则笑歌啼号,若狂疾,而足不能履地。朋视之,曰:此必因食饱而大促力,顿仆于地而然。乃饮以云母汤,令熟寐,觉而失所苦。问之,乃言:因大华公主载诞,宫中大陈歌吹,某乃主讴,惧其声不能清且长,吃蹄羹,饱而当筵歌大曲,曲罢觉胸中甚热,戏于砌台上,高而坠下,久而方苏。病狂,足不能步也。(《医说·卷五·心疾健忘·笑歌狂疾》)

【参考文献】　(宋)张杲.(明)俞弁.医说　续医说　100种珍本古医籍校注集成[M].曹

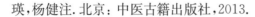

瑛,杨健注.北京:中医古籍出版社,2013.

宋·《儒门事亲》

【原文】 一叟,年六十,值徭役烦扰,而暴发狂,口鼻觉如虫行,两手爬搔,数年不已。戴人诊其两手脉,皆洪大如縆绳。断之曰:口为飞门,胃为贲门。曰:口者,胃之上源也;鼻者,足阳明经起于鼻交頞之中,旁纳太阳,下循鼻柱,交人中,环唇下,交承浆,故其病如是。夫徭役烦扰,便属火化。火乘阳明经,故发狂。故《经》言:阳明之病,登高而歌,弃衣而走,骂詈不避亲疏。又况肝主谋,胆主决。徭役迫遽,则财不能支,则肝屡谋而胆屡不能决。屈无所伸,怒无所泄,心火磅礴,遂乘阳明经。然胃本属土,而肝属木,胆属相火,火随木气而入胃,故暴发狂。乃命置燠①室中,涌而汗出,如此三次,《内经》曰:木郁则达之,火郁则发之。良谓此也。又以调胃承气汤半斤,用水五升,煎半沸,分作三服,大下二十行,血水与瘀血相杂而下数升,取之乃康。以通圣散调其后矣。(《儒门事亲·卷六·火形·狂二十七》)

【参考文献】 许敬生.《儒门事亲》校注[M].郑州:河南科学技术出版社,2015.

【注释】 ① 燠(yù)室:温暖的居室。

元·《阴证略例》

【原文】 恍惚狂言,若有所遗,妄闻妄见,意有所期,及从而叩,或忘或知,神去而溃,命将何依?世人不识,反作热疾,以脉别之,自然不疑。故《经》曰:数问其情,以从其意,得神者生,失神者亡。正谓是也。

问:内感阴证,有汗而解,有无汗而解者,何也?

答曰:有汗而解者,或壮年津液尚全,或温之早而得治,或传不逆而顺经,或素得养而强本,所以俱汗而解也。无汗而解者,或老年血气俱衰,或温之迟而失治,或经过期而不传,或素无养而亏本,所以俱无汗而解也。有汗而解者,间有所遗;无汗而解者,邪岂能尽?故神痴而弱,不能复旧,须待饮食渐增,因食微润,然后定其中外,各守其乡。医者不可不知!

古方不用,今《活人》《伤寒》其著者,治伤寒三日,头痛壮热,四肢不利,**正阳丹**。

太阴元精石　硝石　硫黄各二两　硇砂①一两

四物都细研,入瓦瓶子固济,以火半斤,于瓶子周一寸熁之,约近半日,令药青紫色,住火待冷,取出,用腊月雪水拌匀,湿入瓷瓶子中,屋后北阴下阴干,又入地埋二七日,取出细研,以面糊为丸鸡头实大。先用热水浴,后以艾汤研下一丸,以衣盖取汗出为瘥。(《阴证略例·论狂言若有所失》)

【原文】 彰德张相公子谊夫之妻许氏,乃状元许先之之女绍明之妹也,病阳厥怒狂,发时饮食四五倍,骂詈不避亲疏,服饰临丧,或哭或歌,或以刃伤人,不言如哑,言即如狂,素不知书识字便读文选,人皆以为鬼魔。待其静诊之,六脉举按皆无,身表如水石,其发也叫呼声声愈高。余昔闻洁古老人云:《本经》言夺食则已,非不与之食,而为夺食也。当以药大下之而使不能食,为之夺食也。予用大承气汤下之得脏垢数升,狂稍宁,待一二日复发,又下之,得便数升,其疾又宁,待一二日又发,三下之,宁如旧,但不能食,疾稍轻而不已。下之,又五七次,计大便数斗,疾缓身温脉生,至十四日,其疾愈,脉如旧,困卧三四日后起苏,饮食微进,又至十日后安得。始得病时,语言声怒非常,一身诸阳尽伏于中隐于胃,非大下之可乎?此易老夺食之意也。上阳狂一条，本不当例阴证中。今暨阴狂证并列，其狂则一，其为寒热二也。差之毫厘，缪以千里。读者至此，其三复之。（《阴证略例·海藏治验录·阳狂》）

【参考文献】　（元）王好古.阴证略例[M].王英主校.北京：中国中医药出版社,2008.

【注释】　① 硇(náo)砂：又名北庭沙。为紫色石盐晶体或氯化铵矿石。前者称紫硇砂或红硇砂；后者称白硇砂。产青海、甘肃、新疆等地。咸、苦、辛，温，有毒，入肝、脾、胃经。消积破瘀，祛痰软坚，去翳。

元·《卫生宝鉴》

【原文】　甲寅岁四月初，予随斡耳朵行至界河里住，丑厮兀闽病五七日，发狂乱弃衣而走，呼叫不避亲疏，手执溲乳，与人饮之。时人皆言风魔了，巫师祷之不愈而反剧。上闻，命予治之，脉得六至，数日不得大便，渴饮溲乳。予思之，北地高寒，腠理致密，少有病伤寒者。然北地此时乍寒乍热，因此触冒寒邪，失于解利，因转属阳明证。胃实谵语，又食羊肉以助其热，两热相合，是谓重阳则狂。阳胜宜下，急以大承气汤一两半，加黄连二钱，水煎服之。是夜下利数行燥屎二十余块，得汗而解。翌日再往视之，身凉脉静，众人皆喜曰：罗谦甫可医风魔的也。由此见用，伤寒非杂病之比。六经不同，传变各异，诊之而疑，不知病源，立相侮嫉。呜呼，嗜利贪名，耻于学问，此病何日而愈耶？（《卫生宝鉴·卷六·泻热门·发狂辨》）

【参考文献】　（元）罗天益.卫生宝鉴[M].北京：中国中医药出版社,2007.

第三节　谵妄、谵语

元·《此事难知》

【原文】　足阳明者胃也，岂有其言哉。伤寒始自皮毛入是从肺中来，肺主声，入于心则为言。胃即戊也，戊为火化，下从肾肝。（《太阳六传·伤暑有二·问邪入阳明为谵语妄言错失此果阳明乎》）

【原文】　狂言者，大开目与人语，语所未尝见之事，即为狂言也。谵语者，合目自言，言所日用常见常行之事，即为谵语也。郑声者，声战无力，不相接续，造字出于喉中，即郑声也。（《太阳六传·伤暑有二·狂言谵语郑声辩》）

【参考文献】　（元）王好古.此事难知[M].江凌圳主校.北京：中国中医药出版社,2008.

第四节　中　　恶

宋·《太平圣惠方》

【原文】　夫中恶心痛者，由人脏腑气虚，精神衰弱，为毒邪鬼气之所中也。凡人阴阳理顺,荣卫和平,志清神守,则邪不干正。若表里俱虚,精神失守,邪毒之气,入于脏腑,攻击于心络,故令心腹刺痛也。

治中恶心痛,气急胀满,厌厌欲死,**雄黄散**方。

雄黄半两,细研　赤小豆半两　瓜叶半两

上件药,捣细罗为散。每服,以温水调下一钱,当吐立差,良久不吐,再服。

治中恶心痛,闷乱不识人,**白芥子圆**方。

白芥子半两　安息香半两　麝香一钱,细研　乌药半两　桃仁半两,汤浸,去皮尖、双仁,麸炒微黄　陈橘皮半钱,汤浸,去白瓤,焙

上件药,捣罗为末,入麝香,研令匀,以汤浸蒸饼,和捣一二百杵,圆如梧桐子大。不计时候,煎生姜童子小便,下一圆。(《太平圣惠方·卷第四十三·治中恶心痛诸方》)

【参考文献】 (宋)王怀隐.太平圣惠方[M].北京:人民卫生出版社,1958.

金·《伤寒标本心法类萃》

【原文】 谵语发狂,三一承气汤(十三)合解毒汤(二十一)下之。若伤寒,过经谵语,已有热也,当以汤下之;若小便利,大便当硬,而下利、脉和者,医以丸药下之,非其治也,若自利者,脉当厥,今反和,此为内实,调胃承气汤(十一)或凉膈散(二十三)通用。(《伤寒标本心法类萃·卷上·谵语》)

【参考文献】 周仲瑛,于文明.中医古籍珍本集成续 伤寒金匮卷 伤寒标本心法类萃 伤寒指掌[M].长沙:湖南科学技术出版社,2014.

宋·《伤寒百证歌》

【原文】 实则谵语虚郑声,两般相似最难明。仲景云:实则谵语,虚则郑声。郑声者,重语也。直视谵语而喘满者死,下利不止亦死矣。大小便利手足冷,更兼脉细是虚形。此郑声之证也。脉来洪数二便秘,谵语为因实得名。谵语证,本非一,或因下利或胃实。仲景云:下利而谵语,为有燥屎,承气汤主之。又云:阳明病,其人多汗,津液外出,胃中燥,大便必坚,坚者谵语,承气汤主之。三阳合病或瘀血,或是热入于血室。仲景云:三阳合病,腹满身重,难以转侧,口中不仁,谵语。又云:胁下满如结胸状,其人谵语,此皆热入血室。大抵发热阳脉生,反见阴脉斯为逆。谵语发热,见阳脉者生,见阴脉者死。(《伤寒百证歌·卷三·第五十七证·谵语歌》)

【参考文献】 周仲瑛,于文明.中医古籍珍本集成 伤寒金匮卷 伤寒百证歌 伤寒九十论 伤寒要旨药方[M].长沙:湖南科学技术出版社,2013.

第五节　鬼、邪、祟、鬼交

宋·《太平圣惠方》

【原文】 夫人禀五行秀气而生,乘五脏神气而养,若阴阳调利,则脏腑强盛,邪鬼魅不能

干之,若将摄失节,血气虚衰,则风邪乘其虚,鬼气干其正也。是以劳伤之人,脏腑气弱,神气不守,故邪乘虚所干,因梦与鬼交通也。

治虚劳不足,梦与鬼交,四肢无力,宜服**鹿角散**方。

鹿角屑二两　韭子一两,微炒　芎䓖三分　白茯苓一两　当归三分,锉,微炒　鹿茸一两,去毛,涂酥,炙微黄

上件药,捣筛为散,每服三钱。以水一中盏,入生姜半分,枣三枚,粳米一百粒,煎至六分,去滓。食前温服。忌生冷、油腻、大肉、酸物。

治虚劳无力,梦与鬼交,神心虚烦,宜服**茯神散**方。

茯神一两　黄芪一两,锉　人参一两,去芦头　桂心三分　牡蛎三分,为粉　龙骨三分　甘草三分,炙微赤,锉　麝香一钱,研

上件药,捣粗罗为散,入麝香令匀,每服三钱,以水一中盏,入生姜半分,枣三枚,煎至六分,去滓,温服,日三四服。

治虚劳肾气久弱,阴下湿痒,小便遗失,因梦鬼交,精泄不禁,**鹿角圆**方。

鹿角半斤,镑细,以少牛乳拌和,得所于小甄子内以大麦压蒸一复时　黄芪二两半,锉　补骨脂二两,微炒　韭子三两,微炒　蛇床子一两　人参二两,去芦头　石龙芮一两　覆盆子一两　附子一两,炮裂,去皮脐　远志一两,去心　续断一两　石斛一两,去根锉　当归三(二)两　龙骨二两　柏子仁一两

上件药,捣罗为末,炼蜜和捣三五百杵,圆如梧桐子大。每服空心及晚食前,以温酒下三十圆。

治虚劳梦与鬼交,精泄不止,四肢羸瘦,少力,心神虚烦,宜服**鹿茸圆**方。

鹿茸三分,去毛,涂酥,炙微黄　韭子一两,微炒　柏子仁一两　泽泻半两　菟丝子一两,酒浸三日,曝干,别捣为末　茯神半两　石斛半两,去根,锉　天门冬二(一)两半,去心,焙　黄芪一两,锉　巴戟一两　龙骨三分　石龙芮半两　附子一两,炮裂,去皮脐　露蜂窠三分,微炒　麝香半两,细研入

上件药,捣罗为末,炼蜜和捣三二百杵,圆如梧桐子大。每服空心及晚食前,以温酒下三十圆。

治虚劳梦与鬼交,失精,腰膝疼痛,**补益覆盆子圆**方。

覆盆子四两　菟丝子二两,酒浸三日,曝干,别捣为末　龙骨一两半　肉苁蓉二两,酒浸一宿,刮去皱皮,炙干　附子一两,炮裂,去皮脐　巴戟一两　人参一两半,去芦头　蛇床子一两　熟干地黄二两　柏子仁一两　鹿茸二两,去毛,涂酥,炙令微黄

上件药,捣罗为末,炼蜜和捣三五百杵,丸如梧桐子大,每服,空心及晚食前,以温酒下三十丸。

治虚劳梦与鬼交,失精,虚竭至甚,**紫石英圆**方。

紫石英二两,细研,水飞过　朱砂一两,细研,水飞过　柏子仁二两　龙骨二两　人参二两,去芦头　桑螵蛸二两,微炒　麝香半两,细研　肉苁蓉一两,酒浸一宿,刮去皱皮,炙干

上件药,捣罗为末,研入朱砂石英麝香令匀,炼蜜和捣三二百杵,圆如梧桐子大。每服,食前以温酒下二十圆。(《太平圣惠方·卷第三十·治虚劳梦与鬼交诸方》)

【原文】　夫鬼疟者,由邪气所为也,其发作无时节,或一日三两度寒热,或两日一度发动,心神恍惚,喜怒无恒,寒则颤掉不休,热则燥渴不止,或差而复作,或减而更增,经久不痊,连绵岁月,令羸瘦也。

治鬼疟,发动无时节,寒热不定,**麝香圆**方。

麝香三两分,细研　朱砂三分,细研　砒霜半两,细研　恒山半两,锉　鳖甲半两,涂醋,炙令黄,去裙襕　虎头骨半两,涂酥,炙微黄　甘草半两,生用　川大黄半两,生用

上件药,捣罗为末,研入前三味令匀,五月五日,以粽子和圆,如梧桐子大,临欲发时,以温酒下三圆,得吐泻为度。(《太平圣惠方·卷第五十二·治鬼疟诸方》)

【原文】 鬼黄者,面色或青或黑,遍身皆黄,狂语多惊,皮肤枯,舌根謇涩,心中恍惚,常见鬼神,或自强言,诈作惺惺,若鼻中灰色,舌黑,毁裂衣裳者,难治,烙心俞二穴、百会穴、巨阙穴、章门二穴、下廉二穴、明堂穴、神庭穴。

治鬼黄,**丹砂散**方。

朱砂半两　马牙硝一两　铁粉半两

上件药,同细研如粉,不计时候,磨犀角水调下一钱。(《太平圣惠方·卷第五十五·鬼黄证候》)

【原文】 夫尸疰①者,则是五内之尸疰,而挟外鬼邪毒之气,流注身体,令人寒热淋沥,沉沉默默,不的知所苦,或腹痛胀满,不得气息,上冲心胸,傍攻两胁,或硬块踊起,或挛引腰脊,或举身沉重,精神错杂,常觉昏谬,每节改变,辄致大恶,积月累年,渐就顿滞,以至于死,死后复易傍人,乃至灭门,以其尸病注易傍人,故云尸疰也。

治尸疰,鬼邪毒气,流注身体,令人寒热淋沥,腹痛胀满,精神错乱,**朱砂圆**方。

朱砂一两,细研,水飞过　雄黄一两,细研,水飞过　鬼臼半两,去须　莽草半两,微炙　巴豆十四枚,去皮心研,纸裹压去油　蜈蚣一枚,微炙,去足

上件药,捣罗为末,入研了药令匀,炼蜜和丸,如小豆大。每服,不计时候,以暖酒下三圆。(《太平圣惠方·卷第五十六·治尸疰诸方》)

【原文】 夫鬼魅者,是鬼物所魅,则好悲,或心乱如醉,如狂言惊怖,面壁悲啼,梦寐喜魇,或与鬼神交通,病苦,乍寒乍热,心腹满,短气不能食,此魅之所致也。

治五脏六腑,气少,亡魂失魄,五脏不安,忽喜忽悲,恐怖如有鬼物,皆发于大惊,及当风,从高堕下落水所致,悉治之,**雄黄散**方。

雄黄一两,细研　黄芩半两　黄连一分,去须　黄柏一分,锉　川大黄半两,锉碎,微炒　黄芪半两,锉　桂心半两　细辛半两　黄环半两　泽泻半两　山茱萸半两　蒲黄一分　麻黄半两,去根节　人参半两,去芦头

上件药,捣细罗为散,每服,不计时候,以温酒调下一钱,日三服,不差,稍增至二钱服。(《太平圣惠方·卷第五十六·治鬼魅诸方》)

【原文】 夫猫鬼者,云是老狸野物之精,变为鬼惑,而依附女人,人蓄事之,如聚蛊也,以毒害人,其病状,结心腹刺痛,蚀人五脏,吐利血而死也。

治猫鬼,眼见猫狸,及杂有所闻,**相思圆**方。

相思子一枚　蓖麻子一枚　巴豆一枚,去皮心　朱砂末一字　蜡一分

上件药,合捣令熟,先取麻子许大含之,即以灰围患人前头,旋吐药于灰中,吐尽即止,灰上作十字,其猫鬼皆死。

治猫鬼野道病,歌哭不自由方。

上以五月五日,自死赤蛇,烧作灰,研令细,平旦用井华水服二(一)钱。

又方,上腊月猪脂,小儿头发灰相和,热酒调下一钱。(《太平圣惠方·卷第五十六·治

猫鬼诸方》)

【原文】 治诸痊病,及中恶,鬼邪客忤,及一切不利之病,并宜服此**雄黄圆**方。

雄黄一两,细研,水飞过　人参半两,去芦头　甘草一两,炙微赤,锉　桔梗半两,去芦头　藁本半两　附子半两,炮裂,去皮脐　麦门冬一两,去心,焙　川椒半两,去目及闭口者,微炒去汗　巴豆半两,去皮心,别研,纸裹压去油

上件药,捣罗为末,入研了药令匀,炼蜜和捣三二百杵,丸如小豆大,每服,不计时候,以温酒下三(二)丸。(《太平圣惠方·卷第五十六·治诸痊诸方》)

【原文】 治诸病痞积聚,心下支满,寒热鬼痊,长病嗽逆,唾噫,辟除众恶,杀鬼逐邪气,鬼击客忤中恶,胸中结气,咽中闭塞,有痛恻恻,随上下手,心中愠愠,如有血状,毒痊相染,宜服**太一神明陷冰圆**方。

雄黄一分,细研　芫青五十枚,糯米拌炒令黄色,去翅足　真珠三分,细研　麝香半两　附子三分,炮裂,去皮脐　人参半两,去芦头　犀角屑半两　鬼白半两,去须　蜈蚣一枚,微炙去足　川乌头半两,炮裂,去脐　杏仁一分,汤浸,去皮尖、双仁,麸炒微黄　朱砂一分两,细研,水飞过　蜥蜴一枚,微炙　斑蝥三七枚,糯米拌炒令黄色,去翅足　藜芦一两,去芦头,微炙　礜石一两,黄泥裹烧半日,细研　樗鸡三分,微炒用　牛黄半两,细研　川大黄一两,锉,微炒　地胆三七枚,糯米拌炒令黄,去翅足　当归一两,锉,微炒　桂心一两　巴豆一分,去皮心研,纸裹压去油

上件药,捣罗为末,入研了药令匀,炼蜜和捣三五百杵,圆如小豆大。每服食前,以温酒下三丸。(《太平圣惠方·卷第五十六·治鬼痊②诸方》)

【原文】 夫卒魇者,屈也,谓梦里为鬼邪之所魇,屈人卧不悟,皆是魂魄外游,为他邪所执录,还未得致成魇也,忌灯火照,照则神魂远不复入,乃至于死,人有于灯光前魇者,本在明处,是以不忌火也。

治心气虚悸,恍惚多忘,或梦寐惊魇,肾气不足,**人参散**方。

人参去芦头　茯神　远志去心　赤石脂　龙骨　干姜炮裂,锉　当归锉,微炒　甘草炙微赤,锉　白术　白芍药　熟干地黄　桂心　防风去芦头　紫菀去苗土,以上各一两

上件药,捣筛为散,每服四钱,以水一中盏,入枣三枚,煎至六分,去滓,不计时候温服,日三服。(《太平圣惠方·卷第五十六·治卒魇诸方》)

【原文】 夫血邪攻心狂语者,由产后脏腑俱虚,败血奔冲,邪淫于心,心不受触,气血相蒸,气搏于肝,神魂不定,内外虚乱,心气怯弱,因其体虚,血邪干于心脏,故令狂乱,或见鬼神也。(《太平圣惠方·卷第八十·治产后血邪攻心狂语诸方》)

【参考文献】 (宋)王怀隐.太平圣惠方[M].北京:人民卫生出版社,1958.

【注释】

① 尸痊(zhù):巢氏云,尸痊者,是五尸之中一尸痊也,人无问大小,腹内皆有尸虫,尸虫为性忌恶,多接引外邪共为患害,小儿血气衰弱者,精神亦羸,故尸痊因而为病。其状沉嘿,不的知病之处,或寒热淋漓,涉引岁月,遂至于死,死又痊易傍人,故名之为尸痊也。张涣论小儿亦有痊病,与大人所病无异,久后痊易傍人,传染骨肉,如尸痊、蛊毒之类是也。

② 鬼痊:一说劳瘵。因突然心腹疼痛,如中鬼恶,故名。

宋·《圣济总录》

【原文】 论曰:鬼疰者,外邪之所乘也。人真气内虚,神守不固,则鬼邪投间而入,故恍

惚喜怒,寒热更作,若有所持而屡发屡止也。治法宜禳去之,而兼以祛邪安神之剂。(《圣济总录·卷第三十五·疟病门·鬼疟》)

【原文】 论曰:心者,精之合,神之舍也,心气不足,精神衰弱,邪气乘虚而感,则为鬼魅。其状令人喜怒不常,情思如醉,或狂言惊怖,向壁悲啼,梦寐多魇,与鬼交通,病苦乍寒乍热,腹满短气,不能食。诊其脉人迎气口,乍大乍小,乃鬼魅所持之候也。

治邪气鬼魅所持,妄言狂走,恍惚不识人,**煞鬼五邪丸方**。

丹砂研 雄黄研 龙骨 鬼臼去毛,炙 鬼箭羽去茎,各二两半 赤小豆一两半 芫青炒,去翅足,三十枚 桃仁汤浸去皮尖,双仁,炒,研,五十枚

上八味,除研者外,捣罗为细末,入雄黄、丹砂,再研拌匀,熔蜡和丸如弹子大。囊盛之,男左女右,系于臂上,小儿系于头上,合药时,勿令妇人、鸡、犬见。亦可用蜜和为丸梧桐子大,每服一丸,米饮下,日三。(《圣济总录·卷第一百·诸注门·鬼魅》)

【原文】 治尸注,心乱如醉,狂言惊悸,梦与鬼交,精神错谬,疾势数变,**阿魏丸方**。

阿魏①半两,醋化去砂石,面和作饼,炙,研 安息香一两,酒化,细研 木香甘草炙,锉 槟榔锉,各半两 皂荚十四梃,如猪牙者,酥炙,去皮子 天灵盖酥炙 麝香研 人中白研,各一分 豉微炒,一合

上一十味,将六味捣为细末,与别研四味和匀,炼蜜丸如梧桐子大,用童子小便一盏,入乌梅三枚,葱白三寸,浸一宿,煎数沸,五更初,下二十丸。(《圣济总录·卷第一百·诸尸门·尸注》)

【原文】 论曰:其寐也魂交,其觉也形开,若形数惊恐,心气妄乱,精神愦郁,志有摇动,则有鬼邪之气,乘虚而来,入于寝寐,使人魂魄飞荡,去离形干,故魇不得寤也,久不寤以致死,必须得人助唤,并以方术治之乃苏,若在灯光前魇者,是魂魄本由明出,唤之无忌,若在夜暗处魇者,忌火照,火照则神魂不复入,乃至于死,又人魇须远呼,不得近而急唤,恐神魂或致飞荡也。

治心气怯弱,常多魇梦,恍惚谬忘,**镇心丸方**。

紫石英二两,研 丹砂一两,研 雄黄研 白茯苓去黑皮 茯神去木 银屑 菖蒲 桔梗去芦头,炒 人参 干姜炮 远志去心 甘草炙,锉,各二两 防风去芦头 防己 当归切,焙 桂去粗皮 铁精 细辛去苗叶,各一两

上一十八味,捣研罗为末,炼蜜丸如梧桐子大。每服十丸,食后熟水下,日三,稍增之。

治形体虚羸,心气怯弱,多魇善忘,**小定心汤方**。

茯神去木,一两 甘草炙,锉 芍药 干姜炮 远志去心 人参 桂去粗皮,各二两

上七味,锉如麻豆大。每服五钱匕,水一盏,入枣二枚擘,煎取七分,去滓,温服,日三。(《圣济总录·卷第一百·诸注门·卒魇不寤》)

【原文】 间使二穴,金也。在掌后三寸两筋间陷中,手厥阴脉之所行也,为经。治心悬如饥,卒狂,胸中澹澹,恶风寒呕吐,怵惕寒中少气,掌中热,腋肿肘挛,卒心痛多惊,暗不得语,咽中如鲠。可灸五壮,针入三分。岐伯云:可灸鬼邪。(《圣济总录·卷第一百九十一·针灸门·手厥阴心主经第九》)

【原文】 卒狂鬼语,针其足大拇趾爪甲下,入少许即止。狂走易骂,灸八分,随年壮,穴在阳明下五分。狂癫惊走风,恍惚嗔喜,骂笑歌哭,鬼语,悉灸脑户、风池、手阳明、太阳、太阴、足阳明、阳跷、少阳、太阴、阴跷、足跟,皆随年壮。

狂风骂詈,挃斫人,名为热阳风。灸口两吻边燕口处,赤白际,各一壮。又灸阴囊缝三十壮,仍勿近前中卵核,恐害阳气也。

狂走刺人,或欲自死,骂詈不息,称神鬼语。灸口吻头赤白际一壮,又灸两肘内屈中五壮,又灸背甲中间三壮,报灸之。

卒狂言鬼语,以甑带急合缚两手大指,便灸左右胁下对屈肋头两处,火俱起,各七壮。须臾鬼自道姓名乞去,徐徐问之,乃解其手。

邪鬼妄语,灸垂命下四壮。穴在口唇里,中央弦弦者是也,一名鬼禄。又用刚刀,决断弦弦乃佳。

邪病大唤骂詈走,灸十指端,去爪一分。一名鬼城。

邪病大唤骂走远,三里主之。一名鬼邪。(《圣济总录·卷第一百九十二·治风狂灸刺法》)

【参考文献】 (宋)赵佶敕.圣济总录校注[M].王振国,杨金萍主校.上海:上海科学技术出版社,2016.

【注释】 ① 阿魏:蒙药材,伞形科植物阿魏的树脂,性苦、辛,温,入肝、脾、胃经。消积,散痞,杀虫。用于肉食积滞,瘀血癥瘕,腹中痞块,虫积腹痛。

宋·《扁鹊心书》

【原文】 鬼邪着人者,皆由阴盛阳虚。鬼能依附阴气,故易而成病。若阳光盛者,焉敢近之?治法大补元气加以育神,则鬼邪自然离体。病家不知,专求符箓,此等外道决无灵验。或假手庸医,认为燥火,投以凉药,或清热化痰,致人枉死,良可悲哉!世俗于轻浅小疾皆事巫祝,况鬼祟为殃,肯舍巫箓乎!加之医用寒凉,故尔愈者不易。(《扁鹊心书·卷上·时医三错》)

【原文】 鬼邪着人,灸巨阙五十壮,脐下三百壮。(《扁鹊心书·卷上·黄帝灸法》)

【原文】 此证皆由元气虚弱,或下元虚惫,忧恐太过,损伤心气,致鬼邪乘虚而入,令人昏迷,与鬼交通。当服睡圣散,灸巨阙穴二百壮,鬼气自灭,服姜附汤而愈。邪祟乌能着人,人自着之耳。果立身正直,心地光明,不负君亲,无惭屋漏,鬼神钦敬不遑,何邪祟之敢乘哉,惟其阴幽偏颇,卑慄①昏柔之辈,多能感此,有似邪祟之附着,究非邪祟也。盖由人之藏气受伤而神魂失守。故肝脏伤则意不宁,而白衣人来搏击;心脏伤则神不安,而黑衣人来毁伤;脾脏伤则意有不存,而青衣人来殴辱;肺脏伤则魄不守,而红衣人来凌轹;肾脏伤则志多犹疑,而黄衣人来斥辱。此皆神气受伤,以致妄有闻见,不觉其见乎四体,发乎语言,而若有邪祟所附也。正法惟有安其神魂,定其志魄,审其何脏之虚而补之,何脏之乘而制之可也。

治验:一妇人因心气不足,夜夜有少年人附着其体,诊六脉皆无病,余令灸上脘穴五十壮。至夜鬼来,离床五尺不能近,服姜附汤、镇心丹五日而愈。一贵人妻为鬼所着,百法不效。有一法师书天医符奏玉帝,亦不效。余令服睡圣散三钱,灸巨阙穴五十壮,又灸石门穴三百壮,至二百壮,病人开眼如故,服姜附汤、镇心丹五日而愈。(《扁鹊心书·卷中·邪祟》)

【参考文献】 (元)窦材.扁鹊心书[M].北京:中国中医药出版社,2015.

【注释】 ① 卑慄:《杂病源流犀烛》:卑慄,心血不足病也,与怔忡病一类。其症胸中痞塞,不能饮食,如痴如醉,心中常有所歉,爱居暗室,或倚门后,见人即惊避无地。

宋·《女科百问》

【原文】 人有五脏,脏有七神。脏气盛则神强,外邪鬼魅不能干犯。若摄养失节,而血气虚衰,鬼邪侵损,故妇人梦中多与鬼魅交通。其状不欲见人,如有对忤,并独言独笑,或时悲泣者,是也。其脉来迟,或如鸟啄,颜色不变,皆邪物病也。说今宫中人,尼师,寡妇,曾梦中与鬼魅交通,邪气怀感,久作癥瘕[①],或成鬼胎,往往有之。

茯神散 治妇人风虚,鬼神交通,妄有所见闻,语言杂乱。

茯神一两半 茯苓 人参 菖蒲各一两 赤小豆半两

上㕮咀,每服三钱,水一盏半,煎六分,去滓。温服,食前。

治女人与鬼神交通,独言独笑,或悲或思,或讴谣恍惚。

松脂三两,炒 雄黄一两,研末

上二味,用虎爪搅匀,丸如弹大。夜内,笼中烧之,令女裸坐笼上。彼急自蒙,惟出头耳,过三熏即断。

秦丞相灸法:狐魅神邪,及癫狂病,诸般医治不瘥者。以并两手大拇指,用绿丝绳急缚之,灸三壮。艾着四处,半在甲上,半在肉上,四处尽绕。一处不烧,其疾不愈。神效不可量也。小儿胎痫惊痫,一依此法灸之,一壮炷如小麦。妊痫亦妙。黄帝灸法,治疗神邪鬼魅,及癫狂病,言语不择尊卑,灸上唇里面中央肉弦上一壮,炷如小麦子大,用钢刀决断更佳也。(《女科百问·卷上·第四十七问夜与鬼交》)

【参考文献】 (南宋)齐仲甫.女科百问[M].北京:中国医药科技出版社,2012.

【注释】 ① 癥瘕:病证名,见《金匮要略·疟病脉证并治》。指腹腔内痞块,一般以隐见腹内,按之形证可验,坚硬不移,痛有定处者为癥;聚散无常,推之游移不定,痛无定处者为瘕。《圣济总录》等书多认为与"积聚"相类,而以癥瘕发生于下焦为多。常由情志抑郁,饮食内伤,导致肝脾受损,脏腑失和,日久正气不足,气滞血瘀痞块固定不动者为癥,虽有结块可推移者称为癥瘕(《诸病源候论》)。

宋·《医说》

【原文】 韶州南七十里曰古田,有富家妇人陈氏抱异疾,常日无他苦,每遇微风吹拂,则股间一点奇痒,爬搔不停手,已而举体皆然。遂于发厥,凡三日醒,及坐有声如咳,其身乍前乍后,若摇兀之状,率以百数甫少定。又经日始困卧,不知人,累夕愈。至不敢出户,更十医弗效。医刘大用视之,曰:吾得其证矣,先与药一服,取数珠一串来。病家莫知何用也。当妇人摇兀时,记其疏数之节,已觉微减,然后云:是名鬼疰。因入神庙看,为邪所凭,致精采荡越,法当用死人枕煎汤饮之。既饮,大泻数行,宿疴脱然。大用云:枕用毕,当送还元处,如迟留,使人颠狂,盖但借其气尔。(《医说·卷四·劳瘵·鬼疰》)

【参考文献】 (宋)张杲,(明)俞弁.医说 续医说 100种珍本古医籍校注集成[M].曹瑛,杨健注.北京:中医古籍出版社,2013.

宋·《针灸资生经》

【原文】 黄帝灸神邪鬼魅(《明下》见狂言),岐伯疗鬼神邪,灸间使。攒竹,疗神邪鬼魅

（见狂）。秦承祖灸狐魅神邪，及癫狂病，医治不差者，并两手大指，用软丝绳急缚，灸三壮，艾炷著四处，半在甲上，半在肉上，四处尽烧，一处不烧，其疾不愈，神效。小儿胎痫奶痫惊痫，依此灸一壮，炷如麦。阳溪、仆参、温溜，治狂言见鬼（见狂言）。狂邪鬼语，灸天窗九壮，或伏兔百壮（《千》）。悲泣鬼语，灸天府五十。悲泣邪语，鬼忙歌哭，灸慈门五十。卒中邪魅，恍惚振噤，灸鼻下人中，及两手足大指爪甲本节，令艾丸半在爪上，半在肉上，各七壮，不止，十四壮，炷如雀屎。风邪，灸间使随年壮，又承浆七壮，又心俞七壮，又三里七壮。鬼魅，灸入发一寸百壮，又灸间使、手心，各五十壮。狐魅，合手大指缚指灸合间三七壮，当狐鸣即差。风府，主邪病，卧瞑瞑①不自知。囟上，主邪病鬼癫。尺泽，主邪病，四支肿痛，诸杂候。狂痫哭泣，灸手逆注三十（扁鹊针邪病十三穴。见《千金》）。（《针灸资生经·针灸资生经第四·癫邪鬼邪》）

【原文】　间使：岐伯云，疗鬼神邪（《明下》），《铜》云：可灸鬼邪卒死，阴囊下第一横理十四壮。

有贵人内子产后暴卒，急呼其母为办后事，母至，为灸会阴三阴交各数壮而苏，母盖名医女也。

凡溺死，一宿尚可救，解死人衣，灸脐中，即活（《集效》）。（《针灸资生经·针灸资生经第五·尸厥》）

【参考文献】　（宋）王执中.针灸资生经[M].上海：上海科学技术出版社，1959.

【注释】　① 瞑瞑：昏暗迷乱的样子。

元·《针经节要》

【原文】　间使二穴，金也，在掌后三寸两筋间陷中，手厥阴脉之所行也，为经。治心悬如饥，卒狂，胸中澹澹恶风寒，呕吐，怵惕寒中少气，掌中热，腋肿肘挛，卒心痛多惊，喑不得语，咽中如梗，可灸五壮，针入三分。岐伯云：可灸鬼邪。（《针经节要·十二经穴治证·手厥阴心包络经》）

【参考文献】　佚名.针经节要[M].北京：中国书店，1987.

元·《明目至宝》

【原文】　当归　白芍药　川芎　黄芩　茯苓　远志　熟地黄　朱砂　灯芯　金箔　门冬子　山栀子

上各等分，咬咀，水煎温服。

诗曰：血犯肝经致眼花，医人尽道是风邪；狂言见鬼安知病，妄语如神未测耶。（《明目至宝·卷四·治眼方·治妇人血犯肝经眼花见鬼方》）

【参考文献】　（元）佚名.明目至宝[M].魏淳，张智军点校.北京：人民卫生出版社，1992.

第六节　失　　志

宋·《太平圣惠方》

【原文】　治心脏风虚，惊悸失志，或瞋恚①悲愁，志意不乐，惕惕若惊怖，宜服**紫石英**

散方。

紫石英一半两，细研，水飞过　防风三分，去芦头　朱砂一两，细研如粉　龙骨一两　人参二三分，去芦头　细辛三分　甘草半两，炙微赤，锉　羚羊角屑三分　远志三分，去心　白鲜皮一两　白茯苓二两半　熟干地黄一两　铁精二两，细研如粉　牛黄一分，细研

上件药，捣筛为散，入研了药令匀。每服不计时候，煎枣汤调下一钱。

治心脏风虚惊悸，恍惚悲愁，妄语失志，宜服**铁精丸**方。

铁精一两，细研如粉　人参三分，去芦头　白茯苓三分　远志三分，去心　龙齿一两，细研如粉　甘草三分，炙微赤，锉　白薇三分　朱砂一两，细研，水飞过　熟干地黄一两　茯神三分　麦门冬三分，去心，焙　防风三分，去芦头　独活三分　赤石脂三分　白术三分

上件药，捣罗为末，入研了药，都研令匀，炼蜜和捣三二百杵，丸如梧桐子大。每服不计时候，粥饮下三十丸。(《太平圣惠方·卷第四·治心脏风虚惊悸诸方》)

【参考文献】（宋）王怀隐. 太平圣惠方[M]. 北京：人民卫生出版社，1958.

【注释】 ① 瞋恚(chēn huì)：愤怒怨恨。

宋·《圣济总录》

【原文】 治风惊恐失志，中常惕惕，恍惚善忘，梦寐颠倒，目视䀮䀮[①]，不闻人声。小便黄赤，饮食无味，安神定志，**人参汤**方。

人参　甘草炙，锉，各一两　半夏为末，姜汁作饼，焙干，一两　龙骨二两　远志去心，四两　麦门冬去心，焙，半升　熟干地黄切，焙，四两　小麦炒，半升　阿胶慢火炙，令燥，一两半　石膏捣碎，二两

上一十味，粗捣筛，每服五钱匕。入枣二枚，饧糖少许，生姜三片，水二盏，同煎去滓。取八分温服，每空心食后临卧各一服。(《圣济总录·卷第一十四·风惊恐》)

【原文】 治风惊恐失志，如有所失，悲感惆怅，**茯苓汤**方。

白茯苓去黑皮　熟干地黄焙干，各二两　人参　桂去粗皮，各一两半　麦门冬去心，焙，半升　半夏汤洗七遍，切焙，二两　甘草炙，锉，一两

上七味，粗捣筛，每服五钱匕。以水三盏，生姜三片，乌雌鸡血并肝心各少许，同煮去滓。取八分温服，每食前后良久服之。令药与食相远，恐药食相犯少力故也。(《圣济总录·卷第一十四·风惊恐》)

【原文】 治惊劳失志健忘，**桂心汤**方。

桂去粗皮　白龙骨炙　防风去叉　远志去心　麦门冬去心　牡蛎烧，研　甘草炙，各一两　茯神去木，五两

上八味，锉如麻豆，每服五钱匕。水一盏半，入大枣二枚劈破，煎至七分，去滓空心温服，日三。

治心失志善忘，**龟甲散**方。

龟甲炙　木通锉　远志去心　菖蒲各半两

上四味，捣罗为细散。空腹酒调方寸匕，渐加至二钱匕。(《圣济总录·卷第四十三·心脏门·心健忘》)

【原文】 治中风，狂邪惊走，心神恍惚，言语失志者，**葛粉饭**方。

葛根捣取粉，四两　粱粟米饭半升

上二味,以浆水浸饭,漉出,入葛粉拌匀,于豉汁内急火煮熟,著五味葱白食之,日三。仍勿杂食。(《圣济总录·卷第一百八十八·食治门·食治诸风》)

【原文】　阳维维于阳,其脉起于诸阳之会,与阴维皆维络于身,溢蓄不能环流溉灌诸经者也。若不能相维,故为病则怅然失志,溶溶不能自收持。其脉气所发,别于金门(在足外踝下,太阳之隙),以阳交为郄(在外踝上七寸),与手足太阳及蹻脉,会于臑俞(挟肩髎,后胛上廉,陷中);与手足少阳会于天髎(在缺盆中上,毖骨际),又会于肩井(肩上,岐骨端);其在头也,与足少阳会于阳白(在眉上一寸,直瞳子),上于本神及临泣(临泣当直上入发际五分,本神在曲差旁一寸五分),上至正营(目窗后一寸),循于脑空(在正营后四寸五分),下至风池(在颞颥后发际陷中);其与督脉会,则在风府及喑门(风府在脑户后一寸五分,项后宛宛中;喑门在风府后五分,入发际五分)。凡此阳维脉气所发,二十四穴也。(《圣济总录·卷第一百九十二·阳维脉》)

【参考文献】　(宋)赵佶敕.圣济总录校注[M].王振国,杨金萍主校.上海:上海科学技术出版社,2016.

【注释】　① 晄(máng):目视不明。

宋·《严氏济生方》

【原文】　心丹(又名法丹)　此丹颗粒辰砂加心药煮炼。主男子、妇人心气不足,神志不宁,忧愁思虑,谋用过度;或因惊恐伤神失志,耗伤心气,恍惚振悸,差错健忘,梦寐惊魇,喜怒无时;或发狂,眩晕,不省人事;及治元气虚弱,唇燥咽干,潮热盗汗;或肺热上壅,痰唾稠黏,咳嗽烦渴;或大病后心虚烦躁,小儿心气虚弱,欲发惊痫;或直视发搐,应是一切心疾并宜服之。常服养心益血,安魂定魄,宁心志,止惊悸,顺三焦,和五脏,助脾胃,进饮食,聪明耳目,悦泽颜色,轻身耐老,不憎不燥,神验不可具述。

朱砂五十两　新罗人参　远志去心,甘草煮　熟地黄洗净,酒蒸焙　白术　石菖蒲　当归去芦,酒浸焙　麦门冬去心　黄芪去芦　茯苓去皮　茯神去木　柏子仁拣净　木鳖仁炒,去壳　石莲肉去心,炒　益智仁以上各五两

上加人参等十四味,各如法修制,锉碎拌匀。次将此药滚和,以夹生绢袋盛贮,用麻线紧系袋口于火上,安大银锅一口,着长流水。令及七分,重安银罐,入白沙蜜二十斤,将药袋悬之中心,勿令着底,使蜜浸袋令没,以桑柴烧锅滚沸,勿令火歇,煮三日,蜜焦黑,换蜜再煮,候七日足,住火取出,淘去众药,洗净砂,令干,入牛心内,蒸七次。蒸煮砂时,别安银锅一口,暖水,候大锅水耗,从锅弦添温水,候牛心蒸烂熟,取砂,再换牛心,如前法蒸。凡换七次,其砂已熟,即用沸水淘净,焙干,入乳钵,玉杵研,直候十分细,米粽为丸,如豌豆大,阴干。每服十粒至二十粒,食后,参汤、枣汤、麦门冬汤任下。(《严氏济生方·五脏门·心小肠虚实论治·心丹》)

【原文】　龙齿丹　治心血虚寒,怔忡不已,痰多恍惚。

龙齿　附子炮,去皮脐,切片,姜汁浸一宿　远志去心,甘草煮　酸枣仁炒,去壳,别研　当归去芦,酒浸　官桂去皮,不见火　琥珀别研　南星锉,姜汁浸一宿,各一两　木香不见火　紫石英煅,醋淬七遍　沉香别研　熟地黄酒蒸,焙,各半两

上为细末,炼蜜为丸,如梧桐子大,朱砂为衣。每服五十丸,用枣汤送下,不拘时候。

法丹,治忧愁思虑,谋用过度,或因惊恐,伤神失志,耗伤心血,怔忡忧惚,梦寐不安。方见五脏门心小肠虚实论治。(《严氏济生方·惊悸怔忡健忘门·怔忡论治·龙齿丹》)

【参考文献】 (宋)严用和.重辑严氏济生方[M].北京:中国中医药出版社,2007.

第七节 心 风

宋·《太平圣惠方》

【原文】 夫风热搏于阳经,入于血脉,血实则生热,荣气溢塞,不能通流,遂使心神烦乱也。心主于神,候于舌,神是心主,舌是心官,语言机关,皆由心出。今神心既壅热,又风邪相攻,故令真性错乱,精神不守,遂则狂言也。

治心风狂言,恍惚恐惧,宜服**茯神散**方。

茯神 杏仁汤浸,去皮尖双仁,麸炒微黄 川升麻 白鲜皮 沙参去芦头,以上各半两 龙齿一两 石膏二两 远志一两,去心 犀角屑一两

上件药,捣粗罗为散,每服三钱,以水一中盏,入生姜半分,煎至六分,去滓,食后温服。

治心风烦躁狂言,胸膈壅滞,神思不安,宜服**朱砂散**方。

朱砂一两,细研如粉 牛黄一分,细研 龙脑一分,细研 麝香一分,细研 茯神一两 人参一两,去芦头 犀角屑一两 防风一两,去芦头 铅霜一分,细研 麦门冬一两,去心焙 真珠末一两 羚羊角屑一两 子芩一两 玄参一两 天竺黄一两,细研 甘菊花一两 川升麻一两 甘草半两,炙微赤,锉

上件药,捣细罗为散,入研了药,都研令匀,每服不计时候,煎金银汤调下一钱。

治心风热狂言,神思不定,口干烦闷,宜服**升麻散**方。

川升麻半两 朱砂三分,细研如粉 犀角屑三分 茯神三分 甘草三分,炙微赤,锉 龙胆三分,去芦头 人参三分,去芦头 麦门冬三分,去心焙 寒水石三分 天竺黄三分,细研 牛黄一分,细研

上件药,捣细罗为散,入研了药,都研令匀,每于食后,以薄荷汤调下一钱。

治心风狂语,神思不安,如见鬼神,宜服**真珠散**方。

真珠一分,细研 水精一分,细研 铅霜一分,细研 人参一两,去芦头,为末 朱砂一两,细研 雄黄半两,细研 金银箔各五十片,细研 琥珀一分,细研 牛黄一分,细研

上件药,都令匀,每于食后,薄荷汤调下半钱。

治心风狂言多惊,迷闷恍惚,宜服此**镇心圆**方。

犀角屑一两 天竺黄半两,细研 朱砂半两,细研如粉 铅霜一分,细研 牛黄一分,细研 龙齿半两 金箔五十片,研 人参一两,去芦头 茯神一两 远志半两,去心 生干地黄半两 龙胆半两,去芦头 铁粉三分,细研

上件药,捣罗为末,入研了药,都研令匀,炼蜜和捣三二百杵,圆如小豆大。每服不计时候,煎竹叶汤下七圆。

治心风狂语错乱,似如邪魔,发作有时,宜服**七宝镇心圆**方。

玉屑一两 真珠半两,细研如粉 琥珀半两,细研如粉 金屑一两 银屑一两 雄黄半两,细研如粉 黄丹一两 朱砂一两,细研,水飞过 铁粉精一两,细研 远志一两,去心 鬼臼一两,去毛 人参一

两,去芦头　茯神一两　白鲜皮半两　牡丹半两　龙齿一两　防风半两,去芦头　龙胆半两,去芦头　虎睛一对,酒浸一宿,微炙　麦门冬一两,去心焙　虎头骨一两,涂酥,炙令黄　犀角屑一两　羚羊角屑半两　牛黄一分,细研　麝香一分,细研

上件药,捣罗为末,入研了药,都研令匀,炼蜜和捣三五百杵,圆如梧桐子大。每服不计时候,以温水下五圆。

治心脏风热,上冲头面,心系挛(牵)急,时时惊恐,狂言不定,神志不安,宜服**犀角圆**方。

犀角屑三分　防风半两,去芦头　人参半两,去芦头　川升麻半两　槟榔半两　天竺黄三分　光明砂一两,细研,水飞过　龙齿二(一)两半,细研如粉　铁精一两,细研　露蜂房三分,微炙　金箔五十片,细研　银箔五十片,细研

上件药,捣罗为末,入研了药,都研令匀,炼蜜和捣一二百杵,圆如梧桐子大。每服不计时候,温水下二十圆。(《太平圣惠方·卷第四·治心风狂言诸方》)

【原文】　夫心脏者,神之所止也,安静则神爽,烦乱则病生,是以虚损之人,血气不足,风邪所乘,入于手少阴之经,则神思不安,志意错乱,故令恍惚也。

治心风恍惚惊恐,心气不安,宜服**龙齿散**方。

龙齿三分,细研如粉　汉防己三分　麦门冬三分,去心　黄芪三分,锉　人参一两,去芦头　独活一两　羚羊角屑一两　甘草三分,炙微赤,锉　细辛三分　桂心三分　生干地黄一两　远志三分,去心　白茯苓一两　杏仁四十九枚,汤浸,去皮尖双仁,麸炒微黄

上件药,捣粗罗为散,先以水一大盏,入银一两,煎至六分,去银,次入药末四钱,又煎至四分,去滓,入竹沥半合,更煎一两沸。不计时候温服。

治心风虚悸,恍惚多忘,惊恐,宜服**沙参散**方。

沙参三分,去芦头　白茯苓三分　远志半两,去心　犀角屑半两　甘草半两,炙微赤,锉　防风半两,去芦头　龙齿一两　天门冬一两,去心　生干地黄一两

上件药,捣粗罗为散,每服三钱,以水一中盏,入生姜半分,枣二枚,煎至六分,去滓。不计时候温服。

治心风虚烦,神思恍惚不安,宜服**黄芪散**方。

黄芪一两,锉　龙骨一两　防风一两,去芦头　远志一两,去心　茯神一两　麦门冬一两,去心　牡蛎一两半,烧为粉　甘草半两,炙微赤,锉

上件药,捣筛为散,每服三钱,以水一中盏,入枣三枚,煎至六分,去滓。不计时候温服。

治心风虚悸,恍惚多忘,或梦寐惊厌,宜服**大定心散**方。

人参去芦头　茯神　熟干地黄　远志去心　龙齿　白术　琥珀　白芍药　紫菀净去苗土　防风去芦头　赤石脂以上各一两　柏子仁三分　甘草半两,炙微赤,锉

上件药,捣筛为散,每服四钱,以水一中盏,入枣三枚,煎至六分,去滓。不计时候温服。

治心风烦热,恍惚,狂言妄语,时复惊恐,不自觉知,发作有时,宜服**小草散**方。

小草一两　柏子仁一两　犀角屑半两　赤茯苓一两　铁精一两,细研　龙齿三分,细研　天竺黄一两,细研　生干地黄一两　琥珀末一两,细研

上件药,捣细罗为散,入研了药,令匀,每服不计时候,以竺黄竹叶汤调下一钱。

治心风恍惚,惊恐妄语,忽喜忽瞋,悲伤不乐,宜服**龙骨散**方。

龙骨一两　牡蛎粉一两半　远志三分,去心　白茯苓一两　柏子仁一两　麦门冬一两,去心,焙

寒水石一两　犀角屑一两　甘草半两,炙微赤,锉

上件药,捣细罗为散,每服不计时候,以金银汤放温,调下一钱。

治心风恍惚妄语,有所见闻,心悸,志意不定,宜服**茯神散**方。

茯神一两　人参一两,去芦头　赤小豆半两　菖蒲三分　龙骨(角)一两　犀角屑一两　铁粉半两,研　金箔三十片,研

上件药,捣细罗为散,入研了药令匀。每服不计时候,以金银汤放温,调下一钱。

治心风恍惚,惊恐失常,或瞋恚悲愁,情意不乐,宜服**镇心圆**方。

紫石英细研,水飞过　朱砂细研,水飞过　白石英细研,水飞过　龙齿细研　人参去芦头　细辛　赤箭　天门冬去心,焙　熟干地黄　白茯苓　犀角屑　沙参去芦头　菖蒲　防风去芦头,以上各一两　远志半两,去心

上件药,捣罗为末,都入乳钵内,更同研令匀,炼蜜和捣三二百杵,圆如梧桐子大。每服不计时候,以温酒下三十圆。(《太平圣惠方·卷第四·治心风恍惚诸方》)

【参考文献】　(宋)王怀隐.太平圣惠方[M].北京:人民卫生出版社,1958.

宋·《圣济总录》

【原文】　论曰:风惊悸者,以心气不足,为风邪所乘,神魂惊怖不已,则悸动不宁。其证目睛不转,不能呼是也。或因恐惧忧迫,致损心气惊悸者,亦缘风邪搏之故尔。诊其脉动而弱,动则为惊,弱则为悸,不可不察。

治心气虚弱,风热所乘,惊悸不宁,胸中逆气,魇梦参错,谬妄恍惚,**镇心丸**方。

紫石英别研　丹砂别研　茯神去木　银屑别研　雄黄别研　菖蒲　人参　桔梗锉,炒　干姜炮　远志去心　甘草炙,锉　当归切,焙　桂去粗皮,各半两　防风去叉　细辛去苗叶　铁精研　防己各一两

上一十七味,除别研外,捣罗为末,和匀,炼蜜丸如小豆大。每服十五丸,米饮下,渐加至二十丸。

治风热心气不定,五脏不足,甚者忧愁悲伤不乐,忽忽善忘,朝瘥暮剧,暮瘥朝发,**定志丸**方。

菖蒲　远志去心,各二两　白茯苓去黑皮　人参各三两

上四味,捣罗为末,炼蜜和丸如梧桐子大。每服十丸至十五丸,米饮或熟水下,日三。

治风热心虚惊悸,或忧怖怔忪,如人追逐,或睡中惊怕,忘谬不安,**定心龙胆丸**方。

龙胆去苗　茯神去木　白薇焙　栀子仁各一两　麦门冬去心,焙,一两半　玄参　羚羊角镑,各一两一分　甘草炙,三分　人参一两　丹砂别研,三分

上一十味,除别研外,捣罗为末,和匀,炼蜜和丸如梧桐子大。每服二十丸,食后煎枣汤下,日三,加至三十丸。肠胃风热秘涩,加大黄一两半。

治久积风热,发即惊悸,气满不安,四肢虚弱,不生肌肉,**鹿髓煎丸**方。

鹿髓五合　生天门冬汁三合,滤　生麦门冬汁三合,滤　清酒五合　牛髓五合,无牛髓,牛酥一升代　白蜜七合　枣膏五合　生地黄汁一升,滤

以上药八味,先煎地黄、天门冬汁、清酒五分,可减二分,次内麦门冬汁,煎二十沸,次内酥髓、白蜜、枣膏,煎如稠糖,倾出银石器中,复于重汤上煮,搅如稠膏,即入后药末。

茯神去木 龙骨 人参各一两 枳壳去瓤,麸炒 细辛去苗叶 防风去叉 白术 石斛去根 桂去粗皮 芎劳 黄芪炙,锉 五味子各三分 甘草炙,锉,一两半 陈橘皮汤浸去白,焙 厚朴去粗皮,生姜汁炙 山芋各半两 山茱萸并子用 柏子仁炒 枸杞子各三分 远志去心 黄连去须,各半两 薏苡仁炒 槟榔锉,各三分

上三十一味,除八味为煎外,捣罗为末,入在煎中,和捣令匀,丸如梧桐子大。每服二十丸,加至三十丸,温酒下,空心日午夜卧服。

治中风邪,惊悸,心不安,**石膏丸**方。

石膏碎 麦门冬去心,焙 龙齿别研 人参 升麻 玄参 茯神去木 黄芩去黑心,各一两 银箔一百片,与石膏、龙齿同研 枳壳去瓤,麸炒,三分 白薇锉 赤芍药 葳蕤各一分 虎睛一对,炙 甘草炙,锉,半两

上一十五味,除别研外,捣罗为末和匀,炼蜜和丸如梧桐子大。每服三十丸,米饮下,日三。

治中风惊悸,安神定气,**金箔丸**方。

金箔三十片 银箔三十片 丹砂与金、银箔同研,一两 牛黄别研,一分 铁粉别研,一两 胡黄连去苗,一分 铅霜别研,一分 天竺黄别研,半两 龙齿别研,半两 麝香别研,一分 龙脑别研,二钱 虎睛炙,一对

上一十二味,除金、银箔等别研外,余二味捣罗为末,和匀。用粟米饭和丸如梧桐子大。每服十丸至十五丸,早、晚食后用黄芪汤下。

治风惊悸,心神恍惚,半身不遂,**牛黄饮**方。

牛黄别研入,三分 人参二两 豉炒,三合 升麻一两 铁精捣研,别入,一两 龙骨 白茯苓去黑皮,各二两 栀子仁一两 天门冬去心,焙,二两 麦门冬去心,焙,三两

上一十味,除别研外,粗捣筛。每服三钱匕,水一盏,煎至七分,去滓,入荆沥少许,再煎令沸,入牛黄铁精末各半字。调匀温服,日午、临卧服。

治心神不安,化风痰,止惊悸,解烦热,**安神散**方。

人参 白茯苓去黑皮,各一两 甘草炙,锉 丹砂别研 茯神去木 天竺黄别研,各半两 凝水石烧,别研,二两半

上七味,除别研外,捣罗为散,合和令匀,每服一钱匕。食后临卧以温荆芥汤调下。

治心神惊悸,头目不清,**金箔十珍丸**方。

金箔五片 银箔五片 丹砂与金、银箔同研,一两 琥珀别研 玳瑁镑 真珠别研 犀角镑,各一分 硼砂别研 龙脑别研,各一分 牛黄别研,半钱 人参 白茯苓去黑皮,各一两半 紫河车二两 茯神去木,半两 甘草生,锉,一两

上一十五味,除别研外,捣罗为末,和匀,炼蜜丸如鸡头实大。每服一丸,嚼破,竹叶汤下,食后临卧服。

治心气不足惊悸,心风谵语狂癫,化痰涎,**蛇黄丸**方。

蛇黄火烧,酒淬 丹砂别研 铁粉别研 不灰木烧 人参 白茯苓去黑皮,各半两 甘草生,锉 雄黄醋煮,别研,各一分

上八味,除别研外,捣罗为末,合研令匀,用糯米饭丸如梧桐子大。每服十丸,金银箔荷汤下。

治风化涎,保精神,益肝胆,压惊悸,镇心,**牛黄丸**方。

牛黄别研,一分　龙脑别研,半两　人参二两　玳瑁末一两　丹砂别研,二两　麝香别研,一分　白茯苓去黑皮,一两　安息香半两,捣碎,以酒浸,研细,滤银器内,慢火熬成膏

上八味,除别研并安息香膏外,捣罗为末,和匀,以安息香膏同炼蜜少许和丸,如梧桐子大。每服三丸,薄荷汤嚼下。小儿惊热风虚,以金银箔荷汤化下一丸,食后临卧服。

治中风惊悸,心虚恍惚,言语失常,或嗔或怒,志意不乐,**定心防风散**方。

防风去叉　龙骨　远志去心　铁精别研,各一两　紫石英别研　丹砂别研,各二两　熟干地黄洗,切,焙,二两　人参二两半　干姜炮　细辛去苗叶　附子炮裂,去皮脐,各一两　白茯苓去黑皮,二两

上一十二味,除别研外,捣罗为散,再和匀。每服一钱匕,煮枣汤调下,加至二钱。如风热盛者,去干姜,加玄参一两。

治心气不足,风邪乘之,神魂不安,惊怖悸动,目睛不转,不能呼者,**雄黄丸**方。

雄黄研　丹砂　龙脑研　麝香研,各一钱　乌蛇去皮,骨,生用　白附子生用　天南星去黑皮,生用　白僵蚕去丝,生用,各半两

上八味,捣研为末,再同和匀,炼蜜和丸如梧桐子大。每服一丸,薄荷酒化下。如中风涎潮,牙关不开者,先用大蒜一瓣捣烂涂两牙关外腮上,次用豆淋酒化一丸,揩在牙龈上,即便开口,续用薄荷酒化服两丸。

治惊悸恍惚喜忘,心怖神不安,及风邪胸胁满,不思饮食,**人参丸**方。

人参　桂去粗皮,各二两　桔梗炒　白蔹　白茯苓去黑皮　防风去叉　大黄蒸三度,熟　防己　干姜炮,各一两　银箔十五片,研　牛膝酒浸,切,焙　远志去心,各一两一分

上一十二味,捣罗为末,炼蜜丸如梧桐子大。食后米饮下二十丸,日二服。

治风热惊悸,心神不安,常多恐怖,**茯神饮**方。

茯神去木　生干地黄焙　人参　菖蒲　沙参各一两　天门冬去心,焙,一两半　犀角镑　远志去心　甘草炙,锉,各半两

上九味,粗捣筛。每服三钱匕,水一盏,赤小豆二七粒。同煎至六分,去滓,不计时候温服。(《圣济总录·卷第一十四·风惊悸》)

【原文】　风邪中人,以腑脏虚而心气不足也。人以气血营卫为正,以风气外至为邪,腑脏虚而心气不足,则风邪乘虚而干之。《经》言病有五邪,而中风居其一,此之谓也。又曰风者善行而数变,故其发不自觉知,狂惑妄言,悲喜无度,乃其证也。

治风邪入脏,心虚气不足,梦魇惊恐,**紫石英丸**方。

紫石英研,一两　海蛤　白茯苓去黑皮　白石英研　菖蒲　杏仁去双仁,尖皮,熬　石硫黄研　远志去心　阿胶炙,令燥　卷柏去土,炒　铁精研　细辛去苗叶　牛黄研,各半两　麦门冬去心,焙　当归切,焙　大豆黄卷　生银锉屑　大黄蒸三遍,炒　钟乳粉　肉苁蓉酒浸,切,焙　干姜各一两一分　白术　白蔹　前胡去芦头,各一分　大枣去核,炒干,二十枚　人参　防风去叉　山芋　石膏碎研　赤芍药　桔梗去芦头,炒　柏子仁　乌头炮裂,去皮脐　桂去粗皮　熟干地黄焙　甘草炙,各三分

上三十六味,捣罗为细末,炼蜜和丸如梧桐子大。每服空心食前,用粥饮下十丸,日二服。

治风邪惊悸,恍惚悲伤,或梦魇不安,**镇心丸**方。

远志去心,一两一分　铁精　杏仁去皮尖、双仁者,炒　芎藭　麦门冬去心,焙　牡蛎各一两半　龙

齿研 白茯苓去黑皮,各二两 防风去叉 当归切,焙 人参 鬼臼 白术 生干地黄 丹参 桔梗去芦头,炒 甘草炙,各一两一分 紫菀去土 卷柏去土 山茱萸 桂去粗皮 干姜炮 防己 白薇 羚羊角镑,各一两 牛黄别研,半两 麝香别研,三分 银箔四百片,别研 虎睛一对,酒浸,炙令黄,别研

上二十九味,捣研为细末,炼蜜和丸如梧桐子大。每食后酒下二十丸,稍加至三十丸,日再服。

治风邪梦寐涕泣,妄有所见,恶闻人声,体中酸削,乍寒乍热,腰脊强痛,腹中拘急,不欲饮食,或因疾病后劳动不节,妇人产后月经不利,时下青黄赤白,体虚羸瘦,小便不利,头面发热,**鳖甲汤**方。

鳖鱼甲炙,七枚 凝水石碎 桂去粗皮 白茯苓去黑皮 防风去叉 白薇 知母各四两 麻黄去根节,汤煎,掠去沫,焙,一两半 黄芩去黑心,三两 甘草炙 芍药 白术各二两一分 贝母去心,六两一分 石膏大如鸡子一块,碎

上一十四味㕮咀。每服五钱匕,以水一盏半,煎取七分,去滓,适寒温服,日一。病与药相当,即下积滞如牛脂、榆荚、蝌蚪、虾蟆之类为验。

治丈夫、妇人心风癫邪,**桑螵蛸丸**方。

桑螵蛸醋浸,炙令焦黄色,四十九枚 酸枣仁 菖蒲石上者 阿魏研 麝香研 丹砂研 蛇黄煅,醋淬,研,各一分

上七味,捣研为细末,面糊丸如小豆大。每服十五丸至二十丸,食后生姜薄荷汤下。

治风邪入心脏,忽心痛惊恐,小肠微痛,乍寒乍热,心中闷,面色青赤,虚劳邪气,**人参饮**方。

人参 干姜炮 麻黄去节,煎,掠去沫,焙干 独活去芦头 当归切,焙 芎劳 石膏碎 秦艽去苗、土,各二两 附子炮裂,去皮脐,一枚 桂去粗皮,三分 防风去叉,一两一分 黄芩去黑心,一两 白术 细辛去苗叶,各三分 杏仁去双仁、皮尖,炒,四十枚 赤芍药半两 甘草炙,二两

上一十七味,锉如麻豆。每服二钱匕,以水一盏,煎至六分,空心去滓温服。

治心经风邪,消化痰涎,清利头目,**人参太乙丹**方。

人参 酸枣仁 山栀子仁 阿胶炒令燥,各半两 甘草微炙 天南星牛胆制者,各一两 玄精石研 麝香研 龙脑研,各一分 丹砂研,三两

上一十味,研捣为细末,炼蜜和丸如小弹子大,以金箔为衣。每服一丸,食后荆芥汤嚼下。

治心经风邪,化上膈痰涎,**乳香丹砂煎**方。

乳香 铅白霜 牛黄 丹砂 龙脑各一分,并别研 犀角镑,别取细末,再同上五味,研令极细,半两 升麻末炒,三十钱匕 大黄末炒,三十钱匕

上八味,拌匀,炼蜜和作剂。每服一皂子大,用温薄荷汤化下,食后、临卧服。

治男子、女人风邪多梦,悲愁忧恚,喜怒无常,或半年或数月复发,**寄生散**方。

杨上寄生 白术各三两 桂去粗皮 茵芋 天雄炮裂,去皮脐 蓟根 菖蒲 细辛去苗叶 附子炮裂,去皮脐 干姜炮,各一两

上一十味,捣罗为散。酒调下三钱匕,日三服。合时勿令妇人、鸡犬及病者家人见。

治风邪心热,神不安,**黄芩汤**方。

黄芩去黑心,一两半　麦门冬去心,焙　白茯苓去黑心,各二两　淡竹茹三分　羚羊角镑　防风去叉,各一两半　石膏碎研,三两

上七味,各捣研为末。每用六钱匕,以水二盏,煎取一盏半,去滓,下朴硝一钱匕。食后分三服。如人行四五里一服。

治风邪,安心智,定魂魄,调心气,稳眠睡,**琥珀生犀汤**方。

琥珀研　犀角镑,各半两　茯神去木　人参　生干地黄焙　菖蒲石上者　防风去叉,各一两　远志去心　甘草微炙,各半两

上九味,粗捣筛。每服三钱匕,水一盏,煎至六分,去滓。温服,不计时候。

治心虚风邪所乘,精神恍惚健忘方。

铧铁久经用者,四斤

上一味,用炭火烧令赤,投水中,如此七遍,即堪打碎如棋子大,以水二斗,浸经二七日。每服水一盏,日三。

治风邪入心,心背俱痛,腹胁胀满,或寒或热,心中烦闷,进退无常,面色或青或黄,**续命汤**方。

麻黄去节,煎,掠去沫,焙,一两半　大枣十枚,去核　桂去粗皮　防风去叉　芎䓖　细辛去苗叶　甘草炙,锉　芍药　人参　秦艽去苗土　独活去芦头　黄芩去黑心　防己锉,各一两　干姜炮,一两一分　附子炮裂,去皮脐　白术各三分

上一十六味,锉如麻豆。每用十钱匕,以水三盏,煎取二盏,去滓,分温三服;要汗,并二服;相去如人行五里,再一服。服后更用热生姜稀米粥投,汗出,慎外风。如常服,只空心午时、临卧各一服。

治中风邪恍惚悲哀,或狂走不定,如有鬼神,或身体强直,日夜常痛,口噤水浆不下,面目变色,甚者不认人,**五邪菖蒲汤**方。

菖蒲九节者,去须节,米泔浸,切,焙　秦艽去苗、土　桂去粗皮　当归切,焙　禹余粮煅,醋淬七遍　人参　附子炮裂,去皮脐　黄芩去黑心　甘草炙　远志去心　防风去叉,各半两　龙骨去土　赤石脂　白茯苓去黑皮　芍药　芎䓖各一两　防己二两

上一十七味,锉如麻豆。每用十钱匕,以东流清水三盏,煎取二盏,去滓。分三服,空心食前,日三服。服药后良久方得吃食。其药末密收,勿令透气。

治中风邪虚悸恍惚悲伤,或梦寐不安,**镇心当归汤**方。

当归切,焙　羚羊角镑,各二两　龙齿碎,三两　茯神去木,四两　人参一两　防风去叉　芎䓖　杏仁汤退去皮尖、双仁,炒,各二两　半夏汤浸,洗去滑,七遍　生姜与半夏同捣,炒干,各四两　桔梗炒,二两　石膏碎,三两　防己锉,二两　桂去粗皮,一两半

上一十四味,粗捣筛。每用十钱匕,以水三盏,煎至二盏,去滓,入竹沥一合,更煎两沸。分三服,每日空心,午时、夜卧各一服。

治中风邪狂惑,**商陆丸**方。

商陆根生,去皮秤,十二斤半

上一味,细切,以水一石,向东锅灶内煎减半,去滓,更以缓火煎如膏,可丸即丸如梧桐子大。每服熟水下十丸,加至十五丸。合药时勿令鸡犬、妇人见。未效,渐加二十丸至二十五丸。

治中风惊悸恍惚，**大豆饮方**。

大豆紧小者，一升

上一味，以水五升煮，去豆，取汁五合。顿服，汗出佳。

治风邪客于五脏，精神恍惚不宁，**牛黄丸方**。

牛黄研，一钱 地榆三两 白附子炮，三两 丁香半两 麝香研，半字 黄芪细锉，二两 雄黄研，水飞过，一两 天麻 羌活去芦头 芎䓖各二两

上一十味，将七味捣罗为细末，入研者三味和匀，以蜜水熬甘草成膏，和众药丸如樱桃大。每服一丸，茶酒嚼下。（《圣济总录·卷第一十四·风邪》）

【参考文献】 （宋）赵佶敕．圣济总录校注［M］．王振国，杨金萍主校．上海：上海科学技术出版社，2016．

宋·《太平惠民和剂局方》

【原文】 男子、妇人风虚冷湿，邪气入脏，狂言妄语，精神错乱。肝风发则面青心闷，吐逆呕沫，胁满头眩重，耳不闻人声，偏枯筋急，曲拳而卧；心风发则面赤翕然而热，悲伤嗔怒，目张呼唤；脾风发则面黄，身体不仁，不能行步，饮食失味，梦寐倒错，与亡人相随。肺风发则面白，咳逆唾脓血，上气奄然[①]而极；肾风发则面黑，手足不随，腰痛难以俯仰，痹冷骨疼。若有此候，令人心惊，志意不定，恍惚多忘。服此汤安心定志，聪耳明目，通脏腑诸风疾。

白鲜皮 当归去芦，酒浸一宿 肉桂去粗皮 芍药白者 杏仁去皮、尖，麸炒 甘草炒 防风去芦 芎䓖 白术各二两 独活去芦 麻黄去根、节 茯苓去皮，白者，各三两

上为粗末，每服三钱，水一盏半，入生姜四片，同煎至八分，去滓。温服，不计时候。（《太平惠民和剂局方·卷之一·治诸风·排风汤》）

【参考文献】 （宋）太平惠民和剂局．太平惠民和剂局方［M］．陈庆平，陈冰鸥校注．北京：中国中医药出版社，1996．

【注释】 ① 奄然：气息微弱貌。

宋·《三因极一病证方论》

【原文】 治风虚湿冷，邪气入脏，狂言妄语，精神错乱。肝风发则面青心闷，吐逆呕沫，胁满头眩，不闻人声，偏枯筋急，曲蜷而卧；心风发则面赤，翕然而热，悲伤嗔怒，目张呼唤；脾风发则面黄，身体不仁，不能行步，饮食失味，梦寐颠倒，与亡人相随；肺风发则面白，咳逆，唾脓血，上气，奄然而极；肾风发则面黑，手足不随，腰痛，难以俯仰，冷痹骨疼。诸有此证，令人心惊，志意不定，恍惚多忘。服此汤安心定志，聪耳明目，通脏腑。诸风疾悉主之。

白鲜皮 白术 芍药 桂心 芎䓖 当归 杏仁汤，去皮尖 防风去叉 甘草炙，各二两 独活 麻黄去节，汤 茯苓各三两

上锉散，每服四钱，水盏半，姜七片，枣二枚，煎七分。去滓服。（《三因极一病证方论·卷之二·中风治法·排风汤》）

【参考文献】 （宋）陈无择．三因极一病证方论［M］．北京：中国中医药出版社，2007．

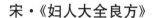

宋·《妇人大全良方》

【原文】 治男子、妇人风虚湿冷,邪气入脏,狂言妄语,精神错乱,及风入五脏等证。

白鲜皮　白术　白芍药　桂心　川芎　当归　防风　杏仁_{去皮尖,麸炒}　甘草各二两　白茯苓　麻黄_{去节}　独活各三两

上㕮咀,每服三钱,水一盏半,生姜四片,煎成八分。去滓温服,无时候。

癸丑春,有一妇人,年四十四五,其证说话气短,足弱,行得数步则口若含霜。七十日内三次经行,遇行则口冷,头目眩晕,足冷则透心冷痛。每行则口中冷,气不相续,有时鼻中热,面赤翕然而热。身体不仁,不能行走,手足不随,不能俯仰,冷痹骨痛,有时悲伤;梦与前夫相随,则上气奄然而极,心惊、志意不定,恍惚多忘,却能食,如此仅一年许。医者投热药则面翕然而热,气满胸中,咽中窒塞,闷厥。投冷药则泻。又一医者以十全汤服之,则发烦躁,心惊而跳。一医者以双和汤服之,觉得面上与腹中甚如火燀,心愈惊,欲吐不吐,大便秘,里急后重。求仆诊之,六脉弦缓,喜见于春,此是可治之疾。未供药间,忽然吐泻,泻后觉肛门如火,虽泻六次,却不多。仆一时识证未尽,且与俞山人降气汤八服。次日诊之,脉差有力,云服药之后,觉鼻中热,心烦闷绝,齿噤。与参苏饮八服,黄连圆二两许。越三日,云服药之后,其疾如故。与茯苓补心汤服之,皆无效。仆以脉证详之,只有排风汤甚对此证。或曰:何以见得是此证?一,能食饮,此风饥也;二,七十日三次经行,此是荣经有风,血得风散也;三,头目眩晕,此肝风也;四,面赤翕然而热,悲伤,此心风也;五,身体不仁,不能行走,梦与前夫相随,此脾风也;六,手足不随,腰痛难以俯仰,冷痹骨疼,此肾风也。诸有此疾,令人心惊,志意不定,恍惚多忘,真排风汤证也。或曰风脉当浮,今脉弦缓微弱,恐非风也。答曰:风无一定之脉,大抵此证虚极生风。然排风汤所用之药有十全大补汤料,亦有平补之意,却不僭燥。共十服。越三日,云服之有效。脉亦差胜,只是心中如烟生,似有微热,大便尚秘。此真是风证,再与排风汤十服,兼牛黄清心圆、皂角圆助之。越三日,云服前药一二日,大烦躁,于热诸证悉除。只是足弱不能支持,脉亦弱,予秘传降气汤十服。又越三日云诸证悉退,只是梦里虚惊,大便滑泄,如食伤相似,奏厕频数,脉尚弱。与五积散数服,加人参、盐煎,兼感应圆即愈。自后云,皆无恙矣。但上重而头眩,不能久立久坐,服与排风汤,则脱然安矣。以此方之药依上法,不可杜撰、臆度^①处方。(《妇人大全良方·卷之三·妇人中风方论第一·排风汤》)

【参考文献】 (宋)陈自明.妇人大全良方[M].北京:中国中医药出版社,2007.

【注释】 ① 臆度:亦作"臆测""臆揣",主观猜测。

宋·《严氏济生方》

【原文】 治风湿虚冷,邪气入脏,狂言妄语,精神错乱。肝风发则面青心闷,吐逆呕沫,胁痛头眩,不闻人声,偏枯筋急,曲蜷而卧;心风发则面赤,翕然而热,悲伤嗔怒,目张呼唤;脾风发则面黄,身体不仁,不能行步,饮食失味,梦寐颠倒,与亡人相随;肺风发则面白,咳逆,唾脓血,上气奄然而极;肾风发则面黑,手足不遂,腰痛难以俯仰,冷痹骨疼,诸有此证,令人心惊,志意不定,恍惚多忘,服此汤安心志,聪耳明目,逐脏腑诸风疾,悉主之。

白术　白鲜皮　芎䓖　白芍药　当归_{去芦}　桂心_{不见火}　防风_{去芦}　杏仁_{去皮尖}　甘草_炙

各一两　独活去芦　麻黄去根节　茯苓去皮,各三两

上㕮咀,每服四钱,水一盏半,生姜七片,枣二枚,煎七分,去滓。温服,不拘时候。服之微汗不妨,此药大理荣血,摧抑肝邪。肝实有风,脉来浮实有力,目赤胁疼,口苦心烦,错语多怒,宜加羚羊角,热盛者,加犀角;肝虚有风,脉来浮虚无力,当去麻黄,加黄芪,不能言语者,加荆沥。(《严氏济生方·诸风门·中风论治·排风汤》)

【参考文献】 (宋)严用和.重辑严氏济生方[M].北京:中国中医药出版社,2007.

元·《世医得效方》

【原文】 排风汤 治风虚温冷,邪气入脏,狂言妄语,精神错乱。肝风发则面青,心闷,吐逆呕沫,胁满,头眩,不闻人声,偏枯筋急,曲蜷而卧。心风发则面赤,翕然而热,悲伤嗔怒,目张呼唤。脾风发则面黄,身体不仁,不能行步,饮食无味,梦寐颠倒,与亡人相随。肺风发则面白,咳逆,唾脓血,上气奄然而极。肾风发则面黑,手足不随,腰痛难以俯仰,冷痹骨疼。诸有此证,令人心惊,志意不定,恍惚多忘。服此安心定志,聪耳明目,通脏腑。诸风疾悉主之。

白鲜皮　白术　芍药　桂心　川芎　当归　杏仁汤去皮尖　防风去叉　甘草炙,各二两　独活　麻黄去节　茯苓各三两

上锉散,每服四钱,水一盏半,姜七片,枣二枚煎。温服。(《世医得效方·卷第十三·风科·热症·排风汤》)

【参考文献】 (元)危亦林.世医得效方[M].田代华整理.北京:人民卫生出版社,2006.

第八节　厥　病

宋·《圣济总录》

【原文】 论曰:《内经》曰有病怒狂者,生于阳也。阳气者,因暴折而难决,故善怒也,病名曰阳厥。夫阴阳不可偏胜,偏胜则气逆。阳厥者,阳胜而气逆之谓也。盖阳气暴折则郁而不散,故多怒而狂。怒则气上,故颈脉动而大疾者,为阳厥之证也。其治,夺食即已。盖食入于阴,长气于阳,阳盛,故厥逆怒狂。夺食者,所以平其气也。

治阳厥善怒,除烦下气,**铁落饮方**。

铁落染皂铁浆是

上一味,每服用重汤内温一盏饮之。食后。

治阳气厥,多怒而狂,颈脉复动,**赤茯苓汤方**。

赤茯苓去黑皮,一两　人参　羚羊角镑,各三两　远志去心　大黄锉,炒,各半两　甘草炙,锉,一分

上六味,粗捣筛,每服五钱匕,水一盏,煎至八分。去滓温服,不计时候。

治阳厥多怒,狂躁不安,上攻头颈,**竹沥石膏汤方**。

竹沥旋入　石膏一两半　赤茯苓去黑皮　栀子仁　升麻　玄参　生地黄　知母焙,各三分

上八味，除竹沥外，锉如麻豆，每服五钱匕，水一盏半，入生姜五片，同煎至一盏，去滓，入竹沥半合，再煎三沸。温服，食后临卧，日三服。

治阳厥气逆，胸膈烦闷，忿忿①饶怒，如发狂状，**竹叶茯苓汤**方。

淡竹叶一升　赤茯苓去黑皮，二两　生地黄一升　丹参　玄参各三两　干蓝　车前草各一升　石膏四两

上八味㕮咀，如麻豆大，每服六钱匕，水二盏，入生姜五片，煎至一盏半，去滓，更入蜜半合煎三沸。温服，不拘时，日二服。

治阳气偏胜，气厥多怒，心胸烦满，状如狂邪，颈脉皆动者，**犀角丸**方。

犀角屑　防风去叉，各一两　升麻　菴䕡各三分　枳实麸炒　石膏碎，各半两　甘草炙，剉，一分

上七味，捣罗为末，炼蜜和成，杵数百下，丸如梧桐子大。每服二十丸，温熟水下，不计时候，日三服，渐加至三十丸。

治阳厥多怒，气逆发狂，胸膈躁闷，**茯苓大黄汤**方。

赤茯苓去黑皮　大黄剉，微炒　羚羊角镑　黄芩去黑心　甘草微炙，剉　枳壳去瓤，麸炒，各一两　前胡去芦头，三分

上七味，粗捣筛，每服五钱匕，水一盏半，入淡竹叶十片，同煎至八分。去滓温服，食后临卧。

治阳厥怒狂，**防风茯苓汤**方。

防风去叉　赤茯苓去黑皮　菴䕡　白术　陈橘皮汤浸，去白，焙　丹参各一两三分　细辛去苗叶，二两　甘草炙，一两　升麻　黄芩去黑心，各一两半　射干一两

上一十二味，粗捣筛，每服五钱匕，以水二盏，大枣二枚，擘破，煎至一盏。去滓温服，日三。

治气逆怒狂，阳气暴厥，**竹沥汤**方。

竹沥一升　麻黄去根节，三分　石膏二两　生姜　芍药各一两　大青　栀子仁　升麻　赤茯苓去黑皮　玄参　知母焙，各三分　生葛二两

上一十二味，除竹沥外，㕮咀如麻豆大，每服六钱匕，水二盏，煎至一盏，去滓，下竹沥半合，再煎三沸。温服，日二。

治阳厥怒狂气逆，**泄热汤**方。

半夏汤洗七遍，切，焙　麻黄去根节，煎，掠去沫，焙　芍药　杜蘅　枳实去瓤，麸炒　细辛去苗叶　杏仁汤浸，去皮尖、双仁，炒　乌梅去核，椎碎，各三两　松萝二两

上九味，剉如麻豆，每服五钱匕，水一盏半，入生姜半分切，竹叶十片，煎取八分。去滓，温服。

治阳厥狂怒，**定神丸**方。

白茯苓去黑皮　远志去心　防风去叉　人参　柏子仁炒，各一两一分　龙骨一两半　牡蛎煅　枣去皮核，取肉，焙，各二两　甘草炙，剉，一两

上九味，捣罗为细末，炼蜜和丸，梧桐子大，初服二十丸，加至三十丸。温熟水下，日再服。

治阳厥气逆，善怒狂妄不常，**羚羊角汤**方。

羚羊角镑　五味子　菴䕡　茯神去木　远志去心　沙参去芦头　酸枣仁微炒，各三分　龙

骨_{一两}

上八味,粗捣筛,每服五钱匕,水一盏半,煎取八分。去滓温服,不拘时候。(《圣济总录·卷第六十七·诸气门·阳厥》)

【参考文献】　(宋)赵佶敕.圣济总录校注[M].王振国,杨金萍主校.上海:上海科学技术出版社,2016.

【注释】　① 忿忿:心里不平。

金·《黄帝素问宣明论方》

【原文】　阳厥证,主诸气。

怒狂者,生于阳也,阳胜则气逆,狂怒上气,夺食即已。食入于阴,养于阳,则平其气。若阳胜气逆,多怒,**羚羊角汤**主之,治阳厥,气逆多怒,而颈脉腹效,已食阴养于阳,平其气。

羚羊角　人参_{各三两}　赤茯苓_{去皮,二两}　远志_{去心}　大黄_{炒,各半两}　甘草_{炙,一分}

上为末,每服三钱,水一盏,煎至八分。去滓,温服,不计时候。

新补又方,治阳厥,若除烦下气,铁落为饮,**铁浆汤**饮之,食后并服。(《黄帝素问宣明论方·卷二·诸证门·阳厥证》)

【参考文献】　(金)刘完素.黄帝素问宣明论方[M].北京:中国中医药出版社,2007.

第四章 明 代

明代社会经济发展迅速,医学教育在前代基础上进一步发展,以《普济方》为代表的方剂学和以《本草纲目》为代表的本草学得到迅猛发展,说明了这个时期医学临床的蓬勃发展。明代开始,综合性医书大量出现,由于医学从理论到实践都有较大的发展,临证各科均取得了许多新知识和新经验,为了全面整理和总结这些知识与经验,医家们编撰了大量综合性著作。如楼英的《医学纲目》、王肯堂的《证治准绳》、孙一奎的《赤水玄珠》等。它们在论述疾病时,一般不持门户之见,对历代诸家医论兼收并取,折衷归纳,除了整理前代的理论和经验外,这些著作中还多收有作者自己的心得,反映了各自的治病用药特点,为疾病的辨证治疗增添了新的内容。在前期的基础上,明代又提出了"失志""心风"的病名。在具体相关病证方面,除沿袭前代经验观点之外,补充和发展了大量方药及新的见解。

(1)在《证治准绳》中,王肯堂首次辨证癫、狂。其言"癫病,俗谓之失心风。多因抑郁不遂,佗傺无聊而成。精神恍惚,言语错乱,喜怒不常,有狂之意,不如狂之甚。狂者暴病,癫则久病也""阴气衰者为颠,阳气衰者为狂",为后世辨病治疗提供了正确方向。

(2)明代进一步补充了中恶的治则治法,提出了包括镇心丸、雄朱丹等治疗方药。

(3)在《普济方》中,将失志与谵妄、谵语区分开来,"世疑作谵语狂语者,非也,此神不守舍耳。始得病,瘛瘲之间或恐或悸,头项不甚痛,行步不复如旧,阴气盛,阳气衰也……宜先缓而后急,缓宜用黄芪汤,甚者加干姜炮",并给出了治则方药。

(4)在《秘传证治要诀及类方》中,对于心风的病因病机有了具体的描述,"心风者,精神恍惚,喜怒不常,无语时或错乱,有颠之意,不如颠之甚,亦痰气所为也"。在《古今医统大全》中,给出郁金丸治疗心风的方药。

第一节 癫 病

明·《普济方》

【原文】 治癫疾,烦心悲泣,穴解溪。治心中愦愦①数欠癫,心下惧恐,咽中澹澹②,穴通谷。治狂癫,穴灸胃脘或灸巨阳。治狂癫痫疾,穴足少阳,灸随年壮。(《普济方·针灸·卷九·针灸门·癫疾》)

【原文】 治风热善怒,心中悲喜,思慕歔欷,喜笑不止,穴劳宫、大陵。治癫发如狂,面皮敦敦者不治,及疗癫狂,穴长强。治狂,穴束骨。治癫疾狂走,心烦吐舌,穴大杼。治癫痫狂言见鬼,穴仆参。治癫疾吐涎,狂言见鬼,又治癫痫吐舌,鼓颌狂言,穴温溜。治癫疾狂言,又治小儿癫病吐舌,穴筑宾。治癫痫狂歌不择言,穴鸠尾。治鬼邪魅及癫狂,语不择尊卑,灸上唇里面中央肉弦,上一壮,炷如小麦,又用钢刀决断更佳。治狂癫鬼语,穴足太阳,灸四十壮。治语不识尊卑,穴水沟。治狂癫惊走风恍惚,嗔喜骂笑歌哭鬼语,穴脑户、风池、手阳明、太阳、太阴、足阳明、阳跷、少阳、少阴、阴跷、足跟,悉灸。皆随年壮,用钢刀决断更佳。治狂走癫疾,穴项后二寸,灸百壮。治狂走癫疾,穴大幽,灸百壮。治狂走癫痫,穴季肋端,灸三十壮。治狂走癫厥如死人,穴足大指聚毛中,灸九壮。凡鬼语狂走,当依法灸之。若伤寒鬼语癫狂,惟宜用四物汤加黄芪等,分七八钱重作一服,水一碗,煎七分,服滓即用水一碗,煎半碗,连服尝屡用之,神效。故附著于此。治卒发癫狂病,阴茎上宛宛中,灸三壮。得小便通则愈,阴囊下缝,灸二七壮。(《普济方·针灸·卷九·针灸门·风癫狂》)

【原文】 治癫疾瘛疭,怒欲杀人,身热狂走,谵言见鬼,穴身柱。(《普济方·针灸·卷九·针灸门·癫痫瘛疭》)

【注释】

① 愦愦(kuì kuì):烦闷貌;忧愁貌。

② 澹澹(dàn dàn):形容水波微微荡漾的样子。

【原文】 夫癫痫之疾,诸方所载,并作一证治之。愚谓癫与痫,难以一概而论,故癫者全归于心。痫者,归于五脏。所谓癫者,神不守舍,狂言妄语,如有所见,动经年岁,不得即愈。若心经有损,是为真病。如心经蓄热,则当清心除热。如痰迷心窍使然,又当下痰而宁其心志。妇人因血壅迷心,或因产后恶露上冲而语言错乱,神志不守者,各当随其证治之。

紫石英　芍药　龙骨一本用黄芩　青石脂　白鲜皮　麻黄　当归　甘草　栝蒌根　桂心　人参各二两　牡蛎三两　大黄五两

上为散,分作七裹。每以大枣十枚,水三升,煮取二升半,去滓。下一裹大枣汁中,煎取一升,去滓顿服。相去七日一服,服干即瘥。

五胆丸 治心风,狂走癫痫。

鲤鱼胆　鸡胆　狗胆　猪胆　羊胆各一个,炙,尽汁作一处　蛇黄五两,火煅,蘸胆汁尽为度

上为末,别以狗胆汁为丸,如绿豆大,朱砂为衣,服十五丸。以磨刀汁吞,或只作末,将磨刀水调亦可,食后服。

抱胆丸(出《危氏方》) 治男子妇人一切癫痫风狂,或因惊恐怖畏所致者,及妇人产后血虚,惊气入心,并室女月脉通行,惊恐蕴结,此方累曾经效。本是忠懿王之子有疾,忽得一僧授此,服之即效。本名灵妙观音丹,忠懿王得之,未敢轻信,忽有一风犬,饲以此药立效。破犬腹而视其药,乃抱犬胆,因易今名。

水银二两　朱砂一两,细研　黑铅一两半　乳香一两,细研

上将黑铅入铫子内,下水银结成砂子,次下朱砂滴乳,乘热用柳木槌,研匀,丸如鸡头大。每服一丸,空心井花水吞下,病者得睡,切莫惊动,觉来即安,再一丸可除根本。

大镇心丹(出《三因方》) 治一百二十种癫痫,惊狂谵妄,颠倒昏闷,不知人,喷吐涎沫,及治心惊胆寒,清醒不睡,或左胁偏疼。

辰砂用黄松节酒煮　龙齿用远志苗醋煮

上只取辰砂、龙齿各等分为末,猪心血为丸,如鸡头大,每服一丸,以麦门、冬叶豆、灯心、

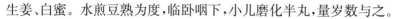

生姜、白蜜。水煎豆熟为度，临卧咽下，小儿磨化半丸，量岁数与之。

陈蒲饮 治卒发风癫狂痫。

用三年陈败蒲一两，切细，以水二升，煎至七合，去滓温饮，治癫痫并风狂，久不瘥者。

凡人患癫狂者，叫呼打人者，皆心经有热。当用镇心药，加大黄与之。泻数行，然后用安神及风药，但得宁静，即是安妥。不可见其瘦弱减食，便以温药补之。补之病必再作，当戒之，缓缓调治饭食可也。因惊癫狂，军中有犯法者，褫衣将受刃，忽然得释，神失如痴，与惊气丸一粒，服讫而寐，及觉病已失矣。风癫者，由血气虚，风邪入于阴经故也。人血气少，则心虚，而精神离散，魂魄妄行。因为风邪所伤，故邪入于阴，则为癫疾。夫顺墙而卧，风利吹之，人必发癫痫，及体重人卧，春夏向东，秋冬向西，此是常法。

麦门冬丸（出《圣济总录》） 治风癫，狂乱失心，安魂定志。

麦门冬去心焙，一两 虎睛一对，微炙 龙齿一两，研 金箔一百片，研 银箔一百片，研 石膏研 升麻 枳实麸炒 生姜切，炒 白茯苓去黑皮 人参锉，各一两 玄参 葳蕤炒 芍药 甘草炙，锉 远志去心，各三两 柏子仁生用 薤白细切，焙干 牛黄别锉，各半两

上除虎睛，并别研六味外，余捣罗，再与研者同罗为末，炼蜜和丸，如梧桐子大，每服二十丸，煎地骨皮汤下，日三夜一，不拘时候。

茯神丸（出《圣济总录》） 治风癫瘈疭，神魂不定。

茯神去木 龙骨 龙齿 龙角三味去土一处 龙胆去苗土，铁精捣研入前三味同研 蔓荆实擦去白皮，各一两 干姜炮 人参 远志 黄连去须炒，各三分 大黄锉，醋炒，一两半 芎藭 白芷 当归切，焙 黄芩去黑心 桂去粗皮，各半两

上先将一十三味，捣罗为末，入别研者四味，和令匀，炼蜜丸如梧桐子大，每日空心及日午食前，用蜜汤下十五丸，渐加至二十丸。

蚕纸散（出《肘后方》） 治风癫，狂发欲走，或自高贵，称神圣，皆应备诸火，灸百会、风池、膏肓、三里效，乃得永瘥耳。若或悲泣呻吟者，此为邪魅非狂，依邪方治之。用生蚕纸烧灰，酒、水任下。

乌巴丸（出《经验良方》） 治癫邪，结热狂乱，不辨尊卑，吼叫丑骂。

用巴豆五粒去壳，乌梅五个去核，焙干同研匀，滴水为丸，如粟米大。朱砂为衣，大人三五丸，加至十五丸，量大小加减，淡姜汤夜卧吞下，通利三五行。病去白粥补之。

郁金丸（出《危氏方》） 治癫狂可畏，数年不愈，多因惊忧得之，痰涎留于心窍。

蝉肚郁金七两，真蜀川来者 明矾三两

上为末，薄糊为丸，如梧桐子大。每服五十丸，汤水任服。初服觉心胸间有物脱去，神气洒然，再服稍苏，多服此药，大能去痰。一方治痫，用生姜汁糊为丸，仍以生姜汤送下。

治邪狂癫，大叫奔走。

虾蟆一枚大者，去肠中滓令净，将肠胃却入腹中，入瓶子中固济，渐以火烧通赤，以土罨定，隔日取出，入麝香一钱，用同研令细。每服新汲水调下一钱。

治风痰癫狂，除瘟痹。

用天门冬末，服方寸匕。日三，无问山中人间，常发久新，酿酒服之。治狂癫不识人，不能语者。

以水服伏龙肝方寸匕。（《普济方·卷九十九·诸风门·癫痫（附论）》）

【原文】 夫风邪癫痫者,因血气虚,风邪入于阴经故也。人有血气,荣养脏腑,若血气少,则心虚而精神离散,恍惚不安,因为风邪所伤,则发癫也。又痫病者,亦曰积血,风气热发,则仆地涎沫。无所觉者是也,宜以食治之。

方猪心羹方(出《圣惠方》) 治风痫惊痫,忧恚虚悸气逆,及妇人产后中风,惊邪恍惚。

猪心一枚 枸杞叶半斤 葱白五茎,切

上各细切,于豉中调和作羹食之,作粥及蒸炒食之亦得。

石膏粥方(出《圣惠方》) 治风邪癫痫,口干舌难,心烦头痛,暴热闷乱。

石膏半斤 粳米三合

上以水五大盏,煮石膏,取二大盏。去石膏,用米煮粥,欲熟入葱白二茎,豉汁三合,更同煮。候熟,空心食之,石膏可三度用。

野狐肉方(出《圣惠方》) 治惊痫风痫,精神恍惚,言语错谬,歌笑无度,兼五脏疾冷,蛊毒寒热。

用野狐肉一斤及五脏,治如食法。于豉中作羹,调以五味食之。或作粥臛,炙蒸并得,或以羊肉,或鲫鱼汁替汁亦得。然不如豉汁,病人吐出清涎为效。

白雄鸡羹方(出《圣惠方》) 治风邪癫痫,不欲睡卧,自能骄倨,妄行不休,言语无度,安五脏下气。

用白雄鸡一只,治如食法。以水煮烂熟,擘开肉,于汁中,入葱白、姜、五味作羹,空心食之。

猪头鲙方(出《圣惠方》) 治风邪癫痫,发歇不定。

用猪头一枚,水煮熟,停冷,切作鲙,以五味食之。

驴肉腌脍方(出《圣惠方》) 治风邪癫痫,及愁忧不乐,安心下气。

用驴肉五斤,水煮肉,细切,于豉汁中,著葱酱作腌脍食之,或作羹亦得。

猳猪肉脍方(出《圣惠方》) 治风邪癫狂,病经久不瘥,或歌或笑,行走无时。

用猳猪肉五斤,水煮熟,切作脍,入五味,取任食之。(《普济方·卷二百五十七·食治门·食治痫风癫》)

【原文】 夫妇人癫狂病者,由血气虚,受风邪为害也。人禀阴阳之气而生,而风邪久并于阴,则为癫,久并于阳则为狂。阴之与阳,有虚有实,随其虚时,为邪所并则发也。癫者,卒发意不乐,直视仆地,吐涎沫,口喎目急,手足撩戾,无所觉知,良久乃苏。狂者,少卧不饥,自高贤也,自辨智也,自贵倨也,妄笑好歌乐,妄行不休,故曰癫狂也。

方安神镇心琥珀丸(出《圣惠方》) 治妇人风邪凌心,言语不定,精神恍惚,乃成癫狂,发歇无时。

琥珀细研 真珠细研,水飞过 天竹黄细研 铁粉 龙齿细研如粉,各一两 牛黄半两,细研 光明砂三分,细研,火飞过 金箔五十片,细研 银箔五十片,细研 腻粉半两,研入 麝香一分,细研 犀角屑二分 露蜂房半两,微炙 龙胆半两 川升麻半两 天门冬三分,去心焙 钩藤三分 茯神三分 菖蒲三分 远志三分,去心 麦门冬三分,去心焙 人参三分,去芦头 白鲜皮三分 黄芩半两 蚱蝉半两,微炒 干干蝎半两,微炒 甘草半两,炙微赤,锉

上为细末,入研了药令匀,炼蜜和捣三五百杵,丸如梧桐子大,每服竹叶汤下十五丸。

虎眼丸(出《圣惠方》) 治妇人风邪发癫狂及诸痫。

虎睛一对,微炙 秦艽半两,去苗 龙齿半两 防葵半两 黄芩半两 雄黄半两,细研,水飞过 汉

防己半两　羌活一分　川升麻三分　寒水石三分　茯神半两　远志三分,去心　石膏一两,细研　鬼箭羽一分　天雄半两,炮裂,去皮脐　蛇蜕皮五寸,炒　露蜂房一分　白鲜皮一分　白薇一分　贯众一分　麝香一分,细研　牛黄半两,细研

上为细末,入研了药同研令匀,炼蜜和捣五七百杵,丸如梧桐子大。每服二十丸,温水下,不计时候。

牛黄散(出《圣惠方》)　治妇人风邪癫狂发作无时。

牛黄半两,细研　麝香一分,细研　琥珀三分,细研　桂心半两　赤箭三分　白附子三分,炮裂　铅霜二分,细研　金箔五十片,细研　银箔五十片,细研　朱砂三分,细研　人参三分半,去芦头　羚羊角屑二分　虎头骨三分,烧灰　茯神三分　全蝎一分,炒　雄黄三分,细研　羌活三分　犀角屑三分

上为细散,入研了药研匀,每服一钱,温酒调下,不拘时候。

菖蒲散(出《圣惠方》)　治妇人风邪,恍惚悲啼,或狂走不定,如有鬼神所著,口噤,水浆不下,面目变色,甚者不识人。

菖蒲一两九节者　秦艽　桂心各半两　当归半两,锉,微炒　禹余粮半两,捣碎　人参半两,去芦头　附子炮裂,去皮脐　黄芩　远志去心　防风去芦头,各半两　龙骨　赤石脂　赤茯苓　赤芍药　芎藭　汉防己各一两　甘草三分,炙微赤,锉

上为散,每服三钱,以东流水一中盏,煎至六分,去滓食前温服效。

铁粉丸(出《圣惠方》)　治妇人风邪癫狂,每发狂乱妄语倒错,不识人。

铁粉二两,细研　蛇蜕皮半两,烧灰　鬼督邮二分　龙齿二两　寒水石二两　败天公一两,烧灰　防风一两,去芦头　沙参半两,去芦头　龙胆二两,去芦头　羚羊角屑二两　蚱蝉一两,微炙　地骨皮二两　商陆一两　牛黄一分,细研　石膏二两,细研,水飞过　黄连半两,去须

上为细末,入研了药同研令匀,炼蜜和捣一千杵,丸如梧桐子大。每服二十丸,煎地骨皮汤下,不拘时服。

防风散(出《永类钤方》)　治妇人风邪癫狂,或啼泣不止,或歌笑无度,或心神恐惧,或言语失常。

防风　茯神　独活　人参　远志去心　龙齿　菖蒲去毛　石膏　牡蛎各一两,煅　秦艽禹余粮石　桂心各半两　甘草二分　蛇蜕一尺,炙

上为粗末,每服三钱,水一盏半,煎至七分,去滓,温服。有妇人中风,狂蹶有年,用《局方》惊气丸去附子加铁粉,取效。

羚羊角散

羚羊角屑三分　菖蒲去毛　独活　远志去心　防风各五钱　茯神去木　石膏　麦门冬去心龙齿另研　白鲜皮各一两　人参　生干地黄各三分

上为粗末,每服三钱,水一盏半,煎至七分,温服无时。又云阳厥狂怒,饮以铁落,狂怒出于肝经,肝属木,铁落金也,以金制木之意。愚曾治一女人,眼见鬼物,言语失常,循衣直视,众医多用心药,治之无效,仆投养正丹二贴,煎乳香汤送下,以三生饮佐之,立愈。又一男子,亦曾病此证,亦用此药收效,然养正丹与百一方抱胆丸无异,抱胆丸内中无硫黄、有乳香也,内加独活、远志各半两,妙。

虎睛散　治妇人风邪,癫狂发歇无时,跳踯②大叫,张目挥臂,恒欲打人,或时大走,不避水火。

虎睛一对,新者文火炙黄取入　露蜂房一两,微炙　石长生一两　枫树寄生三两　茯神一两　防风一两,去芦头　独活一两　天雄一两,炮裂,去皮脐　当归一两,锉,微炒　桂心一两　鸡头并肝一具,炙令黄　甘草三分,炙微赤,锉　朱砂半两,细研　麝香一分,研入

上为细末,入研了药令匀,每服不计时候,以温酒调下一钱。

远志散　治妇人风邪,悲思愁忧,喜怒无常,梦寐不安,心神恐惧。

远志三分,去心　白术二(一)两,微炒　桂心半两　茵芋半两　天雄半两,炮裂,去皮脐　龙齿半两　菖蒲半两　附子半两,炮裂,去皮脐　生干地黄半两　细辛半两　甘草半两,炙微赤,锉　杨柳上寄生一两

上为细末,每服空心及食前以温酒调下一钱。

珍珠散　治妇人风邪,神识不安,癫狂言语失次,如见鬼神。

珍珠三分,细研,水飞过　水精三分,细研,水飞过　铅霜三分,细研　人参一两,去芦头　茯神一两　朱砂一两,细研,水飞过　雄黄半两,细研　金箔五十片,细研　银箔五十片,细研　琥珀三分,细研

上为细末,入研了药令匀,每服不计时候,用薄荷汁调下半钱。

加味逍遥散　治患癫疾歌唱无时,逾垣上屋,乃荣血迷于心包所致。

逍遥散加远志去心,桃仁去皮尖,苏木、红花各一钱,水一盏半煎,服后病退。却用平胃散内减厚朴三分之二,加生苍术二倍,川升麻苍术等一半,水一盏半,煎至一盏服之。全安须常服,以绝其根。

小柴胡汤　治血热癫狂。

小柴胡汤加生姜、生地黄同煎,日三服。须服百余服即安,凡妇人癫狂未可顿服补心药。

治妇人风邪癫狂大叫奔走。

用虾蟆一枚大者,去肠中滓令净并肠胃,却纳腹中入瓶子中固剂,以火烧通赤,以土罨定,隔日取出,入麝香一钱同研细,新水调下一钱。

神效散　用伏龙肝研极细,每服以东流水调下一钱,日三服。

治肝邪传心,日夜烦躁,忽如癫狂,不常安处方。

桔梗　贝母去心　黄芩　独活　麦门冬去心　桑寄生　沉香　茯苓　荆芥穗　玄参　朱砂　升麻各一分

上细杵罗为末,每服二钱,水一盏煎取八分,非时去滓吃,烦躁时吃也。

治肝心受邪,日夜烦躁不得眠睡方。

酸枣仁　茯苓　地榆　防风各等一分

上细杵罗为末,每服三钱匕,以水一盏,仓米五十粒,先煮仓米熟,去米入药末再煎二三沸,空心去滓服。(《普济方·卷三百十七·妇人诸疾门·风邪癫狂》)

【原文】 露珠丸　治十岁以上癫狂,夫阴盛为癫,阳盛为狂,阴阳相并,则癫狂乱走,语言错杂,悲歌不定,忧喜无常。

上以辰砂一两,琉璃器内盛,露四十九夜,遇阴雨日不算,入牛黄一钱,炼蜜和如豌豆大,空心一丸,冷水下,更常服宁心膏。(《普济方·卷三百七十七·婴孩一切痫门·癫痫(附论)》)

【参考文献】　(明)朱橚.普济方[M].北京:人民卫生出版社,1982.

【注释】

① 蹢(zhí):意为徘徊,蹬踢。

明·《医学纲目》

【原文】 狂谓妄言妄走也,癫谓僵仆不省也,各自一症,今以狂入脾部,癫入肝部。然《经》有言狂癫疾者,有言狂互引癫者,又言癫疾为狂者,此则又皆狂癫兼病。今病有妄言妄走,顷时前后僵仆之类,有僵仆后妄见鬼神半日方已之类,是以癫狂兼病者也。

〔《难》〕癫狂之病,何以别之? 然,狂之始发,少卧而不饥,自高贤也,自辨智也,自贵倨也,妄笑好歌乐,妄行不休是也。癫疾始发,意不乐,直视僵仆,其脉三部阴阳俱盛是也。重阳者狂,重阴者癫。《二十难》王注云:狂病之后,不欲眠卧,不肯饮食,自言贤智尊贵歌笑行走不休,今人以为癫疾谬矣。[批]诊。

〔《素》〕二阴二阳皆交至,病在肾,骂詈妄行,癫疾为狂。《阴阳类论》王注云:二阴肾水,二阳胃土,土刑水,病在肾胃为狂。〔《灵》〕邪入于阳则为狂,转则为癫疾。(《九针篇》)

〔《素》〕癫疾厥狂,久逆之所生也。(《通评虚实论》)太阳所谓狂癫疾者,阳尽在上而阴气从下,下虚上实,故狂癫疾也。(《脉解篇》)

针灸,狂癫有二法:[批]针灸。其一取胃。《经》云:足阳明之别,名曰丰隆,去踝八寸,别走太阴,其病实则狂癫,取之所别是也。其二取膀胱。《经》云:膀胱足太阳之脉所生病者狂癫,视盛虚热寒陷下取之也。

〔《甲》〕狂癫疾吐舌,太乙及滑肉、期门主之。狂仆,温溜主之。狂癫疾,阳谷及筑宾、通谷主之。狂互引颠疾数发,后溪主之。狂癫,阴谷主之。(《医学纲目·卷之二十五·脾胃部·狂癫》)

【参考文献】 (明)楼英.医学纲目[M].北京:中国中医药出版社,1996.

明·《秘传证治要诀及类方》

【原文】 癫狂由七情所郁,遂生痰涎,迷塞心窍,不省人事,目瞪不瞬,妄言叫骂,甚则逾垣①上屋,裸体打人,当治痰宁心,宜辰砂妙香散,加金箔珍珠末,杂青州白圆子末,浓姜汤调下,吞十四友圆,滑石六一汤,加珍珠末,白汤调下。

有病癫人专服四七汤而愈,盖痰迷为颠,气结为痰故也,如健忘,如惊悸,如怔忡、五痫,亦宜用此。

如颠狂不定,非轻剂所能愈者,宜太乙膏及抱胆丸。心风者,精神恍惚,喜怒不常,无语时或错乱,有颠之意,不如颠之甚,亦痰气所为也,宜星香散,加石菖蒲、人参各半钱,下寿星丸。

有心经蕴热,发作不常,或时烦躁,鼻眼各有热气,不能自由,有类心风,稍定复作,参苏饮加石菖蒲一钱。有妇人狂言叫骂,歌笑不常,似祟凭依,一边眼与口角吊起,或作颠治,或作心风治,皆不效,乃是旧有头风之疾,风痰作之使然,用芎心汤加防风十分,数服其病顿愈。(《秘传证治要诀及类方·卷之九·虚损门·癫狂》)

【参考文献】 (明)戴原礼.秘传证治要诀及类方[M].沈凤阁点校.北京:人民卫生出版社,1989.

【注释】 ①垣(yuán):此字始见于战国金文。"垣"本义为墙。

明·《神应经》

【原文】 心邪癫狂，攒竹、尺泽、间使、阳溪。癫狂，曲池、小海、少海、间使、阳溪、阳谷、大陵、合谷、鱼际、腕骨、神门、液门、冲阳、行间、京骨、肺俞(百壮)。癫痫，攒竹、天井、小海、神门、金门、商丘、行间、通谷、心俞(百壮)、后溪、鬼眼(四穴，在手大指、足大趾内侧爪甲角，其艾炷半在爪上、半在肉上，三壮极妙)。癫疾，上星、百会、风池、曲池、尺泽、阳溪、腕骨、解溪、申脉、昆仑、商丘、然谷、通谷、承山(针三分速出，灸百壮)。

狂言，太渊、阳溪、下廉、昆仑。狂言不乐，大陵。多言，百会。癫狂，言语不择尊卑，灸唇里中央肉弦上一壮，炷如小麦大。又用钢刀割断更佳。狂言数回顾，阳谷、液门。

喜笑，水沟、列缺、阳溪、大陵。喜哭，百会、水沟。目妄视，风府。鬼击，间使、支沟。鬼邪，间使。

仍针后十三穴，第一鬼宫(即人中穴)，第二鬼信(手大指爪甲下入三分)，第三鬼垒(足大趾爪甲下入肉二分)，第四鬼心(即太渊穴入半寸。未必并针，只五六穴即可知矣。若是邪蛊之精，便自言说论其由来。往验有实立得精灵，未必须尽其命求去，与之男从左起针，女从右起针。若数处不言，便通穴针之)，第五鬼路(即申脉穴，火针七锃，二三下)，第六鬼枕(大椎上入发际一寸)，第七鬼床(耳前发际穴)，第八鬼市(即承浆穴)，第九鬼宫(即劳宫穴)，第十鬼堂(即上星，火针七锃)，第十一鬼藏(阴下缝，灸三壮)，第十二鬼臣(即曲池，火针)，第十三鬼封(舌下一寸缝)。依次而行，针灸并备主之。

见鬼，阳溪。厌梦，商丘。中恶不省，水沟、中脘、气海。不省人事，三里、大敦。发狂，少海、间使、神门、合谷、后溪、复溜、丝竹空。狐魅神邪迷附癫狂，以两手两足大拇指(趾)，用绳缚定，艾炷着四处，尽灸一处。灸不到，其疾不愈，灸三壮(即鬼眼穴)。小儿胎痫、奶痫、惊痫亦依此法灸一壮，炷如小麦大。卒狂，间使、后溪、合谷。狂走，风府、阳谷。

瘈疭指掣[①]，哑门、阳谷、腕骨、带脉。呆痴，神门、少商、涌泉、心俞。久狂登高而歌，弃衣而走，神门、后溪、冲阳。瘈惊[②]，百会、解溪。暴惊，下廉。癫疾，前谷、后溪、水沟、解溪、金门、申脉。(《神应经·心邪癫狂部》)

【参考文献】 (明)陈会，刘瑾，(元)王国瑞. 神应经[M]. 李宁点校. 北京：中医古籍出版社，1990.

【注释】
① 掣(chè)：意义有牵引、拉、拽、牵制、控制、抽、拔。
② 瘈惊(chì)：筋脉痉挛，如瘈厥(痉挛，昏厥)；瘈疭(惊风，痫病，泛指手足痉挛)。

明·《医学正传》

【原文】 论《内经》曰：巨阳之厥，则肿首头重，足不能行，发为眴仆(眴摇其目而暴仆也)。是盖阳气逆乱，故令人卒然暴仆而不知人，气复则苏，此则痫之类也。又曰：阳明之厥，则癫疾欲走呼，腹满不得卧，面赤而热，妄见妄言。又曰：甚则弃衣而走，登高而歌，逾垣上屋，骂詈不避亲疏。是盖得之于阳气太盛，胃与大肠实热燥火郁结于中而为之耳，此则癫狂之候也。曰癫曰狂，分而言之，亦有异乎？《难经》谓重阴者癫，重阳者狂。《素问》注云：多喜为癫，多怒为狂。然则喜属于心而怒属于肝，乃二脏相火有余之证，《难经》阴阳之说，恐非理也。大抵狂为痰火实盛,癫为心血不足,多为求望高远不得志者有之。痫病独主乎痰,因火动之所作也。治法,痫宜乎吐,狂宜乎下,癫则宜乎安神养血,兼降痰火。虽然此三证者,若神脱而目瞪如愚痴者,纵有千金我酬,吾未如之何也已矣。

　　脉法:脉大坚疾者癫狂,脉虚弦为惊,为风癫。脉沉数为痰热,脉大滑者自已,沉小急疾者死,虚而弦急者死。寸口沉大而滑,沉则为实,滑则为气,实气相搏,入脏则死,入腑则愈。丹溪曰:癫狂,脉虚易治,实者难治。

　　方法:丹溪曰:痫证大率属痰与火,不必分五等。大法:行痰为主药,用黄连、南星、栝蒌、半夏。寻火寻痰分多少,治无不愈者。有热者,用凉药以清心。有痰者,必用吐,吐后用东垣安神丸及平肝之药青黛、柴胡、川芎之类。

　　癫狂《原病式》所论甚精,盖以世以重阴为癫,重阳为狂,误也,大概皆是热耳。

　　卢氏曰:重阴重阳之分,《难经》之言也。河间谓《素问》注云,多喜为癫,多怒为狂,五志所发皆为热也,心热甚则多喜,火旺制金不得平木,则肝实而多怒也。又发热于中,则多干阳明,《经》谓阳明之厥则癫疾,又谓服膏粱芳草石药,则热气慓悍,发为癫狂。此《原病式》本《素问》之论,以明癫狂俱是热病,而重阴之说非也。

　　大率多因痰结于心胸间,宜开痰镇心神。亦有中邪者,以治邪法治之。

　　神不守舍,狂言妄作,经年不愈,如心经蓄热,当清心除热,如痰迷心窍,当去痰宁心,宜大吐大下愈。

　　二白丸(《元戎》)　治痰涎为病患,以致癫痫狂妄惊悸等证。

　　白矾一两　　轻粉一字或五分,量虚实加减

　　上用生蒸饼剂裹,蒸熟去皮,可丸,入轻粉,丸如梧桐子大。每服二三十丸,生姜汤下,小儿如黍米大。

　　碧霞丹(《局方》)　治痰涎壅塞,牙关紧急,目睛上视,癫痫狂妄等证。

　　石绿五钱,研,九度飞　　附子尖　　乌头尖　　蝎稍各二十个

　　上为末,入石绿令匀,面糊为丸,如鸡头实大。每服一丸,薄荷汤化下,更以温酒半合饮之,须臾吐出痰涎,然后随证以他药治之。如口噤①者,撬开②灌之。

　　控涎丹(《三因》)　治痰迷心窍,狂言谵语,如有所见。(方见痰饮门)

　　牛黄泻心汤(《御药院方》)　治心经邪热,狂言妄语,心神不安。

　　脑子另研　　牛黄另研　　朱砂另研,各一钱五分　　大黄生,一两

　　上各研为细末,和匀再研,每服三钱,煎生姜、蜜水调下。

　　牛黄清心丸(《局方》)　治心气不足,神志不定,惊恐癫狂,语言谵妄,虚烦少睡,甚至弃衣而走,登高而歌,逾垣上屋等证。

　　羚羊角末,一两　　人参去芦,二两五钱　　白茯苓一两二钱　　川芎一两二钱半　　防风去芦,一两五钱　　阿胶炒,七钱五分　　干姜炒,七钱五分　　白术一两五钱　　牛黄研,一两二钱　　麝香研,一两　　犀角末二两　　雄黄研飞,八钱　　龙脑研,一两　　金箔内除四百片为衣,一千四百片　　白芍药一两五钱　　柴胡去芦,一两二钱　　甘草锉,炒,五两　　干山药七两　　麦门冬去心,一两五钱　　桔梗去芦,一两二钱　　杏仁去皮尖及双仁者,麸炒黄色,一两二钱半,另研　　黄芩去朽,一两五钱　　神曲炒,二两五钱　　大枣蒸熟去皮核,研成膏,一百个　　白蔹七钱五分　　蒲黄炒,二两五钱　　当归去头,一两五钱　　大豆黄卷炒,一两七钱半　　肉桂去皮,一两七钱半

　　上除枣、杏仁、金箔外,牛黄、龙脑、麝香、雄黄四味研为细末,入余药和匀,炼蜜入枣膏为

丸,金箔为衣。每服一丸,食后温水化下。

《丹溪活套》云:五志之火,因七情而起,郁而成痰,故为癫痫狂妄之证,宜以人事制之,非药石所能疗也。须诊察其由以平之:怒伤于肝者,为狂为痫,以忧胜之,以恐解之。喜伤于心者,为癫为痫,以恐胜之,以怒解之。忧伤于肺者,为痫为癫,以喜胜之,以思解之。思伤于脾者,为痫为癫为狂,以怒胜之,以喜解之。恐伤于肾者,为癫为痫,以思胜之,以忧解之。惊伤于胆者为癫,以忧胜之,以恐解之。悲伤于心胞者为癫,以恐胜之,以怒解之。此法惟贤者能之耳。(祖传方)(《医学正传·卷之五·癫狂痫证》)

【参考文献】 (明)虞抟.医学正传[M].郭瑞华点校.北京:中医古籍出版社,2002.

【注释】

① 口噤(jìn):病症名。指牙关紧闭,口不能开的症状。

② 撵开(gǎn):本义用棍棒碾轧;来回细擦、细抹。撵开比喻把嘴撬开。

明·《针灸素难要旨》

【原文】 癫疾者,始生先不乐,头重头痛,视举目赤,甚作极已而烦心,候之于颜,取手太阳、阳明、太阴,血变而止。癫疾始作而引口啼呼喘悸者,候之手阳明太阳,左强者攻其右,右强者攻其左,血变而止。癫疾始作,先反僵,因而脊痛,候之足太阳、阳明、手太阳,血变而止。治癫疾常与之居,察其所当取之处,病至视之,有过者泻之,置其血于瓢壶之中。至其发时,血独动矣。不动灸穷骨二十壮,穷骨者骶骨也。骨癫疾者,顑齿诸俞分肉皆满,而骨居,汗出烦悗,呕,多沃沫,气下泄不治。脉癫疾者暴仆,四肢之脉皆胀而纵,脉满,尽刺之出血,不满灸之。挟项太阳灸带脉于腰相去三寸,诸分肉本输,呕多沃沫,气下泄不治。癫疾者,疾发如狂者死不治,狂始生,先自悲也,喜忘苦怒,善恐者,得之忧饥,治之取手太阴、阳明,血变而止,及取足太阴、阳明。狂始发少卧不饥,自高贤也,自辩智也,自尊贵也,善骂詈,日夜不休,治之取手阳明、太阳、太阴、舌下、少阴,视之盛者皆取之,不盛释之也。狂言惊善笑,好歌妄行不休者,得之大恐,治之取手阳明、太阳、太阴。狂目妄见,耳妄闻,善呼者,少气之所生也,治之取手太阳、太阴、阳明,足太阴、头两顑①,狂者多食,善见鬼神,善笑而不发于外者,得之有所大喜,治之取足太阴、太阳、阳明,后取手太阴、太阳、阳明。狂而新发,未应如此者,先取曲泉左右动脉,及盛者见血,有顷已,不已以法取之,灸骨骶二十壮。大热偏身,狂而妄见、妄闻、妄言,视足阳明及大络取之,虚者补之,血而实者泻之。因其偃卧,居其头前,以两手四指夹按颈动脉,久持之,卷而切推,下至缺盆中而复止,如前热去乃止,此所谓推而散之也。病在诸阳脉,且寒且热,诸分且寒且热,名曰狂。刺之虚脉视分尽,热病已止。病初发岁一发不治,月一发不治,月四五发,名曰癫,刺诸分诸脉,其无寒者,以针调之。(《针灸素难要旨·卷二下·十·癫狂》)

【参考文献】 (明)高武.针灸素难要旨[M].上海:上海卫生出版社,1958.

【注释】 ① 顑(hàn、kǎn):异体字"顄"。《广韵》呼唵切,音喊。食不饱也。

明·《针灸聚英》

【原文】 心邪癫狂攒竹穴,阳溪间使与尺泽。癫狂肺俞至百壮,曲池一七理所当,小海少海间使穴,阳溪阳谷大陵方,京骨合谷与鱼际,腕骨神门与冲阳,液门穴与行间穴,十六穴灸斯为臧。癫痫攒竹神门中，天井小海金门同，商丘行间与通谷，心俞后溪鬼眼攻，通前总计十一穴，心俞百壮有神功。鬼击间使与支沟，癫疾上星百会头，风池曲池与尺泽，阳溪腕骨与商丘，解溪后溪及申脉，昆仑然谷通谷求，承山针三分速出，灸至百壮疾即瘳。狂言阳溪与太渊，并及昆仑与下廉。狂言不乐太阳穴，多言用治百会尖，痫狂言语无尊卑，唇里中央肉缝宜，灸上一壮如小麦，又用钢刀割断奇。患者狂言数回顾，宜治阳谷液门穴，喜笑阳溪及大陵，并及水沟与列缺，喜哭百会水沟中，目妄视兮风府攻。鬼邪须治间使穴，仍针后溪起鬼宫。试问鬼宫何所在，要识此穴即人中，二鬼信兮手大指，甲下入肉三分是。三鬼垒兮足大指，甲下入肉二分是。四鬼心兮即太渊，治之须至入寸半，男从左兮女从右，起针之法依此等。五鬼路兮即申脉，火针七锃三分下。六鬼枕兮大杼上，入发一寸非虚假，耳前发际七鬼床，八鬼市穴即承浆，九鬼营即劳宫穴，上星穴是入鬼堂。火针七锃鬼堂用，鬼藏阴下缝三壮，十二鬼臣即曲池，火针亦与曲池宜，十三轮该是鬼封，即是舌下一寸缝。依次而行针灸备，二者兼到有神功。假如见鬼治阳溪，凡人魇梦商丘宜。中恶不省水沟穴，中脘气海当兼医。不省人事用三里，大敦一穴相兼治。发狂少海间使中，合谷后溪丝竹空，并兼复溜穴在内，治之立待有神功。狂走风府阳谷安，狐魅神邪狂与痫，两手两足大拇指，用绳缚定灸四尖，要识此穴名鬼眼，灸至三壮病必痊。小儿奶痫惊痫证，亦依此法一壮燃。卒狂间使合谷中，并及后溪三穴攻。瘛疭指掣哑门穴，阳谷腕骨与劳宫，带脉一穴并四穴，通前五穴收全功。呆痴神门少商宜，涌泉一穴与心俞。登高而歌摄衣走，久狂神门及后溪，并及冲阳共三穴，等闲感应似神祇。瘈惊百会解溪头，暴惊下廉一穴求，癫疾前谷后溪穴，解溪金门及水沟，再兼一穴是申脉，按穴治之此疾瘳[①]。（《针灸聚英·卷四下·杂病歌·心邪癫狂》）

【参考文献】 （明）高武. 针灸聚英[M]. 北京：中国中医药出版社，2007.

【注释】 ① 疾瘳（jí chōu）：指病愈。

明·《名医类案》

【原文】 一人年十八，病眩晕狂乱。此非伤寒狂。医以为中风，已而四肢厥冷，欲自投水中。欲投水中，若不细审，竟以为阴竭发躁矣。医曰：是当用乌、附，庶足以回阳。翁曰：此心脾火盛，阳明内实，用热药，则不治，强以泻火解毒之剂，三服愈。（火热）

沧洲翁治一人，病寓湖心僧舍以求治。翁至，其人方饭，坐甫定，即搏炉中灰杂饭猛噬，且喃喃詈人，命左右掖之，切其脉，三部皆弦直上下行，而左寸口尤浮滑，盖风留心胞症也，法当涌其痰而凝其神。既涌出痰沫四五升，即熟睡竟日乃寤，寤则病尽去。徐以治神之剂调之，神完如初。（痰）

一妓患心疾，狂歌痛哭，裸裎妄詈。问之，则瞠视默默。脉沉坚而结，曰：得之忧愤沉郁，食与痰交积胸中。涌之，皆积痰裹血，后与大剂清上膈，数日如故。（笑哭不常）

蒋仲宾，江阴人，来吴中，人未知奇。有老兵行泣道上。问之，曰：吾儿为鬼魅所凭，医莫能治，今垂笃矣。仲宾往视之，其子方裸体瞠目，大诟且殴，人不可近。仲宾即令其家取蚯蚓数十条捣烂，投水中去泥，以水遥示病者。病者见水，遽起持饮，未尽，帖然安卧，更与药泻之而愈。由是名著吴下。（邪祟）

开元中，有名医纪朋者，观人颜色谈笑，知病浅深，不待诊脉。帝闻之，召于掖庭中看一宫人，每日晨，笑歌号若狂疾，而足不能履地。朋视之曰：此必因食饱而太竭力，顿仆于地而然。乃饮以云母汤,令熟寝,觉而失所苦。问之,乃言因太华公主载诞,宫中大陈歌吹,某乃主讴,惧其声不能清且长,吃豚蹄羹饱,而当筵歌大曲,曲罢,觉胸中甚热,戏于砌台上,高而坠下,久而方苏,病狂足不能步也。

许叔微《本事方》云:军中有一人犯法,裓①衣将受刀,得释,神失如痴,与惊气丸一粒,服讫②而寝,及觉,病已失矣。江东张提辖妻,因避寇,失心已数年,授以方随愈。又黄山沃巡检妻,狂厥逾年,更十余医不愈。亦授其方,去附子,加铁粉,不终剂而愈。铁粉非但化痰镇守,至如推抑肝邪特异。若多恚怒,肝邪太盛,铁粉能制之。《素问》言阳厥狂怒,治以铁落,金制木之意也。

邝子元由翰林补外十余年矣,不得赐还,尝侘傺③无聊,遂成心疾。每疾作,辄昏瞆如梦,或发谵语,有时不作,无异平时。或曰:真空寺有老僧,不用符药,能治心疾。往叩之,老僧曰:相公贵恙,起于烦恼,生于妄想。夫妄想之来,其几有三,或追忆数十年前荣辱恩仇,悲欢离合,及种种闲情,此是过去妄想也。或事到跟前,可以顺应,即乃畏首畏尾,三番四复,犹豫不决,此是现在妄想也。或期望日后富贵荣华,皆如所愿,或期功成名遂,告老归田,或期望子孙登荣,以继书香,与夫不可必成,不可必得之事,此是未来妄想也。三者妄想,忽然而生,忽然而灭,禅家谓之幻心;能昭见其妄,而斩断念头,禅家谓之觉心。故曰:不患念起,惟患觉迟。此心若同太虚,烦恼何处安脚?又曰:相公贵恙,亦原于水火不交,何以故?凡溺爱冶容而作色荒,禅家谓之外感之欲。夜深枕上思得冶容,或成宵寐之变,禅家谓之内生之欲。二者之欲,绸缪染著,皆消耗元精。若能离之,则肾水滋生,可以上交于心。至若思索文字,忘其寝食,禅家谓之理障。经纶职业,不告劬劳④,禅家谓之事障。二者之障,虽非人欲,亦损性灵。若能遣之,则心火不致上炎,可以下交于肾。故曰:尘不相缘,根无所偶,返流全一,六欲不行。又曰:苦海无边,回头是岸。子元如其言,乃独处一室,扫空万缘,静坐月余,心疾如失。

滑伯仁治一僧,病发狂谵语,视人皆为鬼。诊其脉累累如薏苡子,且喘且搏,曰:此得之阳明胃实。《素问》云:阳明主肉,其经血气并盛,甚则弃衣升高,逾垣妄詈。遂以三化汤三四下,复进以火剂琇按:火剂,子和谓是黄连解毒汤。乃愈。

沧洲治一人因恐惧遂惊气入心,疾作如心风,屡作,逐逐奔走,不避水火,与人语,则自贤自贵,或泣或笑。切其脉,上部皆弦滑,左部劲于右。盖溢膻中,灌心胞,因惊而风经五脏耳。即投以涌剂,涌痰涎一颣器,徐以惊气丸服之,尽一剂,病瘳。

庞安时治一富家子,窃出游娼,邻有斗者,排动屋壁,富人子大惊惧,疾走惶惑。突入市,市方陈刑尸,富人子走仆尸上,因大恐。到家发狂,性理遂错,医巫百方不能已。庞为剂药,求得绞囚绳烧为灰,以调药,一剂而愈。

齐州有人病狂毒,歌曰:五灵华盖晓玲珑,天府由成汝府中(一作:天府由来是此中)。惆怅此情(一作:闷怀)言不尽,一丸莱菔火吾宫。又歌曰:踏阳春,人间三月雨和尘,阳春踏尽秋风起,肠断人间白发人。后遇一道士,作法治之。乃云:梦中见一红衣少女,引入宫殿,皆红紫饰,小姑令歌。道士曰:此正犯大麦毒,女则心神,小姑脾神也。按医经,萝卜治面毒,故曰火吾宫。即以药并萝卜食之愈。

王中阳治一妇,疑其夫有外好,因病失心,狂惑昼夜,言语相续不绝。举家围绕,捉拿不定。王投滚痰丸八十丸,即便伴睡,是夜不语。次夜,再进一服,前后两次,逐下恶物,患人觉知羞赧，遂饮食起坐如常，五七日能针指，终是意不快。王虑其复作，阴令一人于其前，对旁人曰：可怜某妇人中暑暴死。患者忻然，问曰：汝何以知之？说者曰：我适见其夫备后事也。患者有喜色，由是遂痊。王再询其家人曰：患者月水通否？其姑曰：近来月余不进饮食，瘦损羸劣，想不月也。如血稍鲜时，即来取药。既而报曰：血间鲜红矣。即令服婚合门中滋血汤止之，再服增损四物汤，半月全安，更不举发。

吴荍山治一女子，瘦弱性急，因思过度，耗伤心血，遂得失志癫疾。或哭或笑，或裸体而走，或闭户而多言。父母忧疑，诸疗罔效。吴诊其脉，浮而涩。思虑过伤，神不守舍也。用紫河车二具，漂洗如法，煮烂如猪肚，切片任意啖之，二次即愈。（缓濡则用参，浮涩则用河车，症同而脉异，随脉用药，神乎技矣。）后服定志丸一粒，日煎补心汤一服，调理百日后，乃毕婚，次年生子，身肥壮。

方印山治休宁泰塘一童子，十二岁，患癫症，口渴发热，不能睡，常赤身行走，命人重手拍击其两股，稍拍轻，则不快。时当六月，方至，先用白虎汤，不效。继用抱龙丸、至宝丹，亦不效。渴不止，乃用泉水调牛胆、天花粉，加蜜少许，调一大碗，作二次服之，使人以手揉其胸，自上而下一时许，妙法。乃安卧而愈。

张天池治苏州一人，年近三旬，患狂疾，奔走骂詈，不避亲疏。投丸药七粒，吐黑色痰二三碗，随定，调理而愈，不复发。方用生白砒一钱，巴豆霜一钱，朱砂一钱，面糊为丸。每服七八丸，新汲井花水送下。忌大荤、油、盐一月，看人虚实大小，以丸数加减用。癫病当审外感内伤。（癫狂心疾）（《名医类案·卷二·癫狂痫案》）

【参考文献】 （明）江瓘. 名医类案［M］. 焦振廉注释. 上海：上海浦江教育出版社，2013.

【参考文献】
① 褫（chǐ）：脱去。
② 讫（qì）：本意是指绝止、完毕，也指毕竟、终究。
③ 佗傺（chà chì）：失意而神情恍惚的样子。
④ 劬（qú）劳：出自《诗经·小雅·蓼莪》。指父母抚养儿女的劳累。

明·《明医指掌》

【原文】 ［歌］谵言歌走忽逾墙，妄自称尊号曰狂。颠者身僵心不乐，须知二证有阴阳。

［论］夫狂者，阳证，其状少卧而不饥，妄言歌笑，逾垣上屋，弃衣奔走，自高贤也，自贵倨也，自辨智也。癫者，阴证，其状僵仆，直视，意不乐是也。丹溪云：大率多因痰结于心胸间，治当镇心神，开结痰。有中邪而得者，以治邪法治之。盖阳虚阴实则癫，阴虚阳实则狂。扁鹊云：重阴者癫，重阳者狂。故癫狂二证，阴阳之不同也。

［脉］癫痫之证，阳浮阴沉。数热滑痰，狂发于心。惊风肝痫，弦急可寻，浮病腑浅，沉病脏深。癫脉搏大滑者生，沉小里急者不治。狂脉实大者生，沉小者死。癫脉虚可治，实则死。

癫证：癫者，癫狂如有所见，经年不愈，心经有损，是为真病。若悲哭呻吟，为邪所凭者，非狂也，用蚕故纸一味烧灰，好酒调服二钱。癫风麻仁汤，颠疾失心者，宜助心气，用灵苑方。

癫风麻仁汤

麻仁四升

水六升,猛火煮七合服。

灵苑方　助心气。

朱砂一两,研　　枣仁半两,炒,研　　乳香半两,研

上作一服,温酒下,以醉为度,勿令吐,服后便令睡,待其自醒,则神魂安矣。万一惊触,不可复始。

狂证:狂邪者,发作无时,披头大叫,逾垣上屋,不避水火,弃衣奔走,欲杀人,苦参丸。卒狂妄言者,针大拇指甲上去一韭叶许。大抵狂病,宜大吐、下则可愈,大黄一物汤。

苦参丸　治狂邪大叫。

苦参不拘多少

蜜丸,薄荷汤下五十丸。

大黄一物汤

大黄四两,酒浸一宿

水三升,煎之,分三服。必数日后,方可与食,但得宁静,方为吉兆。不可见其瘦弱减食,便以温药补之,及以饮食饱之,病必再作,戒之!戒之!缓与之食,方为得体,故曰:损其谷气,则病易愈。所以然者,食入于阴,长气于阳故也。

按:前二证,必有所因。或因大怒,动其肝风;或因大惊,动其心火;或素有痰,卒为火升,升而不降,壅塞心窍,神明不得出入,主宰失其号令,心反为痰所役,一时发越。若逾垣上屋,持刀杀人,裸体骂詈[1],不避亲疏,飞奔疾走,涉水如陆者,此肝气太旺,木来乘心,名之曰狂,又谓之大癫,法当抑肝镇心,降龙丹主之。若抚掌大笑,语言不伦,左顾右盼,如见鬼神,片时正性复明,深为赧悔,少倾而状态如故者,此为上膈顽痰泛滥洋溢,塞其道路,心为之碍。痰少降,则正性复明,痰复升,则又发,名之曰癫,法当利肺安心,安神滚痰丸主之。

降龙丹　抑肝镇心。

黑铅一两,熔开,投水银一两,不住手炒,炒至成粉为度,名曰银钞　　朱砂五钱　　蛇含石五钱,火内煅过　　金箔五百片　　银箔五百片

研细,丸如芡实大,每服三丸,茯神汤磨化下。

安神滚痰丸

礞石一两,煅　　风化硝一两　　朱砂一两　　沉香五钱　　珍珠五钱

共末,煎天麻膏,丸如芡实大,每服三丸,姜汁、竹沥调下。(《明医指掌·卷七·癫狂证二》)

【参考文献】　(明)皇甫中,王肯堂.明医指掌[M].北京:人民卫生出版社,1982.

【注释】　① 骂詈(lì):本义骂,责骂。

明·《赤水玄珠全集》

【原文】　书云喜为癫,多怒为狂。《难经》谓:重阴者癫,重阳者狂。

《素问·厥论篇》曰:阳明之厥,则癫疾欲走呼,腹满不得卧,面赤而热,妄见而妄言。《长刺节论篇》曰:病之初也,多岁一发;不治,月一发;不治,月四五发,名曰癫病。又《通评虚实论篇》曰:癫疾厥狂,久逆之所生也。脉搏大滑,久自已,小坚急,死不治。虚可治,实则死。

《灵枢·癫狂篇》曰：癫疾始生，先不乐，头重痛，视举目赤，甚则极已而烦心，啼呼喘悸，先反僵，因而脊痛。又有骨癫、筋癫、脉癫，呕多沃沫，气下泄者，不治。又曰：癫疾者，疾发如狂者，死不治。据此言，疾发如狂者，死不治，可见癫狂非一病也。

《素问·奇病论篇》曰：人生而有病癫疾者，病名何？安所得之？岐伯曰：病名为胎病，此得之在母腹中时，其母有所大惊，气上而不下，精气并居，故令子发为癫疾。启玄子注曰：癫谓上巅，即头首也。

《纲目》曰：以其病在头巅，故曰巅疾。治之者，或吐痰而就高越之，或镇坠痰而从高抑之，或内消其痰邪，使气不逆，或随风寒暑湿之法，用轻剂发散上焦，或针灸头中脉络而导其气，皆可使头巅脉道流通，孔窍开发，而不致昏眩也。是知癫痫之癫，与厥成癫疾，眩冒癫疾之癫，一疾也。王注误分癫为二疾，独孙真人始能一之。今特冠此气乱头癫等经文于《癫痫篇》首，使人知疾有所归，而治有所据也。

《玉机微义》曰：按《内经》，言癫而不言痫，古方以癫痫或并言，或言风痫，或言风癫，或言癫狂，所指不一。盖痫病归于五脏，癫病属之于心。故今以风痫另立一门，而癫狂合为一门也。

生生子曰：按此以风痫另立一门，明其不与癫狂相类，则是之矣。而云癫狂合为一门，今终集考之，并无癫狂门目，岂未之补欤。

孙兆治相国寺僧充，忽患癫疾半年，名医皆不效，召孙疗之。孙曰：但有咸物尽与食之，但待云渴，可来取药，今夜睡着，明日便愈也。至夜僧果渴，孙乃与酒一角，调节一服与之，有顷，再索酒，与之半角，其僧遂睡两昼夜乃觉，人事如故。僧谢之，问其治法。曰：众人能安神矣，而不能使神昏得睡，此乃灵苑方中朱砂酸枣仁乳香散也，人不能用耳。

《经》云：悲哀动中则伤魂，魂伤则狂妄不精，不精则不正当人，此悲哀伤魂而狂，当用温药补魂之阳。仲景方以地黄汤、《本事》惊气丸之类，即是也。

《经》云：喜乐无极则伤魄，魄伤则狂，狂者意不存人。此喜乐伤魄而狂，当用凉药，补魄之阴。辰砂、郁金、白矾之类是也。

《济世方》　治失心。

郁金七两，须四川蝉肚者乃真　　明矾三两

为末，薄糊为丸，桐子大，每六十丸，汤水任下。昔有妇人癫狂数年不愈，后遇至人授此方，初服觉心胸中有物脱去，神气洒然[1]，再服顿苏。至人云：此病忧惊得之，痰裹心窍。此药能去郁痰。（《赤水玄珠·第十四卷·癫狂痫门·明癫症》）

【参考文献】　（明）孙一奎. 赤水玄珠[M]. 叶川，建一校注. 北京：中国中医药出版社，1996.

【注释】　① 洒然：形容很轻松的样子。

明·《孙文垣医案》

【原文】　吴文学齐阳先生，笃志士也。以积学劳心，又有星士以己卯决科许者，其星士前许历历有验，至期疟发不能终场，遂心忧而成癫狂，日间或悲或歌，或鼓掌，或顿足，甚则骂詈不避亲疏贵贱。乃叔邀予视之，面白而青，脉两寸短弱，关弦，右关滑，两尺平。予谓两寸脉既短弱，此心肺之神不足，志愿高而不遂其欲，郁结不舒，津液生痰而不生血，又攻痰克伐太过,心神愈不得养,故昏乱而无所摄持。《内经》云:主不明,则十二官危。按此,则治宜补养,收敛心神,而兼之清痰,可万全也。用酸枣仁、人参、茯神、小草、丹参、当归以补心安神,黄连、竹茹以清肝胆之火,玄参佐之。外以龙齿、珍珠、羚羊角、牛黄、胆星、天麻、青黛、辰砂、全蝎、冰片、黄连、甘草膏为丸,金箔为衣,调理而愈。(三十四)(《孙氏医案·五卷·宜兴治验》)

【参考文献】　(明)孙一奎.孙文垣医案[M].北京:中国医药科技出版社,2012.

明·《古今医鉴》

【原文】　脉:癫脉搏大滑者生,沉小紧急则不治。热狂脉实大生,沉小死。癫脉虚可治,实则死。

证:夫癫者,喜笑不常,而颠倒错乱之谓也。狂者,狂乱而无正定。故心热盛,则多喜而为癫也;肝热盛,则多怒而为狂也。甚则弃衣而走,登高而歌,逾垣上屋,骂詈不避亲疏。是盖得之阳气太盛,胃与大肠实热燥火郁结于中而为之耳,此则癫狂之候也。大抵狂为痰火实盛也,治当大吐大下;癫为心血不足,多为求望高远,不遂其志者有之。

治:治以安神养血,兼降痰火。

心风者何?盖君火者,心因怒发之,相火助盛,痰动于中,挟气上攻,迷其心窍,则为癫为狂。所怒之事,胶固于心,辄自言谈,失其条序,谓之心风。与风何相干。若痰不盛者,则有感亦轻。

狂言、谵语、郑声辨。狂者,大开目,与人语所未尝见之事,为狂也。谵语者,合目自言日用常行之事,为谵语也。郑声者,声颤无力,不相接续,造字出于喉中,为郑声也。阳附阴则狂,阴附阳则癫。脱阳者见鬼,脱阴者目盲。又蓄血证,则重复语之。

方:

防风通圣散(方见中风)　治一切癫狂风疾,暴发之症。

宁志化痰汤(陈白野方)　治癫狂心虚痰盛之症。

胆星一钱　半夏制,一钱　陈皮一钱　茯苓一钱　天麻一钱　人参一钱　黄连姜汁炒,一钱　酸枣仁一钱　石菖蒲一钱

上锉一剂,生姜五片,水煎服,再服清心养血汤。

清心养血汤

人参一钱　白术一钱　茯神一钱　远志一钱,水泡,去骨　枣仁一钱,炒　当归一钱五分　川芎一钱　生地黄一钱　甘草五分

上锉一剂,加圆眼五个,水二盏,煎八分,空心服。

黄白丹(秘方)　治五癫五痫。

黄丹一两　白矾一两

上用砖一块,凿一窝,可容二两许,置丹在下,矾在上,用木炭五斤,煅令炭尽,取为末,以不经水猪心血为丸,如绿豆大。每服三十丸,陈皮汤下。

独参丸　治狂邪发作无时,披头大叫,不避水火。

苦参不拘多少

上为末,炼蜜为丸如梧子。每十五丸,薄荷汤下。

河车丸　治久患心风癫,气血两虚之症。

紫河车不拘几个,焙极干

上为末,炼蜜为丸,梧子大。每七十丸,空心酒下。

开迷散　治妇人癫疾,歌唱无时,逾垣上屋。乃荣血逆于心胞所致。

当归一钱　白术炒,一钱　白芍药一钱　柴胡八分　白茯苓八分　甘草炙,七分　桃仁一钱五分　苏木一钱　红花一钱　远志泡,去骨,一钱五分　生地黄一钱五分

上锉,生姜煎服。或用此方炼蜜为丸,辰砂为衣。

一女子年十五,因气恼,患语言颠倒,欲咬人打物,偷藏东西,时哭时笑,心怕胆小,饮食不知饥饱,身体发热。以防风通圣散加生地黄、牡丹皮,二服即安。

秦承祖灸鬼法:治一切惊狂谵语,为邪鬼恶物所附。此因气血两虚,邪乘虚入,如癫如痫之症。以病者两手大拇指用细麻绳扎缚定,以大艾炷置于中两介甲及两指角肉,四处着火,一处不着即无效,灸七壮,神验。(《古今医鉴·卷之七·癫狂》)

【参考文献】　(明)龚信.古今医鉴[M].北京:中国医药科技出版社,2014.

明·《种杏仙方》

【原文】　癫为喜笑或不常,安神养血是奇方。狂为痰火因太盛,平肝清火化痰良。治癫狂不识人。用伏龙肝末,水调方寸匕,日三服,效。

一方:用人粪烧灰,每一钱,酒调服。

一方:治风邪。用蛤蟆(烧灰),朱砂末等分。每一钱,水调服。

一方:治卒狂言鬼语。用朱砂末,调酒方寸匕,日三服。

一方:治风疾癫狂风痫,妇人心风血邪。用甘遂一钱,坚实不蛀者,为末,用猪心取管血三条,和遂末,将心劈作四边,遂末入在内,令线缚定,外用皮纸裹,慢火煨熟,不可焦。取末研细,入辰砂末一钱,和匀,分作四丸。每一丸,将煨猪心煎汤化下。大便下恶物,效。

一方:治发狂,跳叫如着了鬼祟一般者。用蚕退纸,即蚕蛾抛子在上者,烧灰存性,温酒调服。

一方:治久心风痫,气血虚弱。用紫河车,焙为末,炼蜜为丸,酒送下。(《种杏仙方·卷二·癫狂》)

【参考文献】　(明)龚廷贤.种杏仙方　内府药方　药性分类[M].张镐京点校.海口:海南出版社,2002.

明·《仁术便览》

【原文】　《脉诀》:颠痫之脉,浮洪大长滑大坚疾,痰蓄心狂,脉虚者可治,实则死。又曰:脉乍大乍小,乍长乍短,此皆邪脉,神志昏乱。癫属阴,狂属阳。癫多喜而狂多怒,大率多因痰结于心胸间,治当治心神,开痰结。亦有中邪而成此疾,则以治邪法治之。癫者,神不守舍;狂者,如有所见,经年不愈。心经有损,是为真病。如心经蓄热,当清心除热;如痰迷心窍,当下痰宁志。若颠哭呻吟,为邪所凭,非狂也。烧蚕纸,酒下方寸。卒狂言鬼语,针大拇指甲下,即止。狂之为病,少卧而不饥,笑傲好歌乐,妄行不休。颠之为病,意常不乐。直视仰面曰僵,覆面曰仆。脉三部阴阳俱盛,大率多因痰结于心胸间,治当镇心开痰结,同痫法。

（《仁术便览·卷三·颠狂》）

【原文】　治痰迷心窍，时时颠狂，如有所见。

甘遂去心　紫大戟去皮　白芥子各等

上末，煮面糊丸梧子大，晒干。临卧姜汤下，或热水下三十丸，利去痰饮为愈。（《仁术便览·卷三·颠狂·控痰丹》）

【原文】　治男子妇人因惊忧失志，或思虑过度，气结不散，积成痰涎，留在心包，穰塞心窍，狂言妄语，叫呼奔走。常服安魂定魄，补心益气。

朱砂一钱半　白附子一钱　雄黄明净者，一钱半

上为细末，猪心血丸梧子大，别用朱砂为衣。每三丸，人参、菖蒲、汤下。

一方治狂邪无时，披头大叫，欲杀人，不避水火。用苦参为末，炼蜜丸梧子大。每服十五丸，煎薄荷汤下。（《仁术便览·卷三·颠狂·叶氏雄朱丸》）

【参考文献】　（明）张洁.仁术便览［M］.郭瑞华，王全利，史雪校注.北京：中国中医药出版社，2015.

明·《黄帝内经灵枢注证发微》

【原文】　癫疾者，疾发如狂者死不治。此言癫疾太甚如狂者，其证不可治也。

狂始生，先自悲也，喜忘，苦怒，善恐者，得之忧饥，治之取手太阴、阳明，血变而止，及取足太阴、阳明。

此以下六节皆论狂疾诸证，而此一节则即其始生之证，有得之于忧饥者，而有刺之之法也。凡狂始生时，悲者肺之志，忘者心之病，怒者肝之志，恐者肾之志，今诸证皆见，皆得之于忧饥也。当取手太阴肺经、手阳明大肠经、足太阴脾经、足阳明胃经以刺之，候其血出色变而止针。

狂始发，少卧不饥，自高贤也，自辨智也，自尊贵也，善骂詈，日夜不休，治之取手阳明、太阳、太阴、舌下、少阴，视之盛者皆取之，不盛释之也。

此言狂有始发之证，而有刺之之法也。上节言始生，而此曰始发，则病已成而发也。凡狂始发时，不欲卧，不言饥，自以为高贤、辨智而尊贵，其骂詈无有止时。当取手阳明大肠经、手太阳小肠经、手太阴脾经，及舌下之廉泉穴与手少阴心经等处，又必视其血脉盛者皆取之，如不盛，则释之而不取也。

狂言，惊，善笑，好歌乐，妄行不休者，得之大恐。治之取手阳明、太阳、太阴。

此言狂有得之大恐者，而有刺之之法也。其证狂言，又惊，又善笑，又好歌乐，又妄行不休，此皆得之于大恐也。当取手阳明大肠经、手太阳小肠经、手太阴肺经以刺之。

狂，目妄见，耳妄闻，善呼者，少气之所主也。治之取手太阳、太阴、阳明、足太阴、头两颡。

此言狂有生于少气者，而有刺之之法也。妄有见闻而口则善呼，乃正气衰所致也。当取手太阳小肠经、手太阴肺经、足太阴脾经及头与两颡之穴以治之。

狂者多食，善见鬼神，善笑而不发于外者，得之有所大喜。治之取足太阴、太阳、阳明，后取手太阴、太阳、阳明。

此言狂有得之大喜者，而有刺之之法也。狂有多食，善见鬼神，善笑而不发外者，此乃得

之有所大喜也。当取足太阴脾经、足太阳膀胱经、足阳明胃经,后又取手太阴肺经、手太阳小肠经、手阳明大肠经以治之。

狂而新发,未应如此者,先取曲泉左右动脉,及盛者见血,有顷已。不已,以法取之,灸骨骶二十壮。

此言狂有新发而不宜太甚者,当有刺灸之法也。上节狂证俱为太甚,然狂新发未应如此,当先取足厥阴肝经左右曲泉穴以刺之,及脉之盛者皆出其血,有顷病当自已。如不已,则灸骨骶二十壮。夫曰以法取之,则如前置血于瓠之中而验之也。(《黄帝内经灵枢注证发微·卷之三·癫狂第二十二》)

【参考文献】 (明)马莳.黄帝内经灵枢注证发微[M].王洪图,李砚青点校.北京:科学技术文献出版社,1998.

明·《万病回春》

【原文】 脉:癫痫之脉,阳浮阴沉。数热滑痰,狂发于心;惊风肝痫,弦急可寻;浮病腑浅,沉病脏深。癫脉搏大滑者生,沉小紧急者不治。热狂脉实大者生,沉小者死。癫脉虚可治,实则死。

狂者,大开目与人语所未尝见之事,为狂也。谵语者,合目自言日用常行之事,为谵语。又蓄血证则重复语之。郑声者,声颤无力,不相接续,造字出于喉中,为郑声也。阴附阳则狂,阳附阴则癫;脱阳者见鬼,脱阴者目盲。癫者,心血不足。又云癫者,喜笑不常,颠倒错乱之谓也。

养血清心汤

人参去芦　白术去芦　茯苓去皮　远志去心　酸枣仁炒　川芎　生地黄　石菖蒲各一钱　当归一钱半　甘草五分

上锉一剂,水煎服。

遂心丹　治癫痫风疾,妇人心风血邪。

甘遂一钱

坚实者,为末;用猪血心取管血三条和遂末,将心刀批作两边,以遂末入在内;将线缚定,外用绵纸裹湿,慢火煨熟,不可焦了;取末研细,入辰砂末一钱和匀,分作四丸。每服一丸,将煨猪心煎汤化下。大便下出恶物,取效。

狂者,痰火实盛也。又云狂者,狂乱而无正定也。

防风通圣散　治一切大风癫狂之疾(方见中风)。

依本方加牡丹皮、生地黄、桃仁。

清心丸　治心受邪热,精神恍惚,狂言叫呼,睡卧不宁。

胆星　全蝎梢　天麻　人参　郁金　生地黄各等分

上为细末,汤泡蒸为丸,如梧桐子大。每服三十丸,人参汤送下。

喜笑不休者,心火之盛也。以食盐二两,火烧令红赤,研细;以河水一大碗,煎至三五沸。待温,分三次啜之,以钗探于喉中,吐出热痰。次服黄连解毒汤(方见伤寒)。依本方加半夏、竹沥、竹叶、姜汁少许,而笑即止。

妇人癫疾,歌唱无时,逾墙上屋者,乃营血迷于心包所致也。

加味逍遥散

当归　白芍炒　白术去芦　茯苓去皮　柴胡　生地　远志去心　桃仁去皮尖　苏木　红花　甘草

上锉一剂,煨姜一片,水煎,温服。有热者,加入小柴胡汤、生地、辰砂,用水煎服。

牛黄膏　治妇人热入血室,发狂不认人者。

牛黄二钱半　朱砂　郁金各三钱　脑子　甘草各一钱　牡丹皮三钱

上为细末,炼蜜为丸,如皂子大。每服一丸,新水化下。

治失心风,用紫河车煮烂,杂于猪牛肚内吃,神效。河车不必拘首生,但无病妇人者佳。

邪祟之症,似癫而非癫,有时明,有时昏。但心者,一身之主,清净之府,外有包络以罗之;其中精华之聚萃者,名之曰神。通阴阳、察纤毫,无所紊乱。稍有浊痰沉入其中以主宰,故昧其明,言语交错。或精气赤汁流通,逐去浊物,其言犹复旧也。此名为痰迷心窍之患,非邪祟也。若以符水治邪祟,用密其肤以客其外,不治。此乃上膈之痰,理宜先用吐法,后当清痰顺气安神之药调之,病即安矣。痰多者,口有声有沫;火者,有热,面赤脉数是也。痫乃痰疾,病似马羊鸡犬猪,故有五痫应五脏,不必多配,大率主痰也。重阳者狂,骂詈不避亲疏;重阴者癫,语言交错不常。二病虽分阴阳,多主于热与痰耳。

一妇人发狂,弃衣而走,逾屋上垣,不识亲疏,狂言妄语,人拿不住。诸医措手。余令家人将凉水乱泼不记其数,须臾倒仆。诊其脉,六部俱弦数有力,此乃热极则生风也。用防风通圣散加生地黄、黄连、桃仁、红花、牡丹皮,三剂而安。后服祛风至宝丹痊愈。(《万病回春·卷之四·癫狂》)

【参考文献】　(明)龚廷贤.万病回春[M].北京:中国医药科技出版社,2014.

明·《云林神彀①》

【原文】　癫是心经血不足,喜笑不常颠倒事,脉搏大滑者为生,沉小紧急多不治。

养血清心汤远志,人参白术并生地,茯苓川芎酸枣仁,菖蒲当归甘草类(十味)。

宁志化痰牛胆星,半夏陈皮白茯苓,黄连天麻酸枣炒,菖蒲人参用最灵(九味)。

狂为痰火实太盛,狂乱动止无正定,热狂脉实大者生,沉小决定伤生命。

防风通圣散(方见中风。依本方加牡丹皮、生地黄、桃仁)。

独参丸治发狂邪,杀人大叫乱交加,苦参蜜丸梧子大,薄荷汤下甘丸佳。

妇人患癫喜歌唱,乱走逾垣把屋上,荣血迷于心包络,致生怪症难形状。

加味逍遥加远志,桃仁红花并生地,有热加入小柴胡,再把辰砂末调剂(十味)。(《云林神彀·卷二·癫狂》)

【参考文献】　周仲瑛,于文明.中医古籍珍本集成　云林神彀[M].长沙:湖南科学技术出版社,2014.

【注释】　①彀(gòu):1)同"够"。2)使劲张弓。[彀中](zhōng)箭能射及的范围。比喻牢笼,圈套。

明·《鲁府禁方》

【原文】　独参丸　治狂邪举发无时,披头大叫,欲杀人,不避水火。

苦参不拘多少,为末,炼蜜为丸,如梧桐子大。每服二三十丸,薄荷汤送下。

一方治气心风,即是痰迷心窍,发狂乱作,以花蕊石煅,黄酒淬一次,为末。每服一钱,黄酒送下。

养血清心汤 治癫狂喜笑不常。

人参 白术 茯神 石菖蒲 远志各一钱,甘草水煮,去骨 酸枣仁炒香,一钱 当归一钱半 川芎 生地各一钱 甘草五分

水煎服。

治喜笑不休神方

先用食盐二两成块,烧令红,放冷研细。以河水一大碗,同煎三五沸,待温,分三次啜之,须臾以钗探喉中,吐去热痰数升,以黄连解毒汤加半夏、竹沥、姜汁服,不数剂而愈,殊效。(《鲁府禁方·卷一·福集·癫狂》)

【参考文献】 (明)龚廷贤.鲁府禁方[M].张慧芳,伊广谦点校.北京:中国中医药出版社,2008.

明·《针灸大成》

【原文】 心邪癫狂,攒竹、尺泽、间使、阳溪。癫狂,曲池(七壮)、小海、少海、间使、阳溪、阳谷、大陵、合谷、鱼际、腕骨、神门、液门、冲阳、行间、京骨(以上俱灸)、肺俞(百壮)。癫痫,攒竹、天井、小海、神门、金门、商丘、行间、通谷、心俞(百壮)、后溪、鬼眼穴。鬼击,间使、支沟。癫疾,上星、百会、风池、曲池、尺泽、阳溪、腕骨、解溪、后溪、申脉、昆仑、商丘、然谷、通谷、承山(针三分,速出,灸百壮)。狂言,太渊、阳溪、下廉、昆仑。狂言不乐,大陵。多言,百会。癫狂,言语不择尊卑,灸唇里中央肉弦上一壮,炷如小麦大;又用钢刀割断更佳。狂言数回顾,阳谷、液门。喜笑,水沟、列缺、阳溪、大陵。喜哭,百会、水沟。目妄视,风府。鬼邪,间使(仍针后十三穴,穴详见九卷)。见鬼,阳溪。魇梦,商丘。中恶不省,水沟、中脘、气海。不省人事,三里、大敦。发狂,少海、间使、神门、合谷、后溪、复溜、丝竹空。狂走,风府、阳谷。狐魅神邪迷附癫狂,以两手、两足大拇趾,用绳缚定,艾炷着四处尽灸,一处灸不到,其疾不愈,灸三壮(即鬼眼穴)。小儿胎痫、奶痫、惊痫,亦依此法灸二壮,炷如小麦大。卒狂,间使、后溪、合谷。瘈疭指掣,哑门、阳谷、腕骨、带脉、劳宫。呆痴,神门、少商、涌泉、心俞。发狂,登高而歌,弃衣而走,神门、后溪、冲阳。瘛惊,百会、解溪。暴惊,下廉。癫疾,前谷、后溪、水沟、解溪、金门、申脉。(《针灸大成·卷八·心邪癫狂门》)

【参考文献】 (明)杨继洲.针灸大成[M].北京:人民卫生出版社,1963.

明·《证治准绳·类方》

【原文】 抱胆丸 治男、妇一切癫痫风狂,或因惊恐怖畏所致;及妇人产后血虚,惊气入心,并安室女经脉通行,惊邪蕴结,累效。

水银二两 朱砂一两,细研 黑铅一两半 乳香一两,细研

上将黑铅入铫子内,下水银结成砂子,次下朱砂、滴乳,乘热用柳木槌研匀,丸鸡头大。每服一丸,空心井花水吞下。病者得睡,切莫惊动,觉来即安。再一丸可除根。

清心汤,即凉膈散加黄连、麦门冬,见发热。**四七汤**见气。**灵苑辰砂散**见狂。**养正丹**见

气。**三生饮**见卒中。**三化汤**见中风。

五邪汤　治中风神思昏愦，五邪所侵，或歌、或哭、或笑、或喜、或怒，发则无时。

防风去芦　桂心　白芍药　远志去心　独活去芦　甘草炙　白术去芦　人参去芦　秦艽去芦土　牡蛎煅　石膏　禹余粮醋淬，各二两　雄黄水飞　防己去皮　石菖蒲　茯神去木　蛇蜕皮炒，各一两

每服四钱，水二盏，煎一盏，去渣温服，不拘时候，日进二服。

九精丸，一名九物牛黄丸　治男子沾鬼魅欲死，所见惊怖欲走，时无休止，邪气不能自绝者。

牛黄土精，一云火精　龙骨水精　荆实人精　玄参玄武精，去芦　赤石脂朱雀精　玉屑白虎精　曾青苍龙精　空青天精，研　雄黄地精，无石者妙，研，以上各一两

上九味，名九精，上通九天，下通九地。为细末，炼蜜和丸，如小豆大。每服一丸，日三服，以知为度。

附方

独效苦丁香散（《得效》）　治忽患心疾，癫狂不止。得之惊忧之极，痰气上犯心包，当伐其源。

上以苦丁香即瓜蒂半两，为末。每服一钱重，井花水调满一盏投之。得大吐之后熟睡，勿令人惊起。凡吐能令人目翻，吐时令闭双目，或不省人事，则令人以手密掩之。信乎深痼之疾，必投瞑眩之药。吐不止，以生麝香少许，温汤调下即解。

控涎丹　下痰涎（见行痹）。

泻心汤　治心受积热，谵言发狂，逾墙上屋。

大黄　黄芩　黄连各五钱。

上锉散，每服四钱，水一盏半，煎服。

引神归舍丹　治心气，亦治心风。

大天南星刮去皮，取心秤一两，生用　附子一枚，重七钱以上者，炮，去皮脐　朱砂一两，水飞

上为末，用猪心血丸，梧子大。如不稠黏，用面糊少许。煎忘忧草根汤下，子午之交各一服。

秘方半夏丸（《集验》）　治心风狂。张德明传，其内人失心狂数年，服此药而愈。后再作，服人参琥珀丸而安。

半夏一两，用生姜汁煮三五十沸，取出切作块，更煮令熟，焙干，为细末　麝香一钱，研　水银半两　生薄荷一大握，和水银研如泥

上件药，入薄荷泥内，更研千百下，丸如芥子。每服十五丸，金银汤临卧下，三日再服。（《证治准绳·类方·第五册·癫》）

【**参考文献**】　（明）王肯堂.证治准绳［M］.彭怀仁点校.北京：人民卫生出版社，1991.

明·《万氏家抄济世良方》

【**原文**】　癫属阴，狂属阳：癫多喜，而狂多怒。脉虚者可治，脉实者死。大率多因痰结于心胸间，治当镇心神开痰结，治多同痫。狂之为病，少卧而不饥，笑傲好歌乐，妄行不休；癫之为病，意常不乐，直视仰面曰僵，覆面曰仆，脉三部阴阳俱盛。

治方治癫风。

麻仁四升

水六升猛火煮去渣,煎取七合,空心温服。或发或不发,或多言语勿怪之,但人摩手足须定,凡进三剂则愈。

一方,治狂邪发无时,披头大叫欲杀人,不避水火。

苦参不拘多少为末,炼蜜丸桐子大。每服十五丸,薄荷汤下。

紫金锭 治急中癫邪鬼气,狂乱喝叫奔走,并失心、羊儿、猪癫等风。以酒磨服,一睡觉即愈。(方见痰门)

治失心癫狂。

用紫河车一具于长流活水中冲洗极净,全无臭气,煮烂熟同牛肚俱切碎块,和一处,随便与患人食之最效。

牛黄清心丸 治心气不足,神志不定,惊恐悸怖,虚烦少睡,常发狂癫,言语错乱。(方见痰门)

虎睛丸 治诸风狂症。(方见痫门)

一方,治癫哭呻吟为邪所凭,非狂也。烧蚕纸,酒下方寸匕。

一方,人醉饱后病狂,妄语妄见,皆痰所为。灌盐水一大碗,吐痰即愈。

治妇人癫疾,歌唱无时,跃墙上屋,乃经闭血迷心窍所致者。

当归酒洗　白芍酒炒　白术　茯苓　远志去心　柴胡　桃仁去皮尖　苏木　红花　甘草

煨姜一片

水二钟,煎七分,热服。

人中黄散 治癫邪发狂。(方见瘟疫门)

凡人染邪祟者,皆宜以痰治之。盖血气者,身之神也,神既衰乏,邪因而入里或有之。若夫血气两虚,痰客中焦,妨碍升降,不得运用,以致十二官各失其职,视听言动皆有虚妄,以邪治之,其人必死。(《万氏家抄济世良方·卷二·癫狂》)

【参考文献】 (明)齐馨,万表.万氏济世良方[M].北京:中医古籍出版社,1991.

明·《证治准绳·杂病》

【原文】 癫病,俗谓之失心风。多因抑郁不遂,佗傺无聊而成。精神恍惚,言语错乱,喜怒不常,有狂之意,不如狂之甚。狂者暴病,癫则久病也。宜星香散加石菖蒲、人参各半钱,和竹沥、姜汁,下寿星丸。或以涌剂,涌去痰涎后,服宁神之剂。因惊而得者,抱胆丸。思虑伤心而得者,酒调天门冬地黄膏,多服取效。有心经蓄热,发作不常,或时烦躁,鼻眼觉有热气,不能自由,有类心风,稍定复作,清心汤加石菖蒲。有病癫人,专服四七汤而愈。盖痰迷为癫,气结为痰故也。四川真蝉肚郁金七两,明矾三两,细末,薄荷丸如桐子大。每服五六十丸,汤水任下。此病由七情得之,痰涎包络心窍,此药能去郁痰。

孙兆治相国寺僧充,忽患癫疾半年,名医皆不效,召孙疗之。孙曰:但有咸物,尽与食之,但待云渴,可来取药,今夜睡着,明日便愈也。至夜僧果渴,孙乃与酒一角,调药一服与之,有顷,再索酒,与之半角,其僧遂睡两昼夜,乃觉人事如故。僧谢之,问其治法,曰,众人能安神矣,而不能使神昏得睡,此乃灵苑方中朱砂酸枣仁乳香散也,人不能用耳。

陈良甫治一女人，眼见鬼物，言语失常，循衣直视，医用心药不效，投养正丹二帖，煎乳香汤送下，以三生饮佐之，立愈。滑伯仁治一僧，病发狂谵妄，视人皆为鬼，诊其脉累累如薏苡子，且喘且搏。曰，此得之阳明胃实。《素问》云：阳明主内，其经血气俱多，甚则弃衣，升高逾垣妄骂，遂以三化汤三四下，复进以火剂即愈。

一妓心痴，狂歌痛哭，裸裎妄骂，瞪视默默，脉之沉坚而结。曰，得之忧愤沉郁，食与痰交积胸中，涌之皆积痰裹血，复与火剂、清上膈而愈。一人方饭间，坐甫定，即搏炉中灰杂饭猛噬，且喃喃骂人，令左右掖而脉之，皆弦直上下行，而左手寸口尤浮滑。盖风痰留心胞证也。法当涌其痰而凝其神，涌出痰沫四五升即熟睡，次日乃寤，寤则病已去矣。

徐以治神之剂调之如旧。若脉乍大乍小，乍有乍无，忽六部一息四至如常，忽如雀啄、如屋漏、如虾游鱼戏，此鬼祟之征也。宜以针灸治之。扁鹊曰：百邪所病者，针有十三穴也。凡针之体，先从鬼宫起，次针鬼信，便至鬼垒，又至鬼心，末必须并针，止五六穴即可知矣。若是邪蛊之精，便自言说，论其由来，往验有实，立得其精邪，必须尽其命求去治之。男从左起针，女从右起针，若数处不言，便遍穴针也。依诀而行，针灸等处，并宜主之，仍须依法治之，万不失一。黄帝掌诀，别是术家秘要，缚鬼禁劫，五岳四渎，山精鬼魅，并悉禁之，有在人两手中十指节间。第一针人中，名鬼宫。从左边下针，右边出之。第二针手大指爪甲下，名鬼信入肉三分。第三针足大指爪甲下，名鬼垒。入肉二分。第四针掌后横纹，名鬼心。针入半寸，即太渊穴。第五针外踝下白肉际，足太阳，名鬼路。火针七锃三下，即申脉穴。第六针大椎上入发际一寸，名鬼枕。火针七锃三下。第七针耳前发际宛宛中，耳垂下五分，名鬼床。火针七锃三下。第八针承浆，名鬼市，从左出右。第九针手横纹上三寸两筋间，名鬼路，即劳宫穴。第十针直鼻上入发际一寸，名鬼堂，即上星穴。火针七锃三下。十一针阴下缝，灸三壮。女人即玉门头，名鬼脏。十二针尺泽横纹外头接白肉际，名鬼臣，即曲池穴。火针七锃三下。十三针舌头一寸，当舌中下缝，刺贯出舌上，名鬼封。仍以一板横口吻，先针头令舌不得动。已前若是手足皆相对，针两穴。若是孤穴，即单针之。秦承祖灸鬼法，以病者两手大拇指相并，用细麻绳扎缚定，以大艾炷骑缝灸之，甲及两指角肉，四处着火，一处不着即无效，灸七壮神验。（《证治准绳·杂病·第五册·神志门·癫》）

【参考文献】（明）王肯堂.证治准绳[M].倪和宪点校.北京：人民卫生出版社，2014.

明·《保幼新编》

【原文】 罢倦无力者，癫；强健有力者，狂。癫为心血不足，狂为痰火实盛。窃观痫者，发时虽似惊风，而过后了了如常。癫者，丧失本性，多喜痴笑。狂者，或歌或哭，奔走无定。《入门》云：十岁以下为痫，十岁以上为癫。此指痫变为癫而言。

宁心化痰汤 治癫狂初起，狂可治，癫不治。

胆星 半夏炮，干炒 陈皮 赤茯苓 黄连姜炒 天麻 人参 酸枣仁另炒 石菖蒲各一钱 姜一片

胆星、半夏二味俱入太燥，去半夏代入贝母为可。先服此剂祛痰，后宜继服养心清血汤。

养心清血汤

当归身 生地干炒 人参 白术 白茯苓 川芎 远志干炒 酸枣仁另炒 石菖蒲各一钱 甘草五分

癫宜养血安神而兼降痰火,宜加莲肉一钱,益智仁(盐炒)五分,朱砂五分。狂宜下之大便,宜加大黄(酒煨)、芒硝各一钱。如狂言妄语,加犀角五分。如啼泣狂叫,加百合一钱。

一方,癫狂痫,多服牛心血,有效。

一方,猝狂,狂言妄说,蚕退纸烧存性一钱许,和白沸汤饮下,即效。

一方,凡诸热病发狂三日,芒硝三钱,鸡子清一个,生清一匕,井花水调饮,奇效。(《保幼新编·癫狂》)

【参考文献】 (明)无忌.保幼新编[M].王亚芬点校.北京:中医古籍出版社,1988.

明·《丹溪手镜》

【原文】 脉大坚疾者癫病,沉数为痰热,虚弦为惊。盖因痰者,乃血气俱亏,痰客中焦,妨碍升降,视听言语皆有虚妄,宜吐之。因火者,乃火入于肺,气主鼓舞,火传于肝,循衣摄空,胃中大热,治宜降火。因惊者,惊则心血不宁,心者神之本,积痰郁热随动而迷乱心神,有似邪鬼。治宜先吐之,而后以安神丸主之,佐以平肝之药,胆主惊故也。治法,痰则吐之,以三圣散;火则降之,承气汤;惊则平之,安神丸。

总治 黄连、辰砂降火、栝蒌、南星、半夏行痰、川芎平肝、青黛、柴胡。

《局方》妙香丸 治洪长伏三脉诸痫狂者,令水浸服之。

李和南五生丸 治弦细缓三脉诸痫狂者。(《丹溪手镜·癫狂(十四)》)

【参考文献】 (元)朱丹溪.朱丹溪医学全书[M].太原:山西科学技术出版社,2014.

明·《孕育玄机》

【原文】 产后癫狂者,因惊风败血冲心。心藏神主血,恶血攻心,所以昏闷如见鬼状,精神不定或谵语者,不可作风邪治之,血下畜则狂,血上畜则忘。

茯苓散见惊悸、妙香散亦好。

一方,治产后发大热,其脉虚疾而大,恶露不行,败血攻心,狂言叫呼奔走,捉拿不住。

干荷叶 生地 丹皮

上浓煎汤,调下生蒲黄二钱,一服即定。

又方,治产后惊狂如见鬼状。

当归 川芎 芍药 熟地 茯神 人参 青黛 升麻各五钱

上分二服,水煎。(《孕育玄机·卷下·癫狂》)

【参考文献】 (明)陶本学.孕育玄机[M].北京:中国中医药出版社,2015.

明·《类经》

【原文】 所谓甚则狂巅疾者,阳尽在上而阴气从下,下虚上实,故狂巅疾也。巅,癫同。按前章《经脉篇》足太阳经条下作癫,盖古所通用也。所谓甚者,言阳邪盛也。阳邪实于阳经,则阳尽在上,阴气在下,上实下虚,故当为狂癫之病。所谓浮为聋者,皆在气也。阳实于上,则气壅为聋,亦以其脉至耳也。所谓入中为喑者,阳盛已衰,故为喑也。声由气发,气者阳也,阳盛则声大,阳虚则声微。若阳盛已衰,故喑哑不能言也。内夺而厥则为喑俳,此肾虚也。俳,废也。内夺者,夺其精也。精夺则气夺而厥,故声喑于上,体废于下。元阳大亏,病本在肾,肾脉上挟舌本,下走足心,故为是病。俳音"排",无所取义,误也;当作痱,正韵音"沸"。少阴不至者,厥也。此释上文内夺而厥之义也。少阴者,肾脉也,与太阳为表里。若肾气内夺,则少阴不至。少阴不至者,以阴虚无气,无气则阳衰,致厥之由也。以上腰尻痛耳聋狂巅厥逆等义,俱出前章太阳经病条下。(《类经·十四卷·疾病类·一一六经病解》)

【原文】 五邪所乱:邪入于阳则狂,邪入阳分,则为阳邪,邪热炽盛,故病为狂。《生气通天论》曰:阴不胜其阳,则脉流薄疾,并乃狂。邪入于阴则痹,邪入阴分,则为阴邪,阴盛则血脉凝涩不通,故病为痹。《寿夭刚柔篇》曰:病在阴命曰痹。《九针论》曰:邪入于阴,则为血痹。搏阳则为巅疾,搏,击也。巅,癫也。邪搏于阳,则阳气受伤,故为癫疾。上文言邪入于阳则狂者,邪助其阳,阳之实也。此言搏阳则为巅疾者,邪伐其阳,阳之虚也。故有为狂为巅之异。《九针论》曰:邪入于阳,转则为癫疾。言转入阴分,故为癫也。搏阴则为喑,邪搏于阴,则阴气受伤,故声为喑哑。阴者,五脏之阴也。盖心主舌,而手少阴心脉上走喉咙系舌本;手太阴肺脉循喉咙,足太阴脾脉上行结于咽,连舌本,散舌下;足厥阴肝脉循喉咙之后上入颃颡,而筋脉络于舌本;足少阴肾脉循喉咙系舌本,故皆主病喑也。《九针论》曰:邪入于阴,转则为喑。言转入阳分则气病,故为喑也。按:《难经》曰:重阳者狂,重阴者癫。巢元方曰:邪入于阴则癫。王叔和云:阴附阳则狂,阳附阴则癫。孙思邈曰:邪入于阳则为狂,邪入于阴则为血痹。邪入于阳,传则为癫痉;邪入于阴,传则为痛喑。此诸家之说虽若不同,而意不相远,皆可参会其义。阳入之阴则静,阳敛则藏,故静。阴出之阳则怒,阴发则躁,故怒。是谓五乱。(《类经·十五卷·疾病类·二十五宣明五气》)

【原文】 余尝治一少年姻妇,以热邪乘胃,依附鬼神,殴詈惊狂,举家恐怖,欲召巫以治,谋之于余。余曰:不必,余能治之。因令人高声先导,首慑其气,余即整容,随而突入。病者褰衣不恭,瞪视相向。余施怒目胜之,面对良久,见其报生神怯,忽尔潜逃,余益令人索之,惧不敢出。乃进以白虎汤一剂,诸邪悉退。此以威仪胜其亵渎,寒凉胜其邪火也。(《类经·十二卷·论治类·十六祝由》)

【参考文献】 (明)张介宾.类经[M].郭洪耀,吴少祯校注.北京:中国中医药出版社,1997.

明·《本草单方》

【原文】 一切惊忧,思虑多忘,及心气不足,癫痫狂乱。

獖猪心二个切,入大朱砂二两、灯芯三两在内,麻扎,石器煮一伏时,取出砂,为末,以茯神末二两,酒打薄糊,丸梧子大。每服九丸至十五丸、二十五丸,麦门冬汤下;甚者,乳香入人参汤下。(《百一选方》)

风癫百病。

麻子四升,水六升,猛火煮,令芽生,去滓,煎取二升,空心服之。或发,或不发,或多言语,勿怪之,但令人摩手足,顿定,进三剂愈。(《千金方》)

又,鹊巢多年者,烧灰,水服,疗癫狂鬼魅,及蛊毒。仍呼祟物名号。亦敷瘘疮,良。(《日华》)

治失心癫狂。

用真郁金七两、明矾三两,为末,薄糊丸梧子大。每服五十丸,白汤下。有妇人癫狂十年,至人授此,初服心胸间有物脱去,神气洒然,再服而苏。此惊忧痰血,络聚心窍所致。郁金入心,去恶血,明矾化顽痰故也。(时珍方)

又,用狗肝一具批开,以黄丹、硝石各一钱半,研匀,擦在内,用麻缚定,水一升煮熟,细嚼,以本汁送下。名黄石散。(《杨氏家藏》)

卒发癫狂。

葶苈一升捣三千杵,取白犬血和,丸麻子大。酒服一丸,三服取瘥。(《肘后方》)

又,自经死绳烧末,水服三指撮。陈蒲煮汁服,亦佳。

治狂癫不能语,不识人。

驴生脂,和酒服三升。(《孟诜方》)

狂癫谬乱,不识人。

伏龙肝末,水服方寸匕,日三升。(《千金方》)

火惊失心。

霹雳木煮汁,服之;又挂门户大厌火灾。(藏器)

热病狂邪,不避水火,欲杀人。

苦参末,蜜丸梧子大。每服十丸,薄荷汤下;亦可为末,二钱,水煎服。(《千金方》)

病笑不休。

沧盐煅赤,研,入河水煎沸,啜之,探吐热痰数升,即愈。(《儒门事亲》)(《本草单方·卷七·癫狂》)

【参考文献】 (明)缪仲淳.本草单方[M].李顺保校注.北京:学苑出版社,2005.

明·《简明医彀》

【原文】《经》曰:癫疾厥狂,久逆之所生也。又曰:阳气太上,甚则狂癫,阳尽在上而阴气从下,下虚上实,故癫狂也。又曰:重阴者癫,重阳者狂。又曰:阴阳复争,则欲登高而歌,弃衣而走。又曰:狂病始发,少卧不饥,自高贤也,自辩智也,自尊贵也,语言善恶,不避亲疏,神明之乱也。夫感病之由,得于大怒,大恐、大喜,及不得志;或有所失,或得于惊,惊则能动人之神。心为神之舍,神去则舍空,津液流入,则变为痰迷心窍。痰郁成火,火性炎上,故登高大言。或屈无所伸,怒不能泄,肝木胆火,炎上于心,心火奔腾,神舍失守,久逆而成也。脉实大坚滑者生,弦急而虚者死。治宜降火清痰,镇心安神。兼服滚痰丸、豁痰丸(并见痰门)、造命丹(小儿惊门)。

主方 黄连 黄芩 栀子炒 连翘 茯神 远志 枣仁炒,研 石菖蒲 当归 生地黄 川芎等分 甘草减半

加灯心、竹叶,水煎,调辰砂服。虚加人参、白术。实热大便秘加大黄或防风通圣散(方见风门)。痰多加橘红、南星、半夏、天麻、白附、海石、栝蒌、竹沥,去远志、枣仁、当归、生地。

清心汤 治心受热邪,狂言叫骂,动履失常。

黄连 黄芩 薄荷 连翘 栀子 甘草 大黄 芒硝各等分

上水盏半,竹叶十个,煎八分,温服。

抱胆丸　男、妇一切癫狂、风痫,妇人产后惊心,室女经行惊气。

朱砂二两,飞,研　乳香研末　水银　黑铅各一两

先将铅铫内溶化,下水银搅匀,研细,入朱、乳木,用米粥和丸绿豆大。每服一钱,井水送下,得睡愈。

牛黄泻心散　治心经邪热,狂言妄语,禁捉不定。

牛黄　冰片各一钱　朱砂水飞,二钱　大黄生末,一两

研匀,每服三钱,姜汤和水调下。

蔚金丸　癫狂多年不愈,痰迷心窍,惊扰忿怒得之。

蔚金蜀地香者,六两　明矾三两

上为细末,薄糊丸桐子大。每五十丸,白汤下。

简便方　阳狂火炽作渴,用铅溶化下,水银(等分)搅匀研细,每服三分,水一碗,调匀服。狂甚时,与水饮之可安。

此证,宜察致病之由,当如其愿。有喜甚致狂者,以恐怖抑之。雪梨消痰清火,多食大益。忌鲜猪、羊肉,厚味、酒、动火发气物。(《简明医彀·卷之四·癫狂》)

【参考文献】　(明)孙志宏.简明医彀[M].余瀛鳌点校.北京:人民卫生出版社,1984.

第二节　狂　病

明·《医学纲目》

【原文】　〔《素》〕帝曰:有病怒狂者,此病安生? 岐伯曰:生于阳也。帝曰:阳何以使人狂? 岐伯曰:阳气者,因暴折而难决,故善怒也,病名曰阳厥。帝曰:何以知之? 岐伯曰:阳明者常动,巨阳少阳不动,不动而动大疾,此其候也。帝曰:治之奈何? 岐伯曰:夺其食即已。夫食入于阴,长气于阳,故夺其食即已。使之服以生铁落为饮。夫生铁落者,下气疾也。(《病能篇》)

〔无〕虢[①]矾丹治狂效。(方见癫痫门)

镇心丹　治惊悸自汗,心烦短气,喜怒悲恶,悉不自知,忘魂失魄,状若神灵所凭,及男子遗泄,女子带下。

辰砂研　白矾煅汁尽,各等分

上为末,水丸如鸡头大。每服一丸,煎人参汤下,食后服。

〔世〕浙江一妇人,癫狂不止。医以瓜蒂半两为末,每一钱重,井花水调满一盏投之,随得大吐,吐后熟睡,勿令惊动,自此无恙。

〔《竹》〕　**来苏膏**　治远年近日风痫心病,风狂中风,涎沫潮闭,牙关不开及破伤风,并皆治之。

皂角一两,肥大无虫蛀者,去皮弦子

上将皂角切碎,用浆水一大碗,春秋浸三四日,冬七日,夏一二日,揉开取净浸透皂角汁,

入银器或砂锅内，以文武火熬，用新柳条槐枝搅，熬似膏药取出，摊于夹纸上，阴干，收贮。如遇病人，取手掌大一片，用温浆化在盏内，用竹管儿盛药水，将病人扶坐定，头微抬起，将药吹入左右鼻孔内，良久扶起，涎出为验。欲要涎止，将温盐汤令病人服一二口便止。忌鸡鱼、生硬、湿面等物。

〔子和〕一男子落马发狂，起则目瞪狂言，不识亲疏，弃衣而走，骂言涌出，气力加倍，三五人不能执缚，烧符作醮②，问鬼跳巫，殊不知顾，服丹砂、牛黄、犀、珠、脑、麝，资财散去，室中萧然。不远二百里而求戴人一往，戴人以车轴埋之地中，约高二丈许，上安中等车轮，其辋上凿一穴，如作盆之状，缚病人在其上，使之伏卧，以软裀衬之。又令一人于下坐机一枚，以棒搅之，转千百遭，病人吐出青黄涎沫一二斗许，绕车轮数匝。病人曰：我不能堪，可解我下。从其言而解之，索凉水，与之冰水，饮数升，狂乃罢矣。

〔《素》〕帝曰：阳明病甚则弃衣而走，登高而歌，或至不食数日，逾垣上屋，所上之处，皆非其素所能也，病反能者，何也？岐伯曰：四肢者，诸阳之本也。阳盛则四肢实，实则能登高也。帝曰：其弃衣而走者，何也？岐伯曰：热甚于身，故弃衣欲走也。帝曰：其妄言骂詈，不避亲疏而歌者，何也？岐伯曰：阳盛则使人妄言骂詈不避亲疏而不欲食，不欲食故妄走也。（《阳明脉解篇》：阳明所谓病至则欲乘高而歌弃衣而走者，阴阳复争外并于阳，故使之弃衣而走也。）

〔《保》〕 **当归承气汤**

当归 大黄各一两 甘草半两 芒硝七钱

上锉，如麻豆大。每二两，水一大碗，姜五片，枣十枚，煎至一半，去渣，热温服。若阳狂奔走，骂詈不知亲疏，此阳有余，阴不足，大黄、芒硝去胃中实热，当归补血益阴，甘草缓中，加姜、枣者，胃属土，此引入胃中也。《经》所谓微者逆之，甚者从之，此之谓也。以大利为度，微缓以瓜蒂散入防风末、藜芦末吐之，其病立安。后用调心散、洗心散、凉膈散、解毒汤等调之。

〔子和〕一狂人阴不胜其阳，则脉流薄疾，阳并乃狂。《难经》曰：阳极则狂，阴极则癫。阳为腑，阴为脏。非阳热而阴寒也，热并于阳则狂，狂则生寒；并于阴则癫，癫则死。《内经》曰：足阳明实则狂。故登高而歌，弃衣而走，无所不为，是热之极也。以调胃承气大作汤下数十行，三五日复上涌一二升，三五日又复下之，凡五六十日，下百余行，吐亦七八度。如吐时暖室置火以助其汗，数汗方平。

辰砂散 治风痰诸痫，狂言妄走，精神恍惚，思虑迷乱，乍歌乍哭，饮食失常，疾发仆地，吐沫戴目，魂魄不守，医药无验。

辰砂一两，须光明有墙壁者 酸枣仁半两，微炒 乳香半两，光莹者

上量所患人饮酒几何，先令恣饮沉醉，但勿令吐，至静室中以前药都作一服，温酒调下，作一盏调之，令顿饮。如饮酒素少人，但以随量取醉，服药讫，便安置床枕令卧。病浅者半日至一日，病深者三两日，令家人潜伺之，鼻息匀调，但勿唤觉，亦不可惊触使觉，待其自醒，即神魂定矣。万一惊悟，不可复治。正肃吴公少时心病，服此一剂，五日方瘥，遂瘥。

一醉膏 治心恙。

无灰酒二碗，香油四两，和匀，用杨柳枝二十条，逐条搅一二百下，候香油与酒相入成膏，煎至八分灌之，熟睡，则醒或吐下即安矣。

狂之为病少卧，少卧则卫独行阳，不行阴，故阳盛阴虚，令昏其神。得睡则卫得入于阴，

而阴得卫填不虚,阳无卫助不盛,故阴阳均平而愈矣。

〔《本》〕 **宁志膏**

人参 酸枣仁各一两 辰砂五钱 乳香一分

上为细末,炼蜜和丸,如弹子大。每服一丸,薄荷汤送下。予族弟缘兵火失心,制此方与之,服二十粒,愈。亲旧多传去,服之皆验。

〔海〕狂邪癫痫,不欲眠卧,自贤自智,妄行不休。此方能安五脏,下心气。用白雄鸡一只煮熟,五味调和作羹粥食之。《经》云:悲哀动中则伤魂,魂伤则狂妄不精,不精则不正,此悲哀伤魂而狂,当用温药补魂之阳,仲景方以地黄汤,《本事》惊气丸之类即是也。《经》云:喜乐无极则伤魄,魄伤则狂,狂者意不存人。此喜乐伤魄而狂,当用凉药补魄之阴,辰砂、郁金、白矾之类是也。

〔世〕治失心。

郁金十两,须四川蝉肚者是真 明矾三两

上为细末,薄糊为丸,如桐子大。每服五六十丸,汤水任下。昔有妇人癫狂可畏,数年不愈,后遇至人授此方,初服觉心胸中有物脱去,神气洒然,再服顿苏。至人云:此病用忧惊得之,痰涎包络心窍,此药能去郁痰。

〔仲〕 **防己地黄汤** 治病如狂状,妄形独语不休,无寒热,其脉浮。

防己一钱 桂枝 防风各三钱 甘草二钱

上四味,以酒一杯,渍一宿,绞取汁,生地黄二斤,咬咀蒸之,如斗米饭久,以铜器盛其汁,更绞地黄汁和分再服。

〔《本》〕治惊痓③,积气症,风邪发则于关紧急,涎潮昏塞,醒则精神若痴,**惊气丸**。

附子 木香 白僵蚕 白花蛇 橘红 天麻 麻黄各半两 干葛二分 紫苏叶一两 朱砂一钱,留少许为衣 天南星洗,切姜汁浸一夕,半两

上为末,加脑麝少许,同研极匀,炼蜜杵丸,如龙眼大。每服一丸,金银薄荷汤化下,温酒亦得。此予家秘方也,戊申年军中一人犯法,褫衣将受刑而得释,精神顿失如痴,予与一丸,服讫而寐,及觉,病已失矣。提辖张载扬其妻因避寇失心已数年,予授此方,不终剂而愈。又黄彦奇妻狂厥者逾十年,诸医不验,予授此方,去附子加铁粉,亦不终剂而愈。铁粉非但化痰镇心,至如摧抑肝邪特异,若多患怒,肝邪大盛,铁粉能制伏之。《素问》云:阳厥狂怒,治以铁落饮。金制木之意也,此亦前人未尝论及。

〔无〕治中风或歌或哭,或笑语,无所不及,**小续命汤**。

用麻黄三两,人参、桂枝、白术各三两,无防风、附子、生姜,有当归一两。

〔世〕治癫狂发作,披头大叫,不避水火,苦参为末,蜜丸梧子大。每服十丸,薄荷汤化下,妙。

〔《保》〕 **牛黄膏** 治热入血室,发狂不认人。

牛黄二钱半 朱砂 郁金 牡丹皮各三钱 甘草 脑子各一钱

上为末,炼蜜丸,如枣子大。新汲水化下。

肝移寒于心,狂膈中。(全文见《诊病传变》)

运气,狂皆属火。《经》云:诸躁狂越,皆属于火。又云:火太过曰赫曦,赫曦之纪,其病笑谑狂妄。又云:岁火太过,上临少阴少阳,病谵妄狂越,治以诸寒是也。

〔子和〕项开合之妻,病饥不欲食,常好叫呼怒骂,欲杀左右,恶言不辍。众医皆处药,几半载,尚尔。其夫命戴人视之,戴人曰:此难以药治。乃使二娟各涂丹粉,作伶人状,其妇人大笑。次日,又作角觝,又大笑。其旁常以两个能食之妇夸其食美,病妇亦索其食而为一尝之。不数日,怒减食增。不药而瘥,后得一子。夫医贵有才,无才何足应变无穷。

〔《灵》〕狂始生,先自悲也,喜忘苦怒善恐者,得之忧饥。治之取手太阴阳明,血变而止,及取足太阴、阳明。狂始发,少卧不饥,自高贤也,自辨智也,自尊贵也,善骂詈,日夜不休。治之取手阳明、太阳、太阴,舌下少阴,视之盛者皆取之,不盛,释之也。狂言,惊,善笑,好歌乐,妄行不休者,得之大恐。治之取手阳明、太阳、太阴。狂目妄见,耳妄闻,善呼者,少气之所生也。治之取手太阳、太阴、阳明,足太阴头两颡。狂者多食,善见鬼神,善笑而不发于外者,得之有所大喜。治之取足太阴、太阳、阳明,后取手太阴、太阳、阳明。狂而新发,未应如此者,先取曲泉左右动脉,及盛者见血,有顷已。不已,以法取之,灸骨骶二十壮。(《颠狂篇》)

胃足阳明之脉是动,病甚则欲上高而歌,弃衣而走,故狂皆取阳明也。

〔秦承祖灸鬼法〕狐魅神邪癫狂诸病,并小儿惊痫。两手大拇指用软绳急缚之,灸三壮,艾炷着四处,半在甲,半在肉上,四处尽烧,一处不着,其疾不愈,神效难量。(此法累用累效。)

〔《明堂》〕灸狂发怒欲杀人,见鬼,身柱(灸,在三椎节下间)、后溪。

〔通玄〕呆痴,神门(一穴,沿皮向前三分,先补后泻,灸之)、后溪(补生,泻成)。

〔标幽〕又法,大钟。

〔《集》〕失志呆痴,神门、中冲、鬼服、鸠尾、百会。

〔《摘》〕心闷不已,支沟。

〔《甲》〕狂易,鱼际及合谷、腕骨、支正、少海、昆仑主之。狂言笑,见鬼,取之阳溪及手足阳明、太阳。狂歌妄言怒恐,恶人与火,骂詈,三里主之。狂妄走善欠,巨虚上廉主之。狂易见鬼神与火,解溪主之。狂言,太渊主之。心悬如饥之状,善悲而惊狂,面赤目黄,间使主之。狂疾,液门主之,又侠溪、丘墟、光明主之。狂互引头痛,耳鸣目瘼,中渚主之。身热狂走,谈言见鬼,瘛疭,身柱主之。狂妄言怒,恐恶火,甚骂詈,巨阙主之。(《医学纲目·卷之二十五·脾胃部·狂》)

【原文】〔《活》〕病人烦躁,狂走妄言,面赤咽痛,脉实潮热,狂语如见鬼状,此阳毒也。(治阳毒法见阳毒门:表者阳毒升麻汤、黑奴丸,里者大黄散。)

〔《本》〕治伤寒发狂,弃衣奔走,逾墙上屋,**鹊石散**。

黄连　寒水石各等分

上为细末,每服二钱,浓煎甘草汤,候冷调下。

〔云〕伤寒心风狂妄者,宜**防风黄连汤**。

黄连　大黄　防风　远志　茯神各半两

上为细末,每服一两,水煎服。

〔海〕**黄芪汤**　治伤寒或歌或笑或悲哭,谵言妄语。(方见发热下)

陈志仁伤寒狂妄,每欲狂走,四五人扶捉不定,脉虚数,用柴胡汤反剧,以参、芪、归、术、甘草、陈皮煎汤,一服狂定,再服安睡。

〔《集》〕伤寒发热，不识尊卑，曲池、绝骨、百劳、涌泉。

〔《甲》〕热汗不出，狂互引癫疾，合谷主之。（《医学纲目·卷之三十一·伤寒部·阳明病·狂乱续法》）

【参考文献】（明）楼英. 医学纲目［M］. 北京：中国中医药出版社，1996.

【注释】

① 虢（guó）：周代国名。

② 醮（jiào）：古冠、婚礼所行的一种简单仪式。

③ 瘈疭（zhì）：痉挛，"发喉痹，嗌肿，～，治主病者。"

明·《伤寒六书》

【原文】　发狂者，重阳而狂，热毒所深，并入于心，遂使神不宁、志不定。始得少卧不饥，谵语妄笑；甚则登高而歌，弃衣而走，逾垣上屋，骂詈不避亲疏，皆独阳亢盛，不大下之，何能止也？若因当汗不汗，瘀热在里，下焦蓄血如狂者，小便必自利，大便黑，虽时如狂，未至于狂耳，须桃仁承气下之。重阳即阳毒，脉洪大，面赤咽痛，潮热，发斑如锦纹，或下利黄赤，阳毒升麻汤；不效者，三黄石膏汤；大便实者，调胃承气汤下之。太阳病不解，热结膀胱，其人如狂而血下者，愈。若外不解，与桂枝汤。外已解，但小腹急结，与夫脉沉，身黄，唇燥漱水，小水自利者，亦是血证，如狂轻则犀角地黄汤，重则桃仁承气下之。若狂言直视，便溺自遗，与汗后大热，脉躁，狂言，不能食，此为虑也。（《伤寒六书·伤寒家秘的本卷之二·发狂》）

【原文】　《难经》曰：重阴者癫，重阳者狂。伤寒热毒在胃，并入于心，遂使神不宁而志不定也，故发狂。始则少卧不饥，妄语妄笑，甚则登高而歌，弃衣而走，逾垣上屋，皆独阳亢极，热之所致，非大下之，不能止也。亦有当汗不汗，瘀热在里，下焦蓄血如狂者，小便不利，时如狂未至于狂耳。若夫狂言直视，便溺自遗，其与汗后大热，脉燥，狂言不食，又为可虑也。时行热病，发狂，黑奴丸。（《伤寒六书·伤寒明理续论卷之六·发狂》）

【参考文献】（明）陶节庵. 伤寒六书［M］. 黄瑾明，傅锡钦点校. 北京：人民卫生出版社，1990.

明·《孙文垣医案》

【原文】　李悦斋先生夫人，胸胁大腹作痛，谵语如狂。寅卯辰三时稍轻，午后及夜痛甚，昼夜不睡，饮食不进者十八日。究其故，原有痰火与头疼、牙疼之疾，又因经行三日后，头疼发寒热。医以疟治，因大恶热，三四人交扇之，而两手浸冷水中，口嚼水而不咽，鼻有微衄，又常自悲自哭，目以多哭而肿，痛时则壁上亦欲飞去，剧则咬人，小水直下不固，喉梗梗吞药不下。脉则左弦数，右关洪滑。予曰：此热入血室症也，误服治疟刚燥之剂而动痰火，以致标本交作。诸人尤谓：热入血室，当夜间谵语如狂，如见鬼，何至胸胁痛剧咬人也？予曰：仲景云，经水适来适止，得疾，皆作热入血室治之，治同少阳，而以小柴胡汤为主，加凉血活血之药，此古人成法可守也。痛极咬人者，乃胃虚虫行，求食而不得，故喉中梗梗然也。即以小柴胡汤加桃仁、丹皮，而谵语减，次日以安蛔汤与服，而疼随止，饮食进，遂骎骎有生意。（《孙文垣医案·卷二·三吴治验·李悦斋夫人腹痛谵语如狂鼻衄（有发明）》）

【原文】　大司马潘印川第三令室，尚书蒋公孙女也。年二十五，体素弱，语言端谨。

因难产伤力，继以生女拂意，后又女死悲戚，即时晕厥，醒而神思昧昧，手足瘛疭，目作上视。予更后始至，因瘛疭不能诊脉，细询之，自女落地，恶露绝无，比有女医在旁，乃昔所亲信者，时与人参大嚼，及独参汤并粥乱进，参与粥皆壅塞膈上不下，以故神昏瘛疭不已也。予教以手于喉中探而吐之，喜其随手吐出痰饮、粥、药盈盆，瘛疭方定。乃与川芎、山楂、泽兰叶、陈皮、半夏、茯苓、香附进之，稍得睡。予亦出中堂就寝。不虞女医又私与补药二帖。子丑时，陡然狂乱如降神之状，口中乱语云：我是观音大士降坛。所言皆儒雅官话，问答如流，声甚壮厉，殊无产后不足之态。生平不谙汉声，至是出语如生成者，人皆异之，目为神附，禳祷百般。予独诤之，语诸左右曰：此恶露不尽，乃蓄血如见鬼之症，非真有神佛相附也。徐以正言叱之即缄默，继以清魂散加滑石、童便与之。至天明小水乃行，狂乱皆定。迨予出房少顷，讵知女医意欲要功，又不知与何药服之，少刻狂乱如前。再与川芎一钱五分，当归四钱，泽兰叶、益母草各一钱，临服加童便，连饮二帖不效。予逆思之，胸中必有余痰作滞，前剂中无佐、使之品，故药力不行也。即用前剂大加山楂与之，恶露稍行，神思即静，嗣后稍睡少时，手足微动，或自以手掌其面，或自以手捶其胸，昏乱不息。诊其脉近虚，早间面红而光，申酉时面色白，此血行火退，故脉虚而当补矣。与人参、川芎、泽兰叶各一钱，当归、山楂各二钱，茯苓、陈皮各八分，卷荷叶一片，煎熟调琥珀末子五分，服下半时许，嗳气二声。予喜曰：此清阳升而浊阴降矣，自兹安静。夜中恶露行，大便亦利，乃索粥饮。问其昨日汉声何来？答曰：不知也。诸君始信蓄血如见鬼之言为不诬。昔秦越人有言曰：病有六不治，信巫不信医一不治也。古称用药如用兵。以郭子仪之英明，而以鱼朝恩监之，便不成功。予固非郭令公之俦，彼女医之误，则又有过于鱼朝恩矣。噫！宁不慎哉？（《孙文垣医案·卷二·三吴治验·大司马令媳产后晕厥发狂（有发明）》）

【参考文献】（明）孙一奎.孙文垣医案[M].北京：中国医药科技出版社，2012.

明·《古今医统大全》

【原文】伤寒热毒在胃，并入于心，遂使神不宁而志不定也，故发狂。始则少卧不饥，妄语妄笑，甚则登高而歌，弃衣而走，逾垣上屋，皆独阳亢极，热之所致，非大下之不能止也。亦有当汗不汗，瘀热在下焦，蓄血，小便不利而发狂也。其或狂言直视，便溺自遗，其与汗后脉燥大热，狂言不食者，难治。

[解散]太阳不解，热结膀胱，其人如狂，血自下者愈；外不解者，桂枝汤。病热六七日未得汗，脉洪脉数，面赤目胀，身体大热，烦躁狂言欲走，葶苈苦酒汤、栀子仁汤。阳毒发狂，斑烂谵语，升麻汤。又有火劫惊狂，谓之火邪，其人亡阳烦躁，卧起不安，《金匮》风引汤、柴胡汤加龙骨牡蛎。火劫，因用火逼病人，劫出其汗，故当亡阳，惊狂不安也。

[清热]三阳热极，脉大身热，渴而狂者，黄连解毒汤；不已，用承气。吐下后及虚人未解者，人参白虎汤加辰砂，清其浮火。《直指方》用寒水石、黄连末各一钱，冷水调。治阳狂，龙胆草一物汤。阳毒发狂，眼珠如火，脉洪大渴，三黄石膏汤。

[下蓄血]血逆则喜忘，血下蓄则内争，其人如狂。轻者，犀角地黄汤；甚者，抵当汤。蓄血发狂者，以热在下焦，少腹硬，小便自利，必下血乃愈，抵当汤。脉弦而长，调胃承气汤。脉沉实者，有表证，大柴胡汤。小腹结急者，桃仁承气汤。无求子云：胸满唇痿，舌青口燥，但漱水不欲咽，无里热，里有瘀血，必发狂也，犀角地黄汤加芍药。

〔壮阴〕阳气独胜,阴气暴绝,发狂躁妄言,面赤咽痛发斑,或下利赤黄,脉洪实或滑促,宜酸苦之药,收阴抑阳,令阴气复,大汗解矣,葶苈苦酒生艾汤。(《古今医统大全·卷之十三·伤寒门(上)·证候·发狂》)

【参考文献】 (明)徐春甫.古今医统大全[M].崔仲平,王耀廷主校.北京:人民卫生出版社,1991.

明·《证治准绳·类方》

【原文】 **生铁落饮** 生铁四十斤,入火烧赤沸;砧上锻之,有花出如兰如蛾,纷纷坠地者,是名铁落。用水二斗,煮取一斗,入后药:

石膏三两　龙齿研　白茯苓去皮　防风去芦,各一两半　玄参　秦艽各一两

上为粗散,入铁汁中,煮取五升,去渣,入竹沥一升和匀。温服二合,无时,日五服。

朱砂丸 镇心神,化痰涎,退潮热,利咽膈,止烦渴。

铁粉　天竺黄各一两　金银箔各二十片　人参二钱　脑子半钱　生麝香一钱　轻粉二钱　真犀角二钱　海金砂一两　朱砂五钱

上为末,水丸,朱砂为衣,共丸作六百丸,每一丸至五丸。痰盛潮热,薄荷、砂糖、生葛自然汁、井水下;狂言谵语,涎壅膈上,地龙三两,薄荷及砂糖水研;心神不宁,金银箔、薄荷汤化下。

抱胆丸(见癫)、养正丹(见气)、瓜蒂散(见伤食)。

来苏膏(《瑞竹》) 治远年近日,风痫心病,风狂中风,涎沫潮闭,牙关不开,及破伤风搐。

皂角一两,肥大不蛀者,去皮弦

上将皂角切碎,用浆水一大碗,春秋浸三四日,冬七日,夏一二日,揉开取净浸透皂角汁,入银器或砂锅内,以文武火熬,用新柳条、槐枝搅,熬似膏药,取出,摊于夹纸上,阴干收顿。如遇病人,取手掌大一片,用温浆化在盏内,用小竹管盛药水,将病人扶坐定,头微抬起,以药吹入左右鼻孔内,良久扶起,涎出为验。欲要涎止,将温盐汤,令病人服一二口便止。忌鸡、鱼、生硬、湿面。

大承气汤(见大便不通)。

当归承气汤(《保命》)

当归　大黄各一两　甘草半两　芒硝七钱

上锉如麻豆大,每二两,水一大碗,姜五片,枣十枚,煎至一半,去渣,热温服。

洗心散 治风壅涎盛,心经积热,口苦唇燥,眼涩多泪,大便秘结,小便赤涩。

白术一两半　麻黄和节　当归去苗,洗　荆芥穗　芍药　甘草　大黄面裹煨,去面,切,焙,各六两

上锉散,每服三钱,水一盏半,生姜三片,薄荷叶七皮,水煎服;为末,茶清调亦可。

凉膈散、解毒汤(俱见发热)。

宁志膏(《本事》)

人参　酸枣仁各一两　辰砂五钱　乳香二钱半

上为细末,炼蜜和丸,如弹子大。每服一丸,薄荷汤送下。

予族弟妇,缘兵火失心,制此方与之,服二十粒愈,亲旧传去,服之皆验。

一醉膏 治心恙。

用无灰酒二碗,香油四两,和匀,用杨柳枝二十条,逐条搅一二百下,候香油与酒相入成

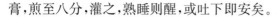

膏,煎至八分,灌之,熟睡则醒,或吐下即安矣。

灵苑辰砂散 治风痰诸痫,狂言妄走,精神恍惚,思虑迷乱,乍歌乍哭,饮食失常,疾发仆地,吐沫戴目,魂魄不守。

辰砂一两,须光明有墙壁者　酸枣仁半两,微炒　乳香半两,光莹者

上量所患人饮酒几何,先令恣饮沉醉,但勿令吐,至静室中,以前药都作一服,温酒调作一盏调之,令顿饮。如饮酒素少人,但以随量取醉。服药讫,便安置床枕令卧,病浅者半日至一日,病深者三两日,令家人潜伺之,鼻息匀调,但勿唤觉,亦不可惊触使觉,待其自醒,即神魂定矣。万一惊寤,不可复治。吴正肃公少时心病,服此一剂,五日方寤,逐瘥。

祛风一醉散 治阳厥气逆,多怒而狂。

朱砂水飞,半两　曼陀罗花二钱半

上为细末,每服二钱,温酒调下。若醉便卧,勿令惊觉为佳。有痰者,先服胜金丸。一方,加乳香二钱,依前法服之。

防己地黄汤 治病如狂状,妄言独语不休,无寒热,其脉浮。

防己一钱　桂枝　防风各三钱　甘草二钱

上四味,以酒一杯,渍一宿,绞取汁;生地黄二斤,咀,蒸之如斗米饭久,以铜器盛其汁,更绞地黄汁和,分再服。

惊气丸(《本事》) 治惊痫,积气,风邪发则牙关紧急,涎潮昏塞,醒则精神若痴。

附子　木香　白僵蚕　白花蛇　橘红　天麻　麻黄　干葛各半两　紫苏叶一两　南星洗,切,姜汁浸一宿,半两　朱砂留少许为衣,一钱

上为末,加脑麝少许,同研极匀,炼蜜杵丸,如龙眼大。每服一丸,金银薄荷汤化下,温酒亦得。

此予家秘方也。戊申年,军中一人犯法,褫衣将受刑而得释,精神顿失如痴,予与一丸,服讫而寐,及觉病已失矣。提辖张载扬,其妻因避寇,失心已数年,予授此方,不终剂而愈。又黄彦奇妻,狂厥者逾十年,诸医不验,予授此方,去附子,加铁粉,亦不终剂而愈。铁粉非但化痰镇心,至如摧抑肝邪特异。若多恚怒,肝邪太盛,铁粉能制伏之。《素问》云:阳厥狂怒,治以铁落饮,金制木之意也。此亦前人未尝论及。

牛黄膏(《保命》) 治热入血室,发狂不认人者。

牛黄二钱半　朱砂　郁金　牡丹皮各三钱　脑子　甘草各一钱

上为细末,炼蜜丸,如皂角子大。新汲水化下。

妙香散(见心痛)、青州白丸子(见中风)、十四友丸(见惊)、六一散(即天水散,见伤暑)。(《证治准绳·类方·第五册·狂》)

【**参考文献**】 (明)王肯堂.证治准绳 类方[M].彭怀仁点校.北京:人民卫生出版社,1991.

明·《景岳全书》

【**原文**】 伤寒发狂,本阳明实热之病,然复有如狂证者,虽似狂而实非狂,此中虚实相反,最宜详辨,不可忽也。凡实热之狂,本属阳明,盖阳明为多气多血之经,阳邪传入胃腑,热结不解,因而发狂。《内经·阳明脉解篇》曰:胃者土也,故闻木音而惊者,土恶木也。其恶火者,热甚则恶火也。其恶人者,以阳明厥则喘而惋,惋则恶人也。其病甚则弃衣而走,登高

而歌,或数日不食,或逾垣上屋者,以四肢为诸阳之本,阳盛则四肢实,实则能登高也。其弃衣而走者,以热盛于身也。其妄言骂詈,不避亲疏而歌者,以阳盛为邪也。又曰:阴不胜其阳,则脉流薄疾,并乃狂。又曰:邪入于阳则狂。是皆以阳明热邪上乘心肺,故令神志昏乱若此,此阳狂也。然伤寒病至发狂,是为邪热已极,使非峻逐火邪,则不能已。故但察其大便硬结,或腹满而坚,有可攻之证,则宜以大小承气,或凉膈散、六一顺气汤之类,下之可也。如无胀满实坚等证,而惟胃火致然者,则但以白虎汤、抽薪饮之类,泄去火邪,其病自愈。

一如狂证本非实热发狂,其证亦有轻重。如仲景曰:太阳病不解,热结膀胱,其人如狂。其外证不解者,尚未可攻,当先解外。外已解,但少腹急结者,乃可攻之,宜桃仁承气汤。又曰:太阳病,六七日,表证仍在,脉微而沉,反不结胸,其人如狂者,以热在下焦,少腹当硬满。小便自利者,下其血乃愈,抵当汤主之。按:此二条,以太阳热邪不解,随经入腑,但未至发狂,故曰如狂。此以热搏血分,蓄聚下焦,故宜下也。

一近见伤寒家则别有如狂之证,古人所未及言者,盖或由失志而病,其病在心也;或由悲忧而病,其病在肺也;或由失精而病,其病在肾也;或由劳倦思虑而病,其病在肝脾也。此其本病已伤于内,而寒邪复感于外,则病必随邪而起矣。其证如狂,亦所谓虚狂也。而虚狂之证,必外无黄赤之色,刚暴之气,内无胸腹之结,滑实之脉,虽或不时躁扰,而禁之则止,口多妄诞,而声息不壮,或眼见虚空,或惊惶不定,察其上则口无焦渴,察其下则便无硬结,是皆精气受伤,神魂不守之证。此与阳极为狂者,反如冰炭,而时医不能察,但见错乱,便谓阳狂,妄行攻泻,必致杀人。凡治此者,须辨阴阳。其有虚而挟邪者,邪在阳分,则宜补中益气汤之类;邪在阴分,则宜补阴益气煎之类。虚而无邪者,在阳分,则宜四君、八珍、十全大补汤、大补元煎之类;在阴分,则宜四物、六味、左归饮、一阴煎之类。阴虚挟火者,宜加减一阴煎、二阴煎之类。阳虚挟寒者,宜理中汤、回阳饮、八味汤、右归饮之类。此方治之宜,大略如此,而变证之异,则有言不能传者,能知意在言表,则知所未言矣。

一凡身有微热,或面赤戴阳,或烦躁不宁,欲坐卧于泥水中,然脉则微弱无力,此阴证似阳也,名为阴躁。盖以阳虚于下,则气不归原,故浮散于上,而发躁如狂。速当温补其下,命门暖则火有所归,而病当自愈。若医不识此,而误用寒凉者,必死。

一发狂,下利谵语者,不治。狂言,反目直视者,为肾绝,死。汗出后辄复热,狂言不食者,死。(《景岳全书·卷之八须集·伤寒典(下)·发狂(三十六)》)

【参考文献】 (明)张介宾.景岳全书[M].北京:中国中医药出版社,1994.

明·《丹溪手镜》

【原文】 狂,谓少卧不饥而自高贤也,自辨智也。曰重阳者狂,重阴者癫,由邪热至极也,宜大下之。

又有热在下焦膀胱,如狂而未至于狂,但卧起不安耳。

又狂见蓄血,下焦蓄血亦狂也。(《丹溪手镜·卷之上·狂(六十二)》)

【参考文献】 (元)朱丹溪.朱丹溪医学全书[M].太原:山西科学技术出版社,2014.

明·《医宗必读》

【原文】 热毒在胃,并于心,神志不定而狂,少卧不饥,妄言笑,登高而歌,弃衣而走,逾垣上屋。六七日未得汗,脉洪数,面赤目胀,大热烦躁,狂言欲走,葶苈苦酒汤。阳毒发狂,斑烂谵语,升麻汤。火劫汗多亡阳,烦躁惊狂,《金匮》风引汤,柴胡汤加龙骨、牡蛎。三阳热极,脉大身热,渴而狂,黄连解毒汤;甚者承气汤。汗、吐、下后虚者,人参白虎汤加辰砂。阳毒发狂,眼赤,脉洪,口渴,三黄石膏场。血上逆则喜忘,血下蓄则如狂,轻者犀角地黄汤,重者抵当汤。脉弦长而狂,调胃汤气汤。阳胜阴绝,发狂谵妄,面赤咽痛,发斑,脉洪实,或滑促,宜酸苦之药,收阴抑阳,大汗而解,葶苈苦酒生艾汤。(《医宗必读·卷之五·伤寒·发狂》)

【参考文献】 (明)李中梓.医宗必读[M].邹高祈点校.北京:人民卫生出版社,1996.

明·《伤寒括要》

【原文】 热毒在胃,并于心则狂,乃邪热之极也。狂之发作,少卧不饥,妄语笑,妄起行,登高而歌,弃衣而走,甚则杀人,不避水火,骂詈不辨亲疏,悲怒号哭,逾垣上屋,皆独阳亢极,非大下之不能已也。狂言,目反视,为肾绝,汗出复热,狂言不能食,皆死症也。发狂奔跳,势不可遏,倾好醋于火盆,令气冲于病人鼻内,又将姜汁喷其头面,及身上及手足,即定方可察。其阳狂阴躁,揭开床帐,放入爽气,随用铜镜,按在心胸。热甚者,将硝一斤研细,凉水一盆,青布方一尺者四五块,浸于硝水中,微搅半干,搭在病人前心后心,顿易冷者,得睡与汗,乃愈。

大渴,目赤,唇焦,舌干,齿燥,脉实,狂妄,(大承气汤急下之)。脉浮无汗,医以火逼取汗,必惊狂,(桂枝汤去芍药加蜀漆龙骨牡蛎救逆汤)。汗家重发汗,必恍惚心乱,小便已,阴痛,(禹余粮丸)。太阳病六七日,表症仍在,脉微而沉,反不结胸,其人发狂者,以热在下焦,少腹当硬满,小便自利下血乃愈。所以然者,以太阳随经瘀热在里故也,(抵当汤)。太阳病不解,热结膀胱,人如狂,血自下者愈,外不解尚未可攻,当先解外。外已解,但少腹急结者,乃可攻之,(桃仁承气汤)。身黄,脉沉结,少腹硬,小便自利,其人如狂,血症谛也,(抵当汤)。阴症发躁,欲坐泥水井中,面赤,足冷,脉沉,不能饮水,(霹雳散冷服)。身微热,面赤足冷,脉举之数大。按之无力,此虚阳伏阴而躁,(人参四逆汤冷服)。

按:狂之为症,多属实热,非大承气大下之,安能已乎?如脉无力者,宜三黄石膏汤清之。至于蓄血症,但如狂,非真狂也。由于当汗不汗,或汗迟,或脉盛汗微,或覆盖不周而汗不透太阳之邪,无从而出,故随经入腑,血结膀胱。外症既解,方可攻下。若夫阴躁,真气败坏,虚阳上越,乃阴盛隔阳。庸医不察脉之浮盛沉衰与不能饮水,见其面赤身热,误与凉剂,则立毙矣。大抵此症,肌表虽热,重按之,则冷透手矣。然阴躁一症,十中止救二三,惜乎昧者不识,识者忧谗,束手待尽,良可痛也。(《伤寒括要·卷上·发狂》)

【参考文献】 裘吉生.珍本医书集成 伤寒括要[M].北京:中国医药科技出版社,2016.

第三节 谵妄、谵语

明·《医学纲目》

【原文】 运气,谵妄即伤寒家谵妄也,其病有二:

一曰火邪助心。《经》云:岁火太过,上临少阴少阳,病反谵妄狂越。又云:火太过,曰赫曦,其动炎灼妄扰。又云:少阴所至,为谵妄。又云:少阴之复,振栗谵妄。又云:少阳之胜,心痛烦心,善惊谵妄,治以咸寒是也。

二曰寒邪伤心。《经》云:岁水太过,寒气流行,邪害心火,病身热烦心,躁悸阴厥,上下中寒谵妄,上临太阴,渴而妄冒。又云:阳明司天之政,四之气,寒雨降,振栗谵妄,治以甘热是也。

〔无〕 **加减续命汤** 治中风或歌哭,或笑语,无所不至。

麻黄三两 人参 桂枝 白术各二两 当归 防己 黄芩 甘草 白芍药 芎䓖 杏仁各一两

上锉散,每服四大钱,水一盏半,枣二枚,煎七分去渣,不以时服。(《医学纲目·卷之十六·心小肠部·谵忘》)

【原文】 阳明为病,胃家实是也。胃实则谵语,故谵语宜入阳明门。阳明病,谵语,发潮热,脉滑而疾者,小承气汤主之。因与承气汤一盏,腹中转矢气者,更服一盏。若不转矢气,勿更与之。明日不大便,脉反微涩者,里虚也,为难治,不可更与承气汤。阳明病,谵语,有潮热,反不能食者,胃中必有燥屎五六枚,若能食者,但硬,亦宜大承气汤下之。二阳并病,太阳病罢,但发热,手足漐漐汗出,大便难而谵语者,下之则愈,宜大承气汤。阳明病,其人多汗,以津液出,胃中燥,大便必硬,硬则谵语,小承气汤主之。若一服谵语止,勿更服。

汗出谵语者,必有燥粪在胃中,此为风也,须下之,必过经乃可下,下之若早,语言必乱,以表虚里实,故下之则愈,宜大承气汤。夫实则谵语,虚则郑声。谵语者,谓乱语无次第,数数更端也。郑声者,谓郑重频烦也,只将一句旧言重叠频言之,终日殷勤不换他声也。盖神有余则能机变而乱语,数数更端。神不足则无机变,而只守一声也。伤寒四五日,脉沉而喘满,沉为在里,而反发其汗,津液越出,大便为难,表虚里实,久则谵语。成无己谓郑声为郑卫之声,非是,前辨已明。

少阳病,发汗后,及小便数,脚挛急,误与桂枝攻表后,若胃不和谵语者,少与调胃承气汤(方论见厥)。三阳合病,腹满身重,难以转侧,口不仁而面垢,谵语遗尿,发汗则谵语,下之则额上生汗,手足逆冷,若自汗出者,白虎汤主之(论见身重)。汗发多,亡阳谵语者,不可下,与柴胡桂枝汤和其荣卫,以通津液,后自愈。发汗多,又重发汗者,亡其阳,谵语脉短者死,脉自和者不死。诸逆发汗,病微者痉,剧者言乱,目眩者死。形作伤寒,其脉不弦紧而弱,弱者必渴,脉涩者必谵语,弱者发热,脉浮,解之当汗出愈。

太阳病,火劫汗后,身黄,小便难,身体枯燥,头汗腹满,微喘,或不大便,久则谵语(论见头汗)。太阳病,二日反躁,乃熨其背而大汗出,火热入胃,胃中水竭躁烦,必发谵语,十余日振栗自下利者,此为欲解也。故其汗从腰以下不得汗,欲小便不得,反呕,欲失溲,足下恶风,大便硬,小便当数而反不数,及多,大便已,头卓然而痛,其人足心必热,谷气下流故也。少阳病咳,咳而下利,谵语,小便难者,被火气劫汗故也。吐、下、汗、温针后谵语,柴胡汤症罢者,此为坏病,知犯何逆,以法治之(论见坏症)。

胸满谵语,若下后烦惊,小便不利,身重不可转侧者,柴胡加龙骨牡蛎汤主之(方论见惊)。

阳明病,下血谵语者,此为热入血室,但头汗出者,刺期门,随其实泻之,濈然汗出则愈,腹满谵语,脉浮紧者,刺期门(论见腹满)。太阳、少阳并病,发汗则谵语,脉弦,五六日谵语不止者,宜刺期门(论见项强)。妇人发热,经水适来,谵语,为热入血室。若热除脉迟者,身凉,胸满如结胸状者,刺期门。若昼则明了,暮则谵语者,无犯胃气及上二焦,必自愈。《活人》以小柴胡汤主之(论见妇人伤寒)。

〔许〕有人病伤寒下利,身热神昏,多困谵语,不得眠,或者见下利,便以谵语为阴虚症。予曰:此亦小承气症。众骇曰:下利而服小承气,仲景之法乎?予曰:此仲景之法也。仲景云:下利而谵语者,有燥粪也,属小承气汤而得解。予尝读《素问》云:微者逆之,甚者从之,逆者正治,从者反治,从多从少,视其事也。帝曰:何谓反治?岐伯曰:塞因塞用,通因通用。王冰注云:大热内结,注泻不止,热宜寒疗,结复须除,以寒下之,结散利止,则通因通用也。正合于此,又何疑焉。

直视谵语喘满者死,下利者亦死。谵语妄言,身微热,脉浮大,手足温者生,逆冷脉沉细者,不过一日死矣。(《医学纲目·卷之三十一·伤寒部·阳明病·谵语》)

【原文】〔《素》〕谵语者,气虚独言也(全文见诊)。愚用参、芪、归、术等剂治谵语,得愈有百十数,岂可不分虚实,一概用黄连解毒、大小承气等汤以治之乎。

〔《难》〕脱阳者见鬼。仲景谓亡阳谵语亦此义。

〔海〕**黄芪汤** 治伤寒,或时悲哭,或时嬉笑,或时太息,或语言错乱失次,世疑作谵语狂言者,非也,神不守室耳。两手脉浮沉不一,举按全无力,浮之损小,沉之亦损小,皆阴脉也,甚者用调中丸或理中丸(二方并见发热下)。

〔丹〕浦江郑兄年二十岁,九月间发热头痛,妄言见鬼,医与小柴胡汤数帖,热愈甚。予视之,形肥,面亦带白,却喜筋骨稍露,诊其脉弦大而数实,脉本不实,凉药所致。此因劳倦成病,与温补药自安。遂以参、术为君,苓、芍为臣,黄芪为佐,附子一片为使,与二帖而症不减。或曰:脉既数大,狂热而又大渴,用附子误矣。予曰:此虚症而误投寒凉之药,人肥而脉左大于右,事急矣,非加附子、参、术,焉能有急效。再与一帖,乃去附子,作大剂与服,至五十帖,得大汗而愈。自后又补养两月,气体方始平复。

一人五月内患谵语,大发热,肢体不能举,喜冷饮。诊其脉洪大而数。用黄芪、茯苓浓煎如膏,却用凉水调与之,三四服后,病者昏睡如死状,但颜色不改,气息如常,至次早方醒,诸症悉退而安。(《医学纲目·卷之三十一·伤寒部·阳明病·谵语续法》)

【参考文献】 (明)楼英.医学纲目[M].北京:中国中医药出版社,1996.

明·《伤寒六书》

【原文】 谵语者,《经》云:邪气盛则实,精气夺则虚,故实则谵语,虚则郑声。胃中实热,上乘于心,心为热冒,则神识昏迷,妄有所见而言也,轻则睡中呢喃,重则不睡亦语。有谵语者,有独语者,有语言不休者,有言乱者,此数者,见其热之轻重也。大抵热入于胃,水涸粪燥,必发谵语,为实也。有被火劫取汗而谵语者,有亡阳谵语者,有下利清谷,不渴,谵语者,此为虚也。或脉来沉实,洪数有力,大便不通,小水赤,燥渴,谵语狂妄,腹中胀满硬痛,或潮热自汗,或下利纯清水,心腹硬痛者,皆里证,邪热燥屎也,俱大承气下之。下后利不止,与夫喘满气逆而上奔,自利气脱而下夺,皆为逆也。其三阳合病,脉实,身重难转,口中不仁,面垢遗尿,白虎汤。或大便结,大热干呕,错语呻吟不眠,犀角解毒汤。初得病无热,狂言,烦躁不安,精采不与人相当,与五苓散三钱,以新汲水探吐;一法用桂苓汤。狂言,漱水不欲咽,大便黑,小水不利,身黄胀满,此因当下失下,是瘀血谵语,桃仁承气,下尽黑物则愈。妇人经水适来适断,续得寒热,此为热入血室谵语,小柴胡汤。阳明证,喜忘,如狂者,亦瘀血也,照前桃仁承气,下尽黑物则愈矣。(《伤寒六书·伤寒家秘的本卷之二·谵语》)

【参考文献】 (明)陶节庵.伤寒六书[M].黄瑾明,傅锡钦点校.北京:人民卫生出版社,1990.

明·《证治准绳·杂病》

【原文】 丹溪,虚病、痰病有似鬼祟论:血气者,身之神也。神既衰乏,邪因而入,理或有之。若夫血气两亏,痰客中焦,妨碍升降,不得运用,以致十二官各失其职,视听言动皆有虚妄,以邪治之,其人必死,吁哉冤乎,谁执其咎。宪幕之子傅兄年十七八,时暑月因大劳而渴,欲饮梅浆,又连得大惊三四次,妄言妄见,病似鬼邪,诊其脉两手皆虚弦而带沉数。予曰:数为有热,虚弦是大惊,又梅浆之酸,郁于中脘,补虚清热,导去痰滞,病乃可安。遂与人参、白术、陈皮、茯苓、芩、连等药浓煎汤,入竹沥、姜汁,与旬日未效,众皆尤药之不对,予脉之,知其虚之未完,与痰之未导也。仍与前方入荆沥,又旬日而安。外弟戚一日醉饱后,乱言妄见,询之系伊亡兄附体,言出前事甚的,乃叔在边叱之曰非邪,乃食鱼生与酒太过,痰所为耳。灌盐汤一大碗,吐痰一二升,汗因大作,历一宵而安。金氏妇壮年暑月赴筵归,乃姑询其坐次失序,遂赧然自愧,因此成疾,言语失伦,其中多间一句,曰奴奴不是,脉大率皆数而弦。予曰:此非邪,乃病也。但与补脾清热导痰,数日当自安。其家不信,邀数巫者,喷水而呪之,旬余而死。或曰病非邪而以邪治之,何遽至于死。予曰:暑月赴宴,外境蒸热,辛辣适口,内境郁热,而况旧有积痰,加之愧闷,其痰与热,何可胜言,今乃惊以法尺,是惊其神而血不宁也。喷以法水,是沛其体、密其肤,使汗不得泄,汗不出则蒸热内燔,血不宁则阴消而阳不能独立也,不死何为。或曰《外台秘要》有禁呪一科,庸可废乎。予曰:移精变气,乃小术耳,可治小病。若内有虚邪,当用正大之法,自有成式,昭然可考。然符水惟膈上热病,一呷冷凉,胃热得之,岂不暂快,亦可取安。若内伤而虚,与冬令严寒,符水下咽,必冰胃而致害,彼郁热在上,热邪在表,须以汗解,卒得清冷,肤腠固密,热何由解,必致内攻,阴阳离散,血气乖争,去死为近,又何讶焉。仲景云:邪哭使魂魄不安者,血气少也。血气少者属于心,心气虚者其人多畏,合目欲眠梦远行,则精神离散,魂魄妄行。阴气衰者为颠,阳气衰者为狂。运气谵妄有二:一曰火邪助心。《经》云:岁火太过,上临少阴、少阳,病反谵妄狂越。又云:火太过曰赫曦,其动炎灼妄扰。又云:少阴所至为谵妄。又云:少阴之复,振栗谵妄。又云:少阳之胜,心痛烦心,善惊谵妄,治以咸寒是也。二曰寒邪伤心。《经》云:岁水太过,寒气流行,邪害心火,病身热烦心,躁悸阴厥,上下中寒,谵妄心痛,上临太阳,渴而妄冒。又云:阳明司天之政,四之气,寒雨降,振栗谵妄,治以甘热是也。【中风】或歌哭,或笑语,无所不至,加减续命汤。【中恶】卒心腹胀满,吐利不行,如干霍乱状,由人精神不全,心志多恐,遂为邪鬼所击或附着,沉沉默默,妄言谵语,诽谤骂詈,讦露人事[①],不避讥嫌,口中好言未然祸福,及至其时毫发未失,人有起心已知其故,登高陟险如履平地,或悲泣呻吟不欲见人,如醉如狂,其状万端,但随方俗考验治之。(《证治准绳·杂病·第五册·神志门·谵妄》)

【参考文献】 (明)王肯堂.证治准绳[M].倪和宪点校.北京:人民卫生出版社,2014.

【注释】 ① 讦(jié)露人事:本意是指用言论遮掩自己的隐私,引申义是指用言论攻击别人的短处或揭发别人的隐私。

第四节 中 恶

明·《婴童类萃》

【原文】 **八毒赤丸** 治男、妇、小儿染着神鬼,谓之鬼疰。服此神效。

雄黄 矾石 朱砂 牡丹皮 附子炮 藜芦各五钱 巴豆一钱,制 蜈蚣二条,炙

为丸,蜜丸麻子大。每二三十丸,冷水下。桃柳枝汤更好。

斩鬼丹 治儿鬼魇,及男、妇与鬼魅交通。此方神效。

虎头骨 朱砂 雄黄 雌黄 鬼柏 皂角 芫荑 鬼箭 藜芦各一钱

为末,蜜丸弹子大。囊盛一丸,男左女右,系膊上。又用一丸,当门户烧之,一切鬼邪不入。

镇心丸 治心气虚弱,夜多梦魇。

辰砂 防风 官桂 细辛 当归 铁粉 防己 茯苓 茯神 雄黄 桔梗 菖蒲 远志 干姜 人参 甘草各一两 紫石英二两 银屑如无,银箔代之

为末,蜜丸,朱砂为衣。圆眼、灯心汤下。

辟邪膏 治中恶,症候如痫,服之立醒。

降真香 白胶香别研 沉香 虎头骨酥炙 鬼柏去毛 龙胆草去芦 人参 白茯苓 雄黄各五钱 麝香一钱

为末,入雄麝为丸,芡实大,乳香汤化下。用二丸绛囊,令儿珮带吉。

雄朱丹 一女十岁,无恙。忽得疾,嗜食善饥,悲哭,自不知其所为,似祟似颠,面青或赤,因恼怒动心肝之火故也。此方效。

龙胆草七钱 黄连 黄芩酒炒 大黄煨 山栀 防风 羌活 当归各五钱 川芎四钱 胆星三钱 酸枣仁五钱,炒 青黛三钱 石膏一两,煅 雄黄七钱,为衣

为末,糊丸,麻子大,薄荷、灯心汤下。(《婴童类萃·中卷·中恶诸方》)

【参考文献】 (明)王大纶.婴童类萃[M].北京:人民卫生出版社,1983.

第五节 鬼、邪、祟、鬼交

明·《针灸大全》

【原文】 百邪颠狂所为病,针有十三穴须认。

凡针之体先鬼宫,次针鬼信无不应。一一从头逐一求,男从左起女从右。一针人中鬼宫停,左边下针右出针。第二手大指甲下,名鬼信刺三分深。三针足大指甲下,名曰鬼垒入二分。四针掌后大陵穴,入寸五分为鬼心。五针申脉名鬼路,火针三下七锃锃。第六却寻大杼

上,入发一寸名鬼枕。七刺耳垂下五分,名曰鬼床针要温。八针承浆名鬼市,从左出右君须记。九针间使鬼市上,十针上星名鬼堂。十一阴下缝三壮,女玉门头为鬼藏。十二曲池名鬼臣,火针仍要七锃锃。十三舌头当舌中,此穴须名是鬼封。手足两边相对刺,若逢孤穴只单通。此是先师真口诀,狂猖恶鬼走无踪。(《针灸大全·卷之一·孙思邈先生针十三鬼穴歌》)

【参考文献】 (明)徐凤撰.针灸大全[M].北京:人民卫生出版社,1987.

明·《奇效良方》

【原文】 夜间梦与鬼交者何也?人有五脏,中有七神,禀五行秀气而生,皆承神气,所以保养。若阴阳调和,则脏腑强盛,鬼魅不能伤之;若摄护失节而血气衰,鬼邪侵伤,故妇人梦中多与鬼魅交通,由脏腑虚,神不守舍,故鬼气得为病也。其状不欲见人,如有对忤,或时独笑,或时悲泣者是也。其脉伏迟,或如鸟啄,皆鬼邪为病也。又脉来绵绵,不知度数者,颜色不变,亦此候也。(《奇效良方·卷之六十三·妇人门(附论)·论形质受胎之始》)

【原文】 杀鬼五邪丸 治邪气鬼魅所持,妄言狂走,恍惚不识人。

丹砂研 雄黄 龙骨 鬼臼去毛,炙 赤小豆各一两半 桃仁汤浸,去皮尖、双仁,炒细,五十粒 鬼箭羽去茎,二两半 芫青炒,去翅足,三十枚

上为细末,研匀熔蜡和丸,如弹子大,囊盛之,男左女右,系于臂上,小儿系于头上。合药时勿令妇人鸡犬见。或炼蜜和丸如梧桐子大,每服一丸,米饮下亦可,日三服。一方有犀角屑。(《奇效良方·卷之六十八·中恶门(附论)·中恶通治方》)

【参考文献】 (明)董宿,方贤.奇效良方[M].可嘉校注.北京:中国中医药出版社,1995.

明·《医学正传》

【原文】 论:《内经》曰,邪气盛则实,正气夺则虚。夫《经》之所谓邪者,风、寒、暑、湿、燥、火有余之淫邪耳,非若世俗所谓鬼神之妖怪也。病有心虚惊惕,如醉如痴,如为邪鬼所附,或阳明内实,以致登高而歌,弃衣而走,皆痰火之所为,实非妖邪祟之所迷也。古虽有禁咒一科,及龙树咒法之治,皆移精变气之术,但可解疑释惑,以使心神之归正耳,何邪祟之可祛哉。丹溪曰:血气者,心之神也,神既衰乏,邪因而入,理或有之(按:此恐指山谷间狐魅而言)。若夫气血两虚,痰塞心胸,妨碍升降,不得运行,以致十二官各失其职,视听言动皆为虚妄,以邪治之,其人必死,可不审乎。

脉法:脉乍疏乍数,乍大乍小,或促或结,皆邪脉也。脉紧而急者,遁尸。

医案:一妇人年二十七,美貌,得一证如醉如痴,颊赤面青,略有潮热,饮食不美,其脉乍疏乍数而虚……一医与八物汤,服数十帖不效。召予治之……取……胆汁丸安神定志之药,以八物汤吞下。服药十数帖,丸药一料,以安其神。丸药用远志、石菖蒲、川归、黄连、茯神、朱砂、侧柏叶、草龙胆等药。(《医学正传·卷之五·邪祟》)

【参考文献】 (明)虞抟.医学正传[M].北京:中国医药科技出版社,2011.

明·《校注妇人良方》

【原文】 人禀五行秀气而生,承五脏神气而养。若调理失节,血气虚甚,则鬼邪干其正。

隐避而不欲见人,时独言笑,或时悲泣,是其候也。脉息迟伏,或如鸟啄,或绵绵而来,不知度数,面颜不变,亦其候。

愚按:前症多由七情亏损心血,神无所护而然也。宜用安神定志等药,则正气复而神自安。若脉来乍大乍小,乍短乍长,亦为鬼祟也,宜灸鬼哭穴。以患人两手拇指相并,用线紧扎,当合缝处半肉半甲间,灼艾灸七壮。若果是邪祟病者,即乞求免灸,云:我自去矣。(《校注妇人良方·卷六·妇人血风攻脾不食方论第七·妇人梦与鬼交方论第八》)

【参考文献】 (明)薛己.校注妇人良方[M].太原:山西科学技术出版社,2012.

明·《万氏女科》

【原文】 问云:云者何?曰:心主血,血去太多,心神恍惚,睡梦不安,言语失度,如见鬼神。俗医不知,呼为邪祟,误人多矣。**茯神散**主之。

茯神　柏子仁　远志　人参　当归酒洗　生地酒洗　炙草各一钱　桂心五分　獖猪心一个

法如上煎服,调辰砂一钱,食后服。

如心下胀闷,烦躁昏乱,狂言妄语,如见鬼神者,此败血停积,上干于心,心不受触,便成此证,**芎归泻心汤**主之。

归梢　川芎　玄胡索　蒲黄　牡丹皮各一钱　桂心七分

水煎,调五灵脂(另研末)一钱,食后服。(《万氏女科·卷之三·产后章·产后乍见鬼神》)

【参考文献】 傅沛藩.万密斋医学全书[M].北京:中国中医药出版社,2015.

明·《养生四要》

【原文】 男子梦交而泄精,女子梦交而成孕,或有淫气相感,妖魅为祟,神志昏惑,魂魄飞扬,日久不愈,如癫如狂,乃召巫觋以逐之,抑末矣。苟非得道,如许旌阳、萨守坚者,必不能驱治之也。惟务成子萤火丸,方可除也。

上三条,皆不能清心寡欲之病。

萤火丸　主辟疾病,瘟疫恶气,百鬼邪祟,五兵盗贼。

萤火　鬼箭削取皮羽　白蒺藜各一两　雄黄　雌黄各二两　矾石枯,二两　羚羊角两半　煅灶灰两半　铁锤柄入铁处烧焦,一两半

为末,以鸡子黄及丹雄鸡头一个,毛无间色者,捣和为丸,如杏仁大,样作三角,以绛囊盛之,带在左臂,或挂在户上,若从军者系于腰中,勿离其身。(《养生四要·卷之一·寡欲第一》)

【参考文献】 (明)万全.养生四要[M].北京:中国中医药出版社,2016.

第六节　失　　志

明·《普济方》

【原文】 **牛黄丸**(《圣惠方》)　治心脏风邪,狂乱失志,不得安定。

牛黄细研如粉 铁精细研如粉 石膏 龙齿细研如粉 地骨皮 川升麻 玄参 葳蕤 赤芍药 生干地黄 黄芩各三钱 茯神 人参去芦头 麦门冬去心，焙，各一两 枳实麸炒微黄 甘草炙微赤，锉，各半两 金银箔各五十片，细研如粉 朱砂一分，细研如粉 虎睛一对，酒浸一宿，微炙

上为末，都研令匀，炼蜜和。捣三二百杵，丸如梧桐子大。不计时，煎地骨皮汤，下十丸。（《普济方·卷十八·心脏门·怔忡惊悸》）

【原文】 法丹（出《永类钤方》） 治男子、妇人心气不足，神志不宁，一切心疾，忧愁思虑，谋用过度；或因惊恐，伤神失志，耗伤心血，怔忡恍惚，梦寐不安。

新罗 人参 熟地黄酒洗，蒸焙 远志去芦 甘草炙 白术 当归去芦，酒浸，焙 黄芪去芦 茯苓去皮 石菖蒲 茯神去木 益智仁 麦门冬去心 木鳖子炒，去壳 石莲肉去心，炒 柏子仁拣净，各五两 朱砂五十两

上加人参等分，如法修制，锉碎拌匀。次将此药滚和，以夹生绢袋盛贮，用麻线紧系袋口，于火上安大银锅一口，着长流水。令及七分，重安银罐，入白沙蜜二十斤。将药袋悬之中心，勿令着底，使蜜浸袋令没着。以桑柴烧锅滚沸，令火歇。煮三日蜜焦黑，换蜜再煮，候七日足，住火取出。淘去众药，洗净砂，令干。入牛心内，蒸七次，蒸者砂时。别安银锅一口，暖水。候大锅水耗，从锅弦添温水。候牛心蒸烂熟，取砂，再换牛心如前法蒸。凡换七次，其砂已熟，即用沸水淘净，焙干，入乳钵玉杵研。直候十分细，米粽为丸，如豌豆大，阴干。每服十粒至二十粒，食后，参枣汤麦门冬汤任下。一方，无木鳖仁，用酸枣仁。（《普济方·卷十八·心脏门·怔忡惊悸》）

【原文】 铁精丸（出《圣惠方》） 治心脏风虚，惊悸恍惚，悲愁，妄语失志。

铁精细研如粉 龙齿细研如粉 朱砂细研，水飞过 熟干地黄各一两 人参去芦头 白茯苓 远志去心 甘草炙微赤，锉 白薇 独活 茯神 麦门冬去心，焙 防风去芦头 赤石脂 白术各三分

上为末，入研了药，都研令匀，炼蜜和捣三二百杵，丸如梧桐子大。每服不计时，粥饮三十丸。（《普济方·卷十八·心脏门·怔忡惊悸》）

【原文】 紫石英散（出《圣惠方》） 治心脏风虚，惊悸失志；或瞋恚悲愁，志意不乐，惕惕若惊怖。

紫石英一两半，细研，水飞过 防风去芦头 人参去芦头 细辛 羚羊角屑 远志去心，各三钱 朱砂细研如粉 龙骨 白鲜皮 熟干地黄 铁精细研如粉，各一两 甘草半两，炙微赤，锉 白茯苓二两半 牛黄一钱，细研

上为细散，入研了药，令匀。每服不拘时，煎枣汤调下一钱。（《普济方·卷十八·心脏门·怔忡惊悸》）

【原文】 治惊劳失志方（出《千金方》）

甘草 桂心各二两 龙骨 防风 麦门冬 牡蛎 远志各一两 茯神五两 大枣二十枚

上㕮咀，以水八升，煮取二升，分二服。相去如人行五里久，再进服。（《普济方·卷十八·心脏门·心狂》）

【原文】 五加皮汤 治肾劳虚寒，恐虑失志，伤精损髓，嘘吸短气，遗泄白浊，小便赤黄，阴下湿痒，腰脊如折，颜色枯悴。

五加皮十两 丹参八两 石斛酒浸，六两 杜仲酒浸，炒丝断 附子去皮脐，各五两 牛膝酒浸 秦艽 川芎 防风 桂心 独活各六两 茯苓四两 麦门冬去心，三两 地骨皮三两 薏苡仁一两

癫狂病中医典籍撷英

上锉散，每服四钱，水一盏半，姜五片，大麻子一撮研破，同煎七分去滓。食前服。（《普济方·卷二十九·肾脏门·肾虚（附论）》）

【原文】　茯神汤　治惊劳失志方。

茯神五两　甘草炙　桂心各一两　龙骨　麦门冬去心　防风　牡蛎熬　远志去心,各三两　枣二十枚,擘

上切，以水八升，煮取二升。分为三服，日再。忌海藻、菘菜、生葱、酢物。一云主惊悸，心神错乱，或是或非，言语无度。（《普济方·卷一百二·诸风门·风惊恐（附论）》）

【原文】　黄芪汤（出《拔萃方》）　治伤寒内伤拘急，三焦气虚，自汗及手足自汗，或手背偏多，或肢体振摇，腰腿沉重，面赤目红，但欲眠睡，头面壮热，两胁热甚，手足自温，两手心热，自利不渴，大便或难或如常，或口干咽燥，或渴欲饮汤，不欲饮水，或少欲饮水，呕哕间作，或心下满闷，腹中疼痛，或时喜笑，或时悲哭，或时太息，或语言错乱失志。世疑作谵语狂语者，非也，此神不守舍耳。始得病，瘥寐之间或恐或悸，头项不甚痛，行步不复如旧，阴气盛，阳气衰也。两手脉浮沉不一，或左右往来无定，便有沉、涩、弱、弦、微五种阴脉形状，举按全无力。浮之损小，沉之亦损小，皆阴脉也。宜先缓而后急，缓宜用黄芪汤，甚者加干姜炮。

人参　黄芪　白茯苓　白术　白芍药各一两　甘草七钱半　呕者加藿香半两　生姜半两,如无以干者代之　陈皮半两

上㕮咀，水煎，量证大小加减多少用之也。（《普济方·卷一百四十五·伤寒门·伤寒后虚羸盗汗（附论）》）

【原文】　葛粉饭方（一名葛粉粥，出《圣惠方》）　治中风，狂邪惊走，心恍惚失志，及治手足不遂，言语謇涩，呕吐昏愦，不下饮食。

葛粉捣取粉,四两　梁粟米饭半升

上以浆水，浸饭漉出，入葛粉拌匀，于豉汁内，急火煮熟。著五味葱白食之，日三。仍勿杂食。（《普济方·卷二百五十七·食治门·食治中风》）

【原文】　夫烦热者，由阴阳更虚，阴气偏少，阳气暴胜故也。亦有风热相搏，风毒攻心，烦躁昏愦，狂言失志。宜食治之。

方生地黄粥方　治心膈虚燥，烦渴，不多饮食，小便赤涩。

生地黄一合　生姜汁半合　蜜一合　粳米二合　淡竹沥二合

上将水煮粥熟，下地黄姜汁，煮令熟。次下蜜，并竹沥，搅转。食后良久，或临卧食。（《普济方·卷二百五十八·食治门·食治烦热》）

【参考文献】　（明）朱橚.普济方[M].北京：人民卫生出版社,1982.

明·《仁术便览》

【原文】　治男子妇人因气恼或遇事受惊，神出舍空，痰留心窍，心神不明，妄言叫呼，奔走失志等疾。

南星　半夏　橘红　赤茯　桔梗　枳壳　甘草　香附　乌药　人参　菖蒲　茯神各等分　皂角少许

水钟半，生姜七片，煎。（《仁术便览·卷三·颠狂·宁神化痰汤》）

【参考文献】　（明）张洁.仁术便览[M].郭瑞华，王全利，史雪校注.北京：中国中医药

114

出版社,2015.

第七节 心 风

明·《奇效良方》

【原文】 牛黄清心丸 治诸风缓纵不随,语言謇涩,痰涎壅盛,心忪健忘,或发癫狂,并皆治之。

羚羊角_{镑,另研} 麝香_{另研} 龙脑_{另研,各一两} 人参_{去芦} 蒲黄_{各二两半} 白茯苓,_{去皮,二钱半} 川芎 柴胡 杏仁_{另研} 桔梗_{各一两六钱半} 防风_{去芦} 白术 白芍药 麦门冬 黄芩 神曲 当归_{各一两半} 阿胶_炒 大豆黄卷 肉桂_{各一两七钱半} 干姜_{七钱半} 牛黄_{一两二钱,另研} 犀角_{二两,另研} 雄黄_{八钱,另研} 金箔_{一千二百箔} 甘草_{五钱} 干山药_{十两} 白蔹_{七钱半} 大枣_{一百个,另研}

上除大枣、杏仁、金箔、羚羊角、麝香、龙脑、雄黄另研,余药别研为细末,入羚羊角等药七味,入内再研和匀,将大枣煮熟去皮核,捣烂如泥,同炼蜜为丸,每一两作十丸,金箔为衣,每服一丸,食后温水化下。(《奇效良方·卷之一·风门附论·风证通治方·牛黄清心丸》)

【原文】 治邪癫狂大叫奔走。

上用蛤蟆一枚,大者去肠中滓令净,将肠胃却入腹中,入瓶子中固济,以火烧通赤。以上罨定,隔日取出,入麝香一钱,同研令细,每服一钱,新汲水调下。(《奇效良方·卷之三·瓜蒂散》)

【原文】 羚羊角散 治热病发汗后,热毒未尽,因有所惊,发热癫狂。

羚羊角屑 犀角屑 茯神 黄芩 甘草_炙 防风_{各半两} 龙齿 人参 铁粉_{各一两} 地骨皮_{三分}

上咬咀,每服五钱,水一大盏,煎五分,去滓。不拘时温服。(《奇效良方·卷之十一·羚羊角散》)

【原文】 万应紫菀丸 疗脐腹久患痃癖,如碗大,及诸黄病,每地气起时,上气冲心,绕脐绞痛,一切虫咬,十种水病,十种虫病,反胃吐食,呕逆恶心,饮食不消,天行时病,妇人多年月水不通,或腹如怀孕多血,天阴即发,又治十二种风顽痹,不知年岁,昼夜不安,梦与鬼交,头白多屑,或哭或笑,如鬼魅所着,腹中积聚腹痛,及治小儿惊痫,大人癫狂,一切风及无孕妇人身上顽麻,状如虫行,四肢俱肿,呻吟等疾,并皆治之,功效不可具述。

紫菀_{去苗土} 柴胡_{去须} 菖蒲 吴茱萸_{汤泡七次,焙干} 厚朴_{姜制,各一两} 桔梗_{去芦} 茯苓_{去皮} 皂角_{去皮子,炙} 黄连_{去须} 桂枝 干姜_{炮,各八分} 川乌_{炮,去皮,七钱} 羌活_{去芦} 独活_{去芦} 防风_{去芦} 巴豆_{去皮膜,出油,研} 人参_{去芦} 蜀椒_{去目并合口者,微炒出汗,各半两}

上为细末,研匀,炼蜜和丸,如梧桐子大,每服三丸,渐加至五七丸,食后临卧生姜汤送下,初有孕者不宜服。痔漏肠风,酒下。赤白痢,诃子汤下。脓血痢,米饮汤下。堕伤血闷,四肢不收,酒下。蛔虫咬心,槟榔汤下。气噎忧噎,荷叶汤下。打扑伤损,酒下。中毒,帛灰甘草汤下,一切风升麻汤下。寸白虫,槟榔汤下。霍乱,干姜汤下。咳嗽,杏仁汤下。腰肾痛,豆淋酒下。阴毒伤寒,温酒下。吐逆,生姜汤下。食饮气块,面汤下。时气,井花水下。脾风,陈皮汤下。头疼,水下。心痛,温酒下。大小便不通,灯草汤下。因物所伤,以本物汤下。吐水,藜芦汤下。气病,干姜汤下。小儿天风吊搐,防风汤下,防己亦可。小儿疳痢,葱白汤下。小儿乳食伤,白汤下。月信不通,煎红花酒下。妇人腹痛,川芎汤下。怀孕半年后漏胎,艾汤下。有子气冲心,酒下。产血晕,温酒下。血气痛,当归酒下。产后心腹胀满,豆淋汤下。难产,益智汤下。产后血痢,当归汤下。赤白带下,酒煎艾汤下。解内外伤寒,粥饮下。室女血气不通,酒下。子死,葵子汤下。(《奇效良方·卷之六十三·妇人门(附论)·调经通治方·万应紫菀丸》)

【参考文献】 (明)董宿,方贤.奇效良方[M].可嘉校注.北京:中国中医药出版社,1995.

明·《丹溪治法心要》

【原文】 心气虚怯之人,怔忡或烦乱,或健忘,或失心后神痴不清,辰砂安神丸。心风气热痰盛者,滚痰丸。心病,郁金、猪牙皂角、白矾、蜈蚣。人壮气实,火盛癫狂者,可用正治,或朴硝冰水饮之。虚火盛狂者,以姜汤与之,若投冰水,立死。火急甚者,生甘草缓之,能泻火,参、术亦可。凡气有余是火,不足是气虚。一人,年壮肥实,心风痴。吐后与此:贝母、栝蒌、南星、黄连各一两,郁金、天麻、青子、生甘草、枳实、连翘、苦参各半两,白矾、皂角各二钱。上作丸,服后用:蜈蚣(黄、赤各一条,香油炙黄)、芎、防、南星、白附、白矾、牙皂各一两,郁金半两。上丸,朱砂为衣。癫狂病,癫属阴,多喜狂属阳,多怒。脉实,死。虚者,可治。大概多因痰结心胸间,治当镇心神,开痰结。亦有中邪而为此疾者,则以治邪法治之。然《原病式》所论尤精,盖世以重阴为癫,重阳为狂,误也,大概皆是热耳。(《丹溪治法心要·卷五·心病(第七十九)》)

【参考文献】 (元)朱震亨.丹溪治法心要[M].北京:人民卫生出版社,1983.

明·《医方集宜》

【原文】 丹溪云:大率多因痰结、郁怒、风热、中邪。夫癫狂之病,亦名心风。盖为惊忧郁怒,心受风邪,或因思想,以逆其气,或因心虚,以中其邪,而有积热生痰,结于心肺之间,以致神不守舍,精神恍惚,妄言狂叫,歌笑不已,骂詈奔走,甚则不避亲疏,举止失常。此皆痰迷心窍而然也。若证见一二,速当求治,否则经年心气有损,是为真病,不易治也。(《医方集宜·卷之一·附类狂心风·病源》)

【原文】 《经》曰:癫病始发,意不乐,直视僵仆,狂之始发,少卧而不饥,自高贤也,自辨智也,自贵倨也,妄笑,好歌乐,妄言不休是也。此患盖因痰热,热盛而类风也,故名心风。治宜顺气降火,豁痰养心,甚则大吐,以去其痰,或大下,以通其气,使痰清而心自宁矣。(《医方集宜·卷之一·附类狂心风·形证》)

【原文】 丹溪曰:风狂之脉,虚浮者易治,实大者难痊。重阳者狂,谓阳部中有见洪大滑数之脉者,是重阳脉也,病必发狂。重阴者癫,谓阴部中有见沉涩微短之脉者,是重阴脉也,病必发癫。

《脉诀》云:寸口滑疾,痰蓄于心,发为心风。又曰:中邪之脉,乍大乍小,乍短乍长。

（《医方集宜·卷之一·附类狂心风·脉法》）

【原文】 治法：

癫风狂病，先量人元气虚实，得病久近，用药庶不混治，亦无差失。

狂病眼斜，妄言狂走，形盛气实者，先宜吐痰，用藜芦散、三圣散。

心风，是心受邪热，精神昏乱，狂笑多言，此因积想以动心火而生热，热盛生痰，宜用清心养神汤、追风祛痰丸。

狂风形实，叫骂奔走，不识亲疏，形体不避，宜大下之，用滚痰丸、泻心汤、保命丹。

癫狂痰盛，不识人，歌唱不已，神昏狂乱，不避水火，先宜吐痰，后用定志豁痰汤、牛黄清心丸。

风癫病发，则目瞪作吐，耳如蝉鸣，此心虚血少，宜养心化痰，用养心汤。

因惊怒发病，狂乱无时，神不守舍，恍惚不宁，宜用引神归舍丹。

心风，狂乱日久，吐下之后，心胆虚怯，语言不定，神衰脉弱，宜用补心汤合温胆汤。

气心风，因恼怒郁结日久，生痰邪于心肺，妄言狂叫，胸闷乱，不饥，目常斜视而语中多怒，此肝气伤于心经，宜用平肝顺气汤。

心风邪病，须用灸法。（《医方集宜·卷之一·附类狂心风·治法》）

【原文】 藜芦散 治狂病，吐药。

藜芦　白矾　猪牙皂角　雄黄　瓜蒂

上为细末，水调服。

三圣散 吐药（方见前中风门）。

清心养神汤 治心风，精神昏乱，狂笑多言。

黄连　郁金　南星　生地黄　天麻　茯神　陈皮　甘草

水二钟，姜三片，煎八分，不拘时服。

滚痰丸 （方见痰门）。治同上。

泻心汤 治狂风形实，骂詈奔走，宜下之。

枳实　黄连　大黄　黄芩　栀子　朴硝　薄荷　甘草

水二钟，煎八分，不拘时服。

保命丹 （方见小儿门）。治同上。

定志豁痰汤 治癫狂痰盛，不识人，歌唱不已。

陈皮　半夏　南星　茯苓　枳壳　黄连　远志　甘草　石菖蒲　防风　薄荷　黄芩

水二钟，姜三片，灯心十根，煎八分，不拘时服。

牛黄清心丸 （方见前中风门）。治同上。

养心汤 治风癫。

人参　当归　生地黄　半夏　陈皮　茯神　天门冬_{去心}　甘草　竹茹

水二钟，姜三片，煎八分，不拘时服。

引神归舍丹 治惊怒发病，神不守舍。

朱砂　白附子　雄黄　胆星　生甘草

上为末，用猪心血和丸如〇大。每服二十丸，用萱草根煎汤下。

补心汤 治心风狂日久，吐下之后，心胆虚怯。

茯神　生地黄　远志　酸枣仁　麦门冬　当归　人参　柏子仁　川芎

水二钟，煎八分，食远服。

平肝顺气汤　治气心风，因恼怒郁结。此肝气伤于心经，宜用此平之。

青皮　青黛　陈皮　茯神　川芎　甘草　柴胡　黄连　龙胆草　半夏　枳实

水二钟，姜三片，煎八分，不拘时服。

温胆汤　治同补心汤，合用。

枳实　橘皮　半夏　茯苓　甘草　竹茹

水二钟，姜三片，煎八分服。

灸法　缚两手大拇指甲，合缝灸之，及间使、人中、合谷，俱宜灸。(《医方集宜·卷之一·附类狂心风·治法》)

【参考文献】　(明)丁凤纂.医方集宜[M].北京：中医古籍出版社，1992.

明·《古今医统大全》

【原文】　**正心汤**　治七情五志久逆，心风妄言、妄笑，不知所苦。

人参　茯神　当归酒洗　生地黄酒洗，各一钱　羚羊角镑　甘草炙　酸枣仁炒，研　远志去心，各八分

上咀，水二盏，莲子七枚，煎七分，去渣，入羚羊角末、麝香一分，和匀。食后临卧服。

归脾汤　治思虑伤脾，心神出舍，怔忡，健忘，妄言等证。

养心汤　治心血虚少，七情郁逆，怔忡，健忘，惊悸，不识人事。

定志丸　治心气不足，五志不遂，妄笑狂言(三方并见健忘门)。

清心丸　治心受邪气，精神恍惚，狂言呼叫，睡卧不安。

人参　生地黄酒洗　郁金　天麻各一钱　朱砂二钱　牛胆南星二钱

上为末，蒸饼丸黍米大，朱砂为衣。每服三十丸，人参汤下。

郁金丸　治久病心风，痰迷心窍，多年不愈。

郁金　明矾各等分

上为末，蒸饼为丸，梧桐子大。每服五十丸，食远白汤下。

牛黄清心丸　治心风怔忡，神气不定，妄言失志(方见癫狂门)。

寿星丸　治心风神不守舍，安笑妄言，如有所见(方见中风门)。

引神归舍丹　治心气不足，并治心风(方见癫狂门)。

平补铺心丹　治前证(方见虚损门)。

金银定志汤　治心风失志，妄行妄语。

当归酒浸　人参　益智仁各一钱　甘草　石菖蒲　茯神各七分　五味子十五粒　琥珀另研　羚羊角镑，各五分

上以琥珀、羚羊角另放。余水二盏，金、银各一两同煎，至八分去滓，入珀、角二末调匀服。

琥珀茯苓膏　治精神失守，渐成心风。

人参一两　陈皮半两　当归二两，酒浸，锉三味　熬稀膏一碗　白茯苓二两，为末　琥珀半两，另为末

上将人参膏加琥珀、茯苓末调匀，如稠甚，加蜜汁调之得所。每服二三匙，嚼咽下。不时

及临睡服之,妙。

宁志膏　治心风(方见惊悸门)。(《古今医统大全·卷之四十九·心风门·药方》)

【原文】　**经验方**　治心风。水银一两,藕节八个。先研藕节令细,次入水银,同研成砂子,丸如鸡头子大。每服二丸,磨刀水下。二服瘥。

一方,治卒心风,狂言妄语。用朱砂为末,酒调方寸匕,日三服。

一方,治发狂欲走,或自高自贵,或呻吟,或邪祟。以蚕纸作灰,酒调或水调任下。亦疗风癫。(《古今医统大全·卷之四十九·心风门·药方·易简诸方》)

【参考文献】　(明)徐春甫.古今医统大全[M].崔仲平,王耀廷主校.北京:人民卫生出版社,1991.

明·《景岳全书》

【原文】　**正心汤**　治七情五志久逆,心风妄言妄笑,不知所苦。

人参　当归酒洗　生地黄　茯神各一钱　羚羊角镑为末　枣仁炒,研　甘草炙　远志制,各八分

水一盏半,莲子七枚,煎七分,入羚羊角末、麝香半分,和匀。食后临卧服。(《景岳全书·卷之五十三图集·古方八阵·补阵》)

【原文】　《集验》**秘方半夏丸**　治心风癫狂。张德明传:其内人失心狂数年,服此药而愈,后再作,服人参琥珀丸而安。

半夏一两,用生姜汁煮三五十沸,取出切作块,更煮令熟,焙干为末　麝香一钱,研　水银半两　生薄荷一大握,用水银研如泥

上药同薄荷泥更研千百下,丸如芥子。每服十五丸,金银汤临卧服,三日再服。(《景岳全书·卷之五十四书集·古方八阵·和阵》)

【参考文献】　(明)张介宾.景岳全书[M].北京:中国中医药出版社,1994.

明·《丹台玉案》

【原文】　**安神养志丸**　治颠症。

当归　生地　枣仁　黄连　玄参　白术各三两　人参　甘草　胆南星各一两二钱

上为末,荷叶汤为丸,每服二钱,空心白滚汤送下。

紫金锭　治颠、狂二症,姜汤磨服二钱(方见痰门)。

虎睛丸　治失心风颠发狂,精神恍惚,时作谵语。

虎睛一对,微炒　大黄酒蒸　远志各一两　山栀炒,六钱

上为末,蜜丸,每服一钱五分,白滚汤送下。

坠痰丸　治痰火凝结于胸膈,以致颠狂、谵语、妄言。

大黄酒煨,一两　贝母去心　胆星　青礞石煅过　石菖蒲各一两　麝香一钱　蛇含石煅红,醋淬七次,五钱

上为末,姜汁为丸,每服一钱,空心白滚汤下。(《丹台玉案·卷之四·心痛门·附颠狂·立方》)

【参考文献】　(明)孙文胤.丹台玉案[M].北京:中国中医药出版社,2016.

第五章　清　代

由于清代考据风气盛行,不少医家对重要的古典医籍进行了大量的考证与注释工作,例如《黄帝内经》《难经》《金匮要略》等,并有大量注释刊行。值得关注的是,以医案为代表的临证著作的大量出现,说明不少医家对疾病的诊治有了很深的认识,为现代临床提供了诸多借鉴。

(1)清代医家也在前人的基础上发展与完善了更多的理论与治法方药,如在《医林改错》中,王清任提出"癫狂……乃气血凝滞,脑气与脏腑气不接",认识到癫狂与脑有密切联系,并开创了以活血化瘀法治疗癫狂的先河。

(2)在清代之前,《素问·至真要大论》中有"诸躁狂越,皆属于火",《难经》中有"重阳则狂,重阴则癫"。自此,医家均认为癫属阴证,狂属阳证,泾渭分明。治狂的方法不出清热泻火,镇心涤痰,少有创新。清代医家傅山提出"多生于脾胃之虚寒,饮食入胃,不变精而变痰,痰迷心窍,遂成癫狂",首创补气消痰法治疗寒狂证等。

(3)在《病机沙篆》中,医家认为"颠之为症,多因抑郁不遂,侘傺无聊,精神恍惚,语言错乱,或歌或笑,或悲或泣,如醉如痴,语言有头无尾,秽污不知,经年不愈,俗呼'心风',有狂之意,不至狂之甚也。暴病曰狂,久病曰颠",进一步划分了癫病和狂病。

(4)清代还完善了针灸对于鬼交病的治疗方法,如《刺灸心法要诀》中说"凡一切鬼魇暴绝,当灸奇穴。在足两大趾内,去爪甲如韭叶许,名鬼眼穴""鬼哭穴,灸鬼魅狐惑,恍惚振噤等证。取穴:将两手大指相并缚定,用艾炷于两甲角反甲后肉四处骑缝。着火灸之,则患者哀告我自去为效"。在《针灸逢源》中还提出了"十三鬼穴",包括鬼宫等十三个穴位。

(5)清代医家对前代著作和观点做了大量注解和发挥,从病因、病机、治法方药等多方面加入了自己的看法与观点,完善了对精神分裂症(癫狂)的理解。清代相关医案较前代有大量增加,说明对精神分裂症相关病证的诊疗积累了大量临床实践经验。其中的遣方用药除遵循前人的治疗原则之外,更是有大量"自拟方"应用于临床实践,说明了医家注重临证实际,随证加减,并注意到心理治疗的重要性。

第一节　癫　病

清·《医灯续焰》

【原文】　癫乃重阴,狂乃重阳。浮洪吉兆,沉急凶殃。

癫者,颠也。谓发时颠倒,异于平日。语言错乱,喜怒无因,或笑或歌,或悲或泣,神迷意惑,秽洁妄知。平日能言,发反沉默。平日沉默,发反多言。甚或行步不休,或复僵仆①不起,俗呼为失心风②。狂者,则暴猖狂,叫号骂詈;甚则逾垣上屋,蹈火赴汤,不避死生,不知饥饱,倍常勇力,若邪所凭,俗呼为发狂。二者证既不同,因当各异。古人多以颠狂混称,亦疏略矣。盖人身气为阳,血为阴。腑为阳,脏为阴。腑之手足六经为阳,脏之手足六经为阴。形质可见者为阳,神志不可见者为阴。身半以上为阳,身半以下为阴。表为阳,里为阴。凡此阴阳,俱各两相依倚,互为交通。而后气血和平,腑脏安静,经脉调匀,形神合一。上下无厥逆之虞,表里无盛虚之变。如是,则微疴③小疾,亦无自而生,况癫狂乎?今癫云重阴者,谓偏重于阴也。邪入于阴而阴实也。五脏为阴,神志舍于五脏,亦为阴。设或抑郁不伸,谋思不遂,悲哀不置,侘傺④无聊,久久藏神凝结,情识昏迷,灵明何有,此癫之成于神志者也。宜灵苑辰砂散、归脾汤、人参琥珀丸之类。一种因阳虚不能卫外,反下陷而附并于阴。附并于阴则阴气实,下而不上,则升降紊而癫疾作矣,即《脉经》所谓阳附阴则癫者是也。宜升阳益气加补中益气汤、四逆散之类加减用之。一种因三阳经从头下行,三阴经不得从足上行而逆下。下则阴经实,亦似阳附阴之义。但此直指经脉之逆,经所谓癫疾厥狂,久逆之所生者是也。宜调其升降,正其逆顺,如交感丹加升麻、巴戟、木香、桂枝之类。一种因内有蓄血,令人如狂,或善忘,或如见鬼。如狂者,如狂而非狂,即癫状也。血者,神明之府,血蓄不行,神机大碍,故见上证。血为阴,是亦重阴、阴实之义,谓之邪入于阴亦可。宜桃仁承气汤、代抵当丸之类。狂则反是,乃重阳、阳实之证也。《素问·宣明五气篇》云:邪入于阳则狂。邪入阳则阳实,阳实则热盛。阳性主动,以盛热而加以动性,猖狂刚暴,不言可知。又《生气通天论》云:阴不胜其阳,则脉流薄疾,并乃狂。并则阳重、阳实之义。故《素问·病能论》云:狂生于阳也。又云:阳明者常动,巨阳、少阳不动。不动而动大疾,此其候也。盖言阳明之经脉常动,以阳明为水谷之海,其气充盛,故常动。巨阳、少阳之脉不动,言二经之气不如阳明之盛,故不动。不动者,非不动也,不如阳明之常动也。今无论常动者,即不动者,亦常动而动且大疾,是为狂病之候。观此,则狂病之为重阳、阳实明矣。与上文脉流薄疾,并乃狂,若出一义。又《灵枢·通天篇》亦云:阳重脱,易狂。脱非阳脱,言重并于阳分,而若与阴脱离也。又《灵枢·本神篇》云:肝悲哀动中则伤魂,魂伤则狂忘不精。肺喜乐无极则伤魄。魄伤则狂,狂者意不存人。夫肝属木,性上达而藏魂,故魂主升,阳也。悲哀而至于动中,则神情消沮,恍成秋金而克木。木受克,则肝气伤。肝气伤,则魂无所归。而欲其精明不忘,不可得矣。宜升达,如逍遥散加郁金、香附、远志、茯神、木香之类。肺属金,性收降而藏魄,故魄主降,阴也。喜乐而至于无极,则神情涣散,恍成夏火而克金。金受克,则肺气伤。肺气伤,则魄无所归。一派浮阳,动成狂妄,又安能内照而意存人事哉。宜收敛,如天王补心丹、朱雀丸加龙骨、牡蛎、枣仁、茯神之类。又《灵枢·经脉篇》云:阳明病至,则恶人与火。闻木声,则惕然而惊。心欲动。独闭户塞牖而处,甚则欲上高而歌,弃衣而走。夫邪客阳明,则阳盛热甚。人则增烦,火则助热,故恶也。闻木声而惊者,惊其相克,故惕然心动也。闭户塞牖,即恶人、火之义。甚则欲上高而歌,弃衣而走者,以四肢为诸阳之本,热实四肢,健于登跃,故能上高而歌。身表为诸阳之署,热盛于身,意求凉爽,故欲弃衣而走。宜白虎汤、承气汤、凉膈散、紫雪之类。又《灵枢·大惑论》云:卫气不得入于阴,常留于阳。留于阳,则阳气满。阳气满,则阳跷盛。不得入于阴,则阴气虚,故目不瞑。又曰:卫气留于阴,不得行于阳。留于阴,则阴气盛。阴气盛,则阴跷满。不得入于阳,则阳气虚,故目闭也。其中言及二跷者,以二跷之脉皆上会于目内眦。阳脉交于阴则阴跷盛,故目闭。阴脉交于阳则阳跷盛,故目开。《灵枢·癫狂篇》首叙目之内外及上下眦者,亦以癫则目闭,狂则目开,而明阴阳之所以不同也,是皆不易之理。然而兼痰、兼火、兼风者,常十之五。以三种兼证而较审之,则癫必多痰,而狂必多火、多风也。痰则多滞九窍。九窍从阴从脏,九窍不利,故多癫。风火多淫四肢,四肢从腑从阳,四肢盛实,故多狂。阴阳分属,二说觉更了然。痰宜滚痰丸、寿星丸,火宜泻青丸之类。其脉浮洪者,是为阳脉。阳狂得之,与证相宜。即阴癫得之,亦从阴转阳,自里达表之象,故均为吉兆。若沉而急,沉则入阴迫里,急则强急不柔,是无胃气之脉也。不论狂癫,凶殃立至。又不独脉为然,而证亦不可忽者,故《癫狂篇》言呕多沃沫⑤、气下泄者不治,又言癫发如狂者不治。盖呕多沃沫,脾败;气下泄,肾败。脾、肾二脏,为人之先后二天。二脏已败,自无生理。发如狂者,阴竭于内,阳散于外,脱根外越,灯灭忽明之象,亦主死。如是,则脉与证,又不可不参看也。(《医灯续焰·卷七·癫狂脉证第五十八》)

【参考文献】(清)潘楫.医灯续焰[M].何源校注.北京:中国中医药出版社,1997.

【注释】

① 僵仆:身体不自主地直挺倒地。

② 失心风:通常指精神病,患者神经错乱,精神失常。

③ 微疴:亦作"微痾",泛指小病。

④ 佗傺:失意而神情恍惚的样子。

⑤ 沃沫:指多黏沫。

清·《医宗说约》

【原文】肝实多怒名曰癫,错乱妄为不可言。心热多喜狂呼叫,妄言妄见是狂然。《难经》虽有阴阳别,均为热证河间说。从来宜泻补不宜,在上吐之病自歇。病在下者微利之,吐泻后将余邪撤。祛痫二陈(汤见痫症)甚有功,但得宁静补心血。天王补心是妙方,莫施温补病难绝。饮食过度病复来,枉咎医家不先说。清心寡欲并安神,恬淡滋味善调摄。伤寒之病变发狂,节斋方法真奇诀(见伤寒)。邪祟欺人詈骂来,承祖灸法第一节。

治火亢吐法:治火亢甚,喜笑不休。用食盐二两放刀头上,用火烧赤,研细,入半夏三钱,竹叶一两,河水二大碗,煎三四沸,去渣,待温入竹沥半杯,姜汁三匙,顿服,鹅翎探吐,热痰即愈。

下法:治实热,大便燥结,发狂。用大黄四两,酒浸一夜,水三升,煎之,分三服。能食脉沉实有力者,立愈。

治发狂秘方:用好生犀角四两锉末,每用一两,加清水十碗入砂锅内,熬至一碗,滤净,再加水十碗,熬至二酒杯;另以淡竹叶四两,水六碗,煎至二碗,去渣,加犀角汁同服,四服立愈。

妇人产后,血迷心包,亦令癫狂,歌唱无时,逾垣上屋,宜加味逍遥散。用当归、白芍、白术、茯苓、柴胡、生地、远志、桃仁、苏木、红花、甘草,水姜煎服。此属虚证,宜补不宜泻,故予拈出。一方加辰砂末。(《医宗说约·卷之二·癫狂》)

【参考文献】(清)蒋示吉.医宗说约[M].王道瑞,申好真校注.北京:中国中医药出版社,2004.

清·《病机沙篆》

【原文】　颠属腑,痰在包络,故时发时止。狂属脏,痰入于心,故发而不止。(《病机沙篆·卷下·六·癫狂》)

【原文】　颠之为症,多因抑郁不遂,侘傺无聊,精神恍惚,语言错乱,或歌或笑,或悲或泣,如醉如痴,语言有头无尾,秽污不知,经年不愈,俗呼心风,有狂之意,不至狂之甚也。暴病曰狂,久病曰颠。故越人云:重阳者狂,重阴者颠也。《内经》云:颠疾始生,先不乐,头重痛,目赤身热,上实下虚,已而烦心。骨颠疾者,顑①齿诸俞分肉皆满,而骨居,汗出烦悗,呕多沃沫,气下泄,死不治;筋颠疾者,身踡挛急,呕多沃沫,气下泄,不治;脉颠疾者,暴仆,四肢之脉皆胀而纵,呕多沃沫,气下泄,不治。颠发如狂,死不治,下泄不治。颠发如狂不治者,由心之阳不胜其阴气之逆,神明散乱,阳气暴绝,故发如狂,犹灯将灭而复明也。下泄不治者,因其邪入于阴,阴气满闭塞于下,则逆而上,今气下泄,肾气虚脱故也。《难经》云:脉有阴阳,更有相乘相伏也。脉居阴部,反见阳脉,为阳乘阴,虽沉涩而短,为阳中伏阴;脉居阳部,反见阴脉,为阴乘阳,虽浮滑而长,为阴中伏阳也。王叔和《脉经》云:阴附阳则狂,阳附阴则颠。阳附阴者,腰以下至足热,腰以上寒也;而阴附阳者,腰以上至头热,腰以下寒也。盖阴气虚,不能治于内,则附阳而上升,阳无承而不下降,故上热而下寒;阳气虚,不能卫于外,则附阴而下陷,放下热而上寒。

脉法:坚实者生,沉细者死。

治法:先宜以吐剂,涌吐其痰涎,用控涎丹,甘遂、大戟、白芥子等分糊丸,淡姜汤下七丸,壮者倍之,下其痰涎。然后用安神之剂,人参、茯神、琥珀、菖蒲、远志、枣仁、乳香、朱砂等。

因惊而得者,宜抱龙丸。水银二两,乳香一两,黑铅一两五钱,将铅入铫内,下水银结成珠子,次下朱砂、乳香,乘热研匀,如芡实大,每用一丸,空心,井花水下。

因思虑而得者,归脾汤主之,兼用天地膏酒服之。有因心经蓄热烦躁,眼鼻如放火,宜芩、连、花粉、竹叶、丹参、麦冬、茯神、远志、菖蒲、牛黄之类。或因七情所致,郁痰为热者,宜郁金七两,明矾三两,细末,薄荷汤泛为丸,每服二钱,菖蒲姜汤下。或因气滞痰迷,用四七汤,半夏一钱五分,茯苓一钱,苏叶六分,厚朴九分,姜、枣煎服。如初起,宜吐其痰,苦瓜蒂为末一钱,井水调一盏服,得大吐后熟睡,切勿呼醒。吐时或令人目翻,须以手掩之。吐不止,用麝香少许,温汤调下,即止。吐后须人参、茯神、枣仁、远志、琥珀、南星、半夏、木香煎服。

附:孙兆治一僧患颠,半年不愈,但尽以咸物食之,待其发渴,可来取药,今夜得睡,明日便愈,如法治之,僧睡两昼夜而愈。倘一惊觉,不可复治。用酒调灵苑辰砂散,辰砂一两,枣仁、乳香各五钱,加人参为末,调酒,恣饮取醉,令卧净室,病浅半日或一日,病深者三两日醒。惜人不能用此,人但知安神,而不知昏其神则神始安。得睡者,酒力也,醉则神昏而反安矣。一妇人发颠,用心药不效,投养正丹二服,乳香汤送下,更以三生饮佐之,生川乌、生南星、生附子,加木香,治愈。一人发颠,脉喘且搏,以承气汤数下之而安。

针法:神门、内关、人中、足三里、阴跷、阳跷、鸠尾、心俞、胆俞、劳宫、间使选用。

灸法:小儿惊痫如狂,金门、仆参灸三壮,炷如麦大,用针入一分。又灸昆仑三壮,炷同,

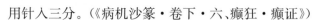

用针入三分。(《病机沙篆·卷下·六、癫狂·癫证》)

【参考文献】 包来发.明清名医全书大成李中梓医学全书[M].北京：中国中医药出版社,2015.

【注释】 ① 顑(kǎn)：通"颔",同"颔",腮部。《灵枢·杂病》："顑痛,刺手阳明与顑之盛脉出血。"

清·《医方集解》

【原文】 治癫狂失心癫多喜笑,尚知畏惧,证属不足；狂多忿怒,人不能制,证属有余。此病多因惊忧,痰血塞于心窍所致。《难经》曰：诸阳为狂,诸阴为癫。喜属心,怒属肝,二经皆火有余之地也。

白矾三两 郁金七两 薄荷 糊丸。

此手太阴药也。白矾酸咸,能软顽痰；郁金苦辛,能去恶血痰血,去则心窍开而痰已矣。(《医方集解·除痰之剂第十五·白金丸》)

【参考文献】 (清)汪昂.医方集解[M].北京：中国中医药出版社,2007.

清·《傅氏男科》

【原文】 此症多生于脾胃之虚寒,饮食入胃,不变精而变痰,痰迷心窍,遂成癫狂,苟徒治痰而不补气,未有不死者也。方用：

人参五钱 白芥子五钱 白术一两 半夏三钱 陈皮一钱 干姜一钱 肉桂一钱 甘草五分
菖蒲五分

水煎服。

如女人得此症,去肉桂,加白芍一两,柴胡二钱,黑栀一钱,治之亦神效。(《傅氏男科·男科卷三·癫狂门·癫狂》)

【参考文献】 (清)傅山.傅青主男科重编考释[M].何高民编考.太原：山西科学教育出版社,1987.

清·《证治汇补》

【原文】 大意：重阴者癫,重阳者狂。越人多喜为癫,多怒为狂。王太仆然喜属心,怒属肝,二经皆火有余之地。大都谋为不遂,郁抑不得志者恒多。《入门》且癫症在腑,痰流胞络,故时发时止,狂症在脏,痰伏心络,故发而不止。(《汇补》)

内因：狂由痰火胶固心胸,阳邪充极,故猖狂刚暴,若有神灵所附。癫由心血不足,求望高远,抑郁不遂而成。虽有轻重之分,然皆心神耗散,不能制其痰火而然也。

外候：狂病初发,少卧而不饥,自高贤也,自辨智也,自贵倨也,好笑好歌,妄行不休；甚则弃衣而走,登高而歌,逾垣上屋,杀人,不畏水火,骂詈不避亲疏。癫病始发,意不乐,语言有头无尾,秽洁不知,如有所见,经年不逾,俗呼心风,有狂之意,不如狂之甚。(《衍义》)

总治：二症之因,或大怒而动肝火,或大惊而动心火,或痰为火升,升而不降,壅塞心窍,神明不得出入,主宰失其号令,心反为痰火所役。一时发越,逾垣上屋,持刀杀人,裸体骂詈,不避亲疏,飞奔疾走,涉水如陆,此肝气太旺,木来乘心,名之曰狂,又谓之大癫。法当抑肝镇心,降龙丹主之。若抚掌大笑,言出不伦,左顾右盼,如见神鬼片时,正性复明,深为赧^①悔。少顷态状如故者。此膈上顽痰汛滥洋溢,塞其道路,心为之碍,痰少降则正性复明,痰复升则又举发,名之曰癫。法当利肺安心,安神滚痰丸主之。(《指掌》)

五志相胜:五志之火,郁而成痰,为癫为狂,宜以人事制之,如喜伤心者,以怒解之,以恐胜之,忧伤肺者,以喜胜之,以怒解之。(《准绳》)

醉饱致狂:有大醉过饱,膏粱厚味填塞胸中发狂者。先用盐汤探吐,后随症施治。(《节斋》)

刚剂发狂:有服金石丹剂发癫狂者,此药性刚烈,热气慓悍,治宜清热解毒。如三黄石膏汤加黄连、甘草、青黛、板蓝根,或紫金锭。(《微义》)

外感发狂:此阳明胃经邪热炽盛,燥火郁结于中,大便闭者下之。(《金匮》)

恚怒致狂:阳气最宜畅达。若暴怒所折,则志怫郁而不伸;或事有难决,则气抑逆而不疏。少阳胆木挟三焦相火而上,故令人发怒如狂。治宜夺食自已。夫食入于阴,长气于阳,夺其食者,不使助火也。更服铁落饮者,取铁性沉重,能坠热开结,平肝降火,乃金能制木也。(《汇补》)

痰食致狂:有忧愤沉郁,痰食交结胸中,以致狂歌痛哭,裸裎妄骂,瞪视默默,脉得沉坚而结,须涌去积痰裹血,清彻上膈始愈。(《汝言》)

癫因心火:有心经蓄热,发作不常,或时烦躁,鼻眼觉有热气,不能自由,有类心风,稍定复作,宜清心汤加菖蒲,或芩、连、花粉、茯神、麦冬、丹参、远志、牛黄之类。

血迷似癫:有妇人月水崩漏过多,血气迷心,或产后恶露上冲,而言语错乱,神志不宁者,此血虚神耗也。宜宁神定志。但不可纯服补心敛神药,宜清魂散,或举卿古拜散主之。(《良方》)

癫狂似祟:有视听言动俱妄,甚则能言平生未见闻事,及五色神鬼,此乃气血虚极,神光不足,或挟痰火,壅闭神明,非真有祟也,宜随症治之。(《汇补》)

癫狂死症:癫发如狂者不治,气下泄者不治。如狂不治者,由心之阳,不胜其阴气之逆,神明散乱,阳气暴绝,故发如狂,犹灯将绝而复明也。下泄不治者,癫本邪入于阴,阴气填塞于上,则气亦逆奔而上;今气下泄,将见肾气虚脱故也。又神脱目瞪如愚者,不治。(《汇补》)

脉法:脉大坚实者,癫狂。脉大滑实者,自已。沉小急疾者,死。又癫狂脉虚者,可治;实,则死。

用药:狂主二陈汤加黄连、枳实、栝蒌、胆星、黄芩等。如便实火盛,加大黄下之。痰迷心窍,控涎丹吐之。癫亦主二陈汤加当归、生地、茯神、远志、枣仁、黄连、胆星、天麻等。风痰,加全蝎、白附子。心经蓄热,用牛黄清心丸。因惊而得者,抱胆丸。思虑伤心者,归脾汤,兼用酒服天地膏。因七情郁痰为热者,用郁金七两、明矾三两为末。薄荷汤泛丸,每服二钱,菖蒲姜汤下。

癫狂选方:

牛黄泻心汤　治心经邪实,狂言妄语,心神不安。

片脑另研　牛黄另研　朱砂另研,各一钱半　生大黄一两

末之。每服三钱,生姜、蜜水调服。

灵苑方　治癫狂失神,宜助心气。

朱砂一两　枣仁六钱,炒研　滴乳香六钱,另研

上作一服。温酒下,以醉为度,勿令吐。服后便令熟睡,待其自醒,则神魂安矣。万一惊触,不可复治。

神应丹

朱砂不拘多少

研细末飞过,猪心血和得所,蒸饼,裹蒸熟,取出,丸如桐子大。每服一丸,食后临卧,人参汤下。

苦参丸　治狂邪大叫。

苦参不拘多少

为末,蜜丸桐子大,薄荷汤下,每服五十丸。

大黄一物汤

大黄四两

酒浸一宿,煎分三服。必数日后,方可与食。但得宁静,方为吉兆。不可见其瘦弱减食,便以饮食温药补之,犯必再发。

降龙丹　抑肝镇心。

黑铅一两,熔开投水银一两,不住手炒至成粉为度,名曰银粉　朱砂五钱　蛇含石五钱,火煅　金箔　银箔各五十片

研细,丸如芡实大。每服三丸,茯神汤磨化下。

安神滚痰丸

礞石一两　风化硝一两　朱砂一两　沉香五钱　珍珠五钱

末之,煎天麻膏为丸,如芡实大,每服三丸,姜汁、竹沥下。

抱胆丸

水银二两　朱砂一两　乳香一两　黑铅一两半

将铅入铫内,下水银结成砂子,次下乳香、朱砂,乘热研匀,丸如芡实大。每服一丸,空心,井花水下。

清魂散

泽兰叶　人参各二钱半　川芎五钱　荆芥穗一两　甘草二钱

上为细末,每服二钱,用温酒热汤各半盏,或入童便调,急灌之。下咽眼即开,气定即醒。

举卿古拜散　治妇人胎前产后中风。

荆芥穗焙燥为末,每服一钱,豆淋汤调服。(《证治汇补·卷之五·胸膈门·癫狂》)

【参考文献】(清)李用粹.证治汇补[M].吴唯校注.北京:中国中医药出版社,1999.

【注释】　① 赧(nǎn):指因羞惭而脸红。

清·《辨证录》

【原文】　人有素常发癫,久而不效,口中喃喃不已,时时忽忽不知,时而叫骂,时而歌唱,吐痰如蜒蚰①之涎,人皆谓痰病也。然以消痰化涎之药与之,多不效。盖此症乃胃中少有微热而气又甚衰,故症有似于狂而非狂,有似于癫而非癫也。治法宜补胃气,而微用清火之药,可以奏功。然而胃土之衰由于心火之弱,胃火之盛由于心火之微,未可徒补胃土而清胃火

也。方用**助心平胃汤**：

人参五钱　茯神一两　贝母三钱　神曲一钱　肉桂三分　甘草一钱　甘菊三钱　菖蒲一钱　生枣仁五钱

水煎服。一剂而癫止半，再剂而癫尽除也。

此方补胃气以生心气，助心火而平胃火。故心既无伤，而胃又有益，不必治癫而癫自止矣。

此症用**天半神丹**亦神效。

巴戟天三两　半夏三钱

水煎服。一剂即止癫，十剂不再发。

人有壮年之人，痰气太盛，一时跌仆，口作牛马之鸣者，世人所谓牛马之癫也。其实乃虚寒之症，痰入心包也。夫心属火，而心包亦属火也。心喜寒，而心包喜温，所以寒气一入包络，即拂其性矣，况又有痰气之侵乎。夫人身之痰，五脏六腑无不相入，安在犯包络之即至于迷心乎？包络为心君之相，凡有痰侵心，包络先受之，包络卫心，惟恐痰之相犯，故痰气一入，即呼诸脏腑来相救援。作牛马之声者，所谓痛不择声也。治法急救其心，不若急救其包络。方用**济难汤**：

白术五钱　人参五钱　茯神三钱　菖蒲五分　远志一钱　柏子仁三钱　半夏三钱　天花粉一钱　南星一钱　附子一钱　神曲一钱

水煎服。一剂而癫止，再剂全愈，连服八剂，此症永绝不再发。

方中虽是救包络之药，其实仍是救心之味也。心安而包络更安，况附子、南星俱是斩关夺门之将，指挥如意，而外邪近贼扫荡无遗，可庆敉宁之福也。

此症用**菖姜汤**亦神效：

人参五钱　肉桂二钱　半夏三钱　白术一两　茯神五钱　菖蒲一钱　良姜五分

水煎服。十剂愈。

四君子汤原是补脾胃之圣药，脾胃健而惊风自收，原不必用镇定之药以止之也。况加附子无经不达，而更能直补命门膻中之火，以生脾胃二经之土，则土更易旺，而痰更易消，益之半夏以逐其败浊，白薇以收其神魂，安得而癫哉。

此症用**温养汤**亦妙：

人参二钱　白术三钱　肉桂五分　半夏八分　干姜五分

水煎服。一剂止，四剂全愈。

妇人一时发癫，全不识羞，见男子而如怡，遇女子而甚怒，往往有赤身露体而不顾者，此乃肝火炽盛，思男子而不可得，郁结而成癫也。夫肝火炽盛，何便成癫？盖妇女肝木最不宜旺，旺则木中生火，火逼心而焚烧，则心中不安，有外行之失矣。然而心宫之外，有包络之护，何以不为阻隔，任其威逼乎？不知肝木之火，乃虚火也。虚火与相火同类，庇匿比之朋，忘圣明之戴，听其直烧心中而不顾也。然而心君出走，宜有死亡之虞，何以但癫而不死，盖有肾水之救援耳。思男子而不可得者，因肾经之旺也。虽所旺者半是肾火，而肾水实未涸也。有肝火之相逼，即有肾水之相滋，所以但成癫痴，而未至夭丧耳。治法宜泻其肝火，补其肾水，而兼舒其郁闷之气为得也。方用**散花丹**：

柴胡三钱　炒栀子五钱　白芍二两　当归一两　生地一两　熟地二两　玄参二两　天花粉三

钱　陈皮一钱　茯神五钱

水煎服。一剂而癫轻,二剂而羞恶生,三剂而癫失,必闭门不见人也。

此方全去泻肝之火,不去耗肝之血;疏肝之郁,不去散肝之气;补肾中之精,不去救心中之焰。水足则木得所养,而火自息于木内;火息则神得所安,而魂自返于肝中,况有消痰利水之剂,则痰气尽消,各化为水,同趋于膀胱而出矣。

此症用**栀连泻火汤**亦甚效:

生地一两　当归　丹皮各五钱　炒栀子　天花粉各三钱　黄连二钱　吴茱萸一钱

水煎服。一剂而癫轻,二剂全愈。

此方兼可治热入血室,少加柴胡一钱。

人有入干戈之中,为贼所执,索金帛不与,贼褫其衣,将受刀,得释,遂失心如痴,人以为失神之病也,谁知是胆落之病乎。夫胆附于肝者也,因惊而胆堕者,非胆之果落于肝中也。盖胆中之汁味散而不收,一如胆之堕落于肝耳。胆既堕落,则胆中之汁尽为肝之所收,则肝强胆弱,而心不能取决于胆,心即忽忽如失,一如癫痫之症矣。治法泻肝气之有余,补胆气之不足,则胆汁自生,而癫痫可愈矣。方用**却惊丹**治之:

附子三分　陈皮一钱　白术三钱　当归五钱　丹砂一钱　铁粉一钱　茯神三钱　远志一钱　半夏一钱　人参三钱　薄荷一钱　天花粉二钱　南星一钱

各为细末,蜜为丸,如弹子大,姜汤送下。一丸而惊气即收矣,连服三丸而癫痫自愈,不必尽服。

此方安神定志之圣方也,方中全在用铁粉为神。铁粉者,铁落也,最能推抑肝邪而又不损肝气。肝与胆同类,均木之象也,木畏金刑,故用铁落以制肝,非取其金克木之意乎。金克肝木,未必不金克胆木矣。然而肝木,阴木也;胆木,阳木也。铁落克阴木而不克阳木,故制肝而不制胆。所以既伐肝邪,即引诸药直入胆中,以生胆汁,不独取其化痰而静镇也。

此症用**收惊汤**亦效:

当归　山茱萸各一两　白芍二两　北五味二钱　附子三分

水煎服。一剂惊收,二剂再不痴矣,三剂全愈。

人有思虑过度,耗损心血,遂至癫疾,或哭或笑,或裸体而走,或闭户自言,喃喃不已,人以为花癫之病也,谁知是失志之癫乎。夫思虑过多,必伤于脾,脾气一损,即不能散精于肺,肺气又伤,而清肃之令不行,而脾气更伤矣。且脾者心之子也,脾病而心必来援,犹子病而母必来顾。心见脾气之伤,以至失志,则心中无主,欲救而无从,欲忘而不得,呼邻而不应,忌仇而相侵,于是自忘其身,将为从井之事,见人而嚅嗫②,背客而絮叨,遂至于癫而不自觉也,治法非急清其心不可。然而心病由于脾病也,补心以定志,更不若补脾以定志之为神。[批]大约癫病多生于痰,治痰非补虚不能奏效。方用**归神汤**:

人参五钱　白术一两　巴戟天一两　茯神五钱　紫河车一具　半夏三钱　陈皮一钱　甘草一钱　丹砂一钱　菖蒲一钱　麦冬五钱　柏子仁三钱,不去油　白芥子三钱

各为末,先将紫河车净水煮熟,不可去血丝,捣烂,将各药末再捣为丸。白滚水送下五钱,连服数日,而癫如失也。

此方心脾同治之药也,虽消痰而不耗气。用紫河车者,以紫河车为先后天之母,更能归神于顷刻;神得河车而有依,则志即依神而相守,不特已失者重回,而既回者尤能永固也。

此症用**加味温养汤**亦效：

人参一两　白术二两　麦冬一两　半夏三钱　肉桂一钱

水煎服。二剂少愈，十剂全愈。(《辨证录·卷之四·癫痫门(六则)》)

【参考文献】 (明)马莳.黄帝内经灵枢注证发微[M].王洪图,李砚青点校.北京：科学技术文献出版社,1998.

【注释】

① 蜒蚰：释名称俞、山蜗牛、蜗蠃、土牛儿。气味咸，寒，有小毒。

② 嚅嗫(rú niè)：意思是说话吞吞吐吐的样子。

清·《苍生司命》

【原文】 癫证属不足，狂痫属有余，悉由痰迷心窍，胃热结燥，心胃二经主病。其症大便秘结者，由胃与大肠相近故也。然癫多喜笑，乃心血不足，尚知畏惧；狂多忿怒，由痰火实盛，人莫能制，《经》所谓阳明病，甚则弃衣而走，登高而歌，逾墙上屋，詈骂不避亲疏是也。痫证不必分专主于痰，痰涎拥盛，火热冲动而作。

治法：癫宜归身、生地、枣仁、石菖蒲、连、芍为君，加清热消痰药，仍服朱砂安神丸。狂宜三黄石膏、黄连解毒，日服玄明粉三钱，甚则牛黄丸、三承气汤加减急下之。

脉大坚疾者，癫狂。脉虚弦为惊，为风痫。脉沉数，为痰热。脉大滑者自已，脉小急疾者死，虚而弦急者死。

丹溪曰：癫狂脉虚易治，实者难治。(《苍生司命·卷七(贞集)·癫狂痫(五十三)》)

【原文】 朱砂安神丸(见火证)治癫。黄连解毒汤(见暑证)、三黄石膏汤(见瘟疫)、牛黄丸见胃(脘心痛)、三承气(见瘟疫)，以上四方并治狂。

治癫验方

当归　生地　白芍　枣仁　远志　石菖蒲　川连　胆星　花粉　茯苓　陈皮　甘草圆眼肉

大黄一物汤 治癫狂。

大黄四两

酒浸一宿，水三升煎之，分三服，不已再作服。后但得宁静便为愈机，数日方可与食，不宜多食，损其谷气则病易愈。所以然？食入于阴，长气于阳故也。

麻仁煎 治癫疯。

麻仁四升

水六升，煎七合，空心服。

苦参丸 治时热发狂。

苦参

一物为末，蜜丸梧子大，每服十五丸，薄荷汤下。

白金丸 治忧郁癫狂。

白矾三两　郁金七两

要川郁金如蝉腹者为佳。二共为末，糊丸梧子大，每温汤下五六十丸。

惊气丸 治因惊而癫者。

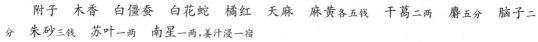

附子　木香　白僵蚕　白花蛇　橘红　天麻　麻黄各五钱　干葛二两　麝五分　脑子二分　朱砂三钱　苏叶一两　南星一两,姜汁浸一宿

上为末,炼蜜丸龙眼大,朱砂为衣,金银花、薄荷汤每下一丸。一方去附子加铁粉。(《苍生司命·卷七(贞集)·癫狂痫(五十三)·癫狂痫方》)

【参考文献】 (明)虞抟.苍生司命[M].王道瑞,申好真校注.北京:中国中医药出版社,2004.

清·《石室秘录》

【原文】 雷公真君曰:癫病之生也,多生于脾胃之虚寒,脾胃虚寒,所养水谷,不变精而变痰,痰凝胸膈之间不得化,流于心而癫症生矣。苟徒治痰而不补气,未有不速之死者。方用祛癫汤:

人参五钱　白术一两　肉桂一钱　干姜一钱　白芥子五钱　甘草五分　菖蒲五分　半夏三钱　陈皮一钱

水煎服。此方用人参、白术专补脾胃,用桂、姜以祛寒邪,用白芥子、半夏以消顽痰,用甘草、菖蒲以引入心而开窍,自然正气回而邪痰散。一剂神定,再剂神旺,又何癫病之不能愈哉!惟是花癫之症,乃女子思想其人而心邪,然亦因脾胃之寒而邪入也。本方加入白芍一两,柴胡二钱,炒栀子三钱,去肉桂,治之亦最神。一剂而癫止矣。盖柴胡、白芍、炒栀子,皆入肝以平木,祛火而散郁,故成此奇功也。(《石室秘录·卷六(数集)·癫症》)

【参考文献】 (清)陈士铎.石室秘录[M].北京:中国医药科技出版社,2011.

清·《辨症玉函》

【原文】 癫狂之症,世人以癫为阴,以狂为阳是矣。然而癫之中未尝无阳症,狂之中未尝无阴症也。何以见之?癫如羊癫、牛马之症。此发之阳气之不足。阳虚则阴邪自旺,此谓之阴症宜也。然而其中又有花癫之病,见男子而思亲,逢女子而不识,呼喊叫号,昼夜不止。倘亦为阴症,而用桂、附之品,则立刻发狂而死矣。狂如登高而歌,弃衣而走,见水而入,此发之阳邪之有余,谓之阳症宜也。然其中有似是而非,又不可不辨,如见人则骂,逢物则瞋[①],燥扰不宁,欲睡不安,欲行不得,口渴索饮,见水则止,倘亦视为阳症,而投之竹叶石膏汤,下喉即死矣。然则二症终于何处辨之?亦辨之于两目有神无神而已,如阳症,则目必红;而阴症,则目必白也。吾定二方,一治阳癫,一治阴狂之症。阳癫方名散癫汤。此方之妙,妙在白芍用至一两,自能平肝;栀子用至五钱,自然散其郁结之火。其余柴、芥、术、苓皆去痰、去湿之妙品,自然心清而火降,脾健而癫除也。阴狂方名解狂散。此方之妙,妙在用玄参二两于群补真阴之中,解散其浮游之火,木足而火自消,亦火息而狂自定也。苟或辨之不清,妄投药饵,生死存亡正未可定矣。

散癫汤

白芍一两　白术五钱　当归五钱　炒栀子五钱　菖蒲五分　茯神三钱　甘草一钱　白芥子三钱　丹皮三钱　柴胡一钱　陈皮五分

水煎服。

解狂散

熟地一两　白芍五钱　当归五钱　山茱萸五钱　麦冬五钱　北五味一钱　玄参二两　白芥子三钱　菖蒲三分　生地五钱

水煎服。(《辨症玉函·卷之一·阴症阳症辨·癫狂》)

【参考文献】　(清)陈士铎.辨症玉函脉诀阐微[M].北京：中国医药科技出版社,2018.

【注释】　① 瞋(chēn)：睁大眼睛,生气、恼火的意思。

清·《冯氏锦囊秘录》

【原文】　按：《内经》言癫而不言痫,古方以癫痫或并言,或言风痫,或言风癫,或言癫狂,所指不一。盖痫病归于五脏,癫病属之于心,故今所以风痫另立一门,而癫狂合为一门也。

人生而有癫疾者,《经》曰：病名为胎病,此得之在母腹中时,其母有所大惊,气上而不下,精气并居,故令子发为癫疾。以其病在头巅,故曰癫。治之者,或吐痰而就高越之,或镇坠痰而从高抑之,或内消其痰邪,使气不逆,或随风寒暑湿之法,轻剂发散,上焦部位针灸脉络而导其气,皆可使头巅脉道流通,孔窍开发,而不致昏眩也。

丹溪曰：癫属阴,狂属阳,癫多喜而狂多怒,脉虚者可治,实则死。多因痰结于心胸,治当镇心神,开痰结。亦有中邪而成此疾,则以治邪法治之。癫者,神不守舍,狂言如有所见,经年不愈,心经有损,是为真病。如心经蓄热,当清心除热。如痰迷心窍,当下痰宁志。若癫哭呻吟,为邪所凭,非狂也,烧蚕纸,酒水下方寸匕。卒狂言鬼语,针大拇指甲下即止。癫疾春治之,入夏自安,宜助心气之药。

阳虚阴实则癫,阴虚阳实则狂,宜大吐下除之。又曰：狂为痰火盛实,癫为心血不足,癫多喜笑,尚知畏惧,症属不足,狂多忿怒,人不能制,症属有余。《经》云：诸阳为狂,诸阴为癫。狂病宜大吐下。

《经》云：悲哀动中则伤魂,魂伤则狂妄不精,不精则不正。此悲哀伤魂而狂,当用温药补魂之阳,仲景地黄汤之类。又云：喜药无极则伤魄,魄伤则狂,狂者意不存人,此喜药伤魄而狂,当用凉药补魄之阴,即辰砂、郁金、白矾之类。

狂之为病少卧,少卧则卫独行阳而不行阴,故阳盛阴虚,治当令昏其神。得睡则卫得入于阴,阴得卫填则不虚,阳无卫助则不盛,故阴阳均平而愈矣。《经》又曰：阳厥强怒,饮以铁落。狂怒出于肝,肝属木,铁落,金也,以金制木之意。又曰：夺其食即已。夫食入于阴,长气于阳,故夺其食即已,是以古有治阳厥狂怒,骂詈亲疏,或哭或歌,六脉举按无力,身表如冰,发则叫呼声高者,因据《内经》"夺其食即已"之义,故不与之食,乃以大承气汤下之,得脏腑积秽数升,狂稍宁,数日复发,下如此五七次,行大便数斗,疾瘥身温,脉生良愈,此《内经》夺食法也。然有因心血不足,神无所依,神志先虚,是以神明变乱者,宜补不宜泻。

癫、痫、狂,大相径庭,诸书皆合而不分,殊不知形证皆各异也。夫狂为暴病,癫为久疾,又以大人曰癫,小儿曰痫,亦非。癫者,或狂或愚,或歌或笑,或悲或泣,如醉如痴,言语有头无尾,秽洁不知,积年累月不愈,欲呼为失心风,此属心血不足,志愿不遂者有之。

狂者疾发,猖狂刚暴,如伤寒阳明大实,发狂骂詈,不避亲疏,甚则登高而歌,弃衣而走,逾墙上屋,非力所能,或与人言所未尝见之事,如有邪依附者是。《经》言巅疾厥狂,久逆之所生,总之肝胆谋虑不决,屈无所伸,怒无所泄,木火上炎,心火炽盛,神不守舍,或因惊而得,或思念过多,心血日涸①,脾液不行,痰迷心窍,皆足以致癫狂。丹溪谓:重阴者癫,属阴,故多喜;重阳者狂,属阳,故多怒。则阴阳寒热,有大不同者矣。然未有不由心神耗散,气虚不能胜湿而生痰,阴虚不能胜热而生火,即《内经》所谓:主不明则十二官危,使道闭塞而不通,形乃大伤也。

信乎外邪之乘,必乘虚而袭,而内邪之作,亦必乘虚而发。(张)治旗下张宅一妇人,产后两月,忽患癫疾,久发不愈,或连日不食,或一食倍进,或数日不寐,或间宿不寐,其脉乍洪乍小,左寸两尺常弱,消痰镇心安神之药,遍投莫效。余思诸躁狂扰,火之病也。二阴一阳,火之原也。主智闭藏,肾之用也。产后未久,少阴虚也。乃以八味汤加牛膝、五味子大剂冷服,其所食鸭肉猪肘之类,悉入肉桂同煮食之,如是调治数日,乃一日稍轻,一日如故,乃心脾亦不足,故主信而为病也。朝服加味八味汤,晚服归脾汤,去黄芪、木香,加白芍、麦冬、五味子、肉桂,服后渐安,月余痊愈。故小热为病,壮水足以制之,即正治也。大热为病,火势猖狂,亢之则害,承之乃制,非从治不可。况肾为水脏,更为火脏,(张)凡遇牙疼目病咽痛诸症,两尺并弱,久治不效者,悉用加味八味汤,大剂温和浩饮,莫不随手而愈。要知火安其位,万象泰然,诚格言也。(《冯氏锦囊秘录·杂症大小合参卷五·方脉癫狂合参》)

【参考文献】 (清)冯兆张.冯氏锦囊秘录[M].北京:中国医药科技出版社,2011.

【注释】 ① 涸:指失水而干枯。

清·《张氏医通》

【原文】《经》曰:人生而病癫疾者,名为胎病。此得之在母腹中时,其母有所惊,气上而不下,精气并居,故令子发为癫疾也。病初发,岁一发,不治;月一发,不治;月四五发,名曰癫。癫疾脉搏大滑,久自已;脉小坚急,死不治。癫疾之脉,虚则可治,实则死。搏阴则为癫疾。

癫虽为阴,若得搏大滑脉,故自已。若得小坚急,为阴脉之极也,故不治。虚则邪气未盛,故可治;实则纯乎邪矣,故死。

《难经》曰:重阴者癫。癫病始发,意不乐,直视僵仆,其脉三部阴阳俱盛是也。

《脉经》曰:阴附阳则狂,阳附阴则癫。阳附阴者,腰以下至足热,腰上寒也;阴附阳者,腰以上至头热,腰下寒也。

癫之为证,多因郁抑不遂,侘傺无聊所致。精神恍惚,语言错乱,或歌或笑,或悲或泣,如醉如狂,言语有头无尾,秽洁不知,经年不愈,皆由郁痰鼓塞心包,神不守舍,俗名痰迷心窍。安神豁痰为主,先以控涎丹涌出痰涎,后用安神之剂。怒动肝火,风痰上盛而发癫狂,导痰汤加芩、连、菖、远,煎成入朱砂、沉香磨汁调服。言语失伦,常常戏笑,不发狂者,心虚也,定志汤加姜汁、竹沥;膈间微痛者,兼有瘀血,加琥珀、郁金(如无郁金,蓬术代之)。因思虑而得者,先与稀涎散,后用归脾汤加辰砂末调补之。心经蓄热,或时发躁,眼鼻觉热者,定志丸加芩、连、麦冬、牛黄;实者,凉膈散加川连、麦冬、菖蒲,癫病语言错乱,神气昏惑者,《千金》防己地黄汤。因思虑妄想不遂,致神不守舍而妄言妄见,若神祟所凭,初起用半夏茯神散,数服自愈;若日久为汤药所汩,神出舍空,非大剂独参加姜汁、竹沥填补其神,不能克应。有病癫人,专服四七汤而愈,盖气结为痰,痰饮郁闭其神识也。癫疾既久,动辄生疑,面色痿黄,或时吐沫，默默欲眠，此虫积为患，妙功丸。若癫哭呻吟，为邪所凭，非狂也，烧蚕纸酒水下方寸匙。

李士材治张少椿女，以丧子悲伤，忽当雷雨交作，大恐，苦无所避，旦日或泣或笑，或自语，或骂詈，如中鬼祟。诊其心脉浮滑，余皆沉细，此气血两亏，忧恐伤心，心伤则热，热积生风也，以滚痰丸，用桔梗、延胡索、陈皮、杏仁煎汤送下，出痰积甚多而愈。（《张氏医通·卷六·神志门·癫》）

【原文】 **定志丸**（《千金》） 治言语失伦，常常喜笑发狂。

人参 茯神各三两 石菖蒲 大远志 甘草汤泡，去骨，各二两

上四味，为末，蜜丸梧子大，饮服七十丸，亦可作汤服。血虚，加当归；有痰，加橘、半、甘草、生姜。

防己地黄汤（《千金》） 治癫痫语言错乱，神气昏惑。

防己一钱 甘草 桂心 防风各三钱 生地黄四钱 生姜汁三匕

上四味，酒浸一宿，绞取汁，铜器盛之。地黄另咀，蒸之如斗米饭久，亦绞取汁，并入姜汁，和分三服。

半夏茯神散 治癫妄因思虑不遂，妄言妄见，神不守舍，初病神气未衰者，用此数服效。

半夏 茯神各一两二钱 天麻煨 胆星 远志肉 枣仁炒 广皮 乌药 木香 礞石煅各八钱

上为散，每服三钱，水一盏，煎数沸，入生姜汁数匙，空心和滓服。

妙功丸 治虫积在内，使人多疑善惑，而成癫痫。

丁香 木香 沉香各半两 乳香研 麝香另碎 熊胆各二钱半 白丁香即雄雀屎，但直者是雄，三百粒 鹤虱即天名精子，勿误胡菔子 白雷丸 陈皮去白，各一两 轻粉四钱半 大黄酒浸，两半 赤小豆即赤豆之细者，勿误半黑半赤相思子，三百粒 巴豆去皮研，压去油，七粒 朱砂水飞，一半为衣，一两

为细末，荞麦一两作糊，每两作十丸，朱砂为衣，阴干，每用一丸，温水浸一宿，去水，再用温水化开，空心服之，小儿减服。久年病，一服即愈；未愈，后三五日再服，重不过三服。

控涎丹十枣汤下，导痰汤二陈汤下，稀涎散中风门，归脾汤保元汤下，凉膈散方祖，四七汤二陈汤下，滚痰丸痰饮门。（《张氏医通·卷十四·癫门》）

【参考文献】 （清）张璐. 张氏医通[M]. 李静芳，建一校注. 北京：中国中医药出版社，1995.

清·《医学传灯》

【原文】 狂者，狂乱而无正定也。狂叫奔走，人难制伏，甚则登高而歌，弃衣而走，逾垣上屋，詈骂不避亲疏。此证虽属有痰，但痰多火多，当以清热为君，化痰为佐，宜用清火化痰汤，大解心胃之热。大便结燥者，可用滚痰丸下之。清热之后，邪热未净者，宜用柴胡芍药汤。如脉来沉细，宜用六君健脾汤。狂病原属实热，脉宜洪大有力，沉细则危，法当禁其饮食，不可与癫症同治也。癫病语言谵妄，喜笑不休，此因抑郁不遂而成，脉宜沉小无力，不宜洪大，治用六君健脾汤。盖此病多由食积生痰，天麻、胆星等药服之无效，气顺痰消，又宜八味地黄丸，大补先天元气，此不易之法也。《经》云重阴者，癫重阳者，狂乃辨症不二法门。

清火化痰汤

黄芩 黄连 山栀 贝母 瓜蒌霜 枳实 苏子 桔梗 赤芍 麦冬

滚痰丸

大黄八两　黄芩八两　沉香五钱　礞石煅一两

此方实人可用,虚者误服立死。

六君健脾汤

人参　白术　白茯　甘草　陈皮　半夏　枳壳　厚朴　杏仁　泽泻　炮姜(《医学传灯·卷下·癫狂》)

【参考文献】　陈德求.珍本医书集成 医学传灯[M].上海:上海科学技术出版社,1985.

清·《济世全书》

【原文】　癫脉搏大滑者生,沉小紧急不治;癫脉虚可治,实则死。

夫癫者,喜笑不常而癫倒错乱之谓也。故心热甚,则多喜而为癫也。癫为心血不足,多为求望高远,不遂其志者有之,治以安神养血,兼降痰火。又曰:癫者,精神不守,言语错乱,妄见妄言,登高骂詈是也。

防风通圣散　治一切大风癫狂之疾。依本方加生地、桃仁、牡丹皮。

清心化痰汤　主方治一切癫疾。

牛胆南星　大半夏泡　陈皮　茯苓　黄连姜炒　当归酒炒　生地黄　川芎　人参　酸枣仁炒　石菖蒲各钱　甘草二分　生姜五片

水煎服。

白金丸　治癫狂失心。

白矾三两　郁金七两

为末,水糊丸,梧子大,每五六十丸,温汤下。

抱胆丸　治一切癫痫风狂,或因惊恐怖畏所致及妇人产后血虚,惊气入心,并妇女经脉通行,惊邪蕴结并效。

水银二钱　铅一钱半　朱砂一钱,研　乳香一钱,研

上将铅入铫子内,与水银结成砂子,次下朱、乳,乘热用柳木棍研匀,丸如芡实大,每一丸,空心井花水吞下。病者得睡,切莫惊动,觉来即安,再一丸除根。

黄白丹　治五癫、五痫风症。用黄丹、白矾各一两,用砖凿一窝可容二两许,安丹在下,矾在上,用木炭五斤,煅令炭尽,取为末,以不经水猪心血为丸,如绿豆大,每二三十丸,橘皮汤下。

一妇人患癫疾,歌唱无时,逾垣上屋,乃营血迷于心包所致。逍遥散加桃仁、远志、红花、苏木、生地。有热者,加小柴胡汤,加生地黄、辰砂。

琥珀定志丸　专补心生血,定魄安魂,扶肝壮胆,管辖所魂,惊战虚弱,气乏之疾,并皆治之。

南星半斤,先将地作坑,用炭十八斤在坑内烧红,去灰净,用好酒十余斤倾在坑内,即入南星在内,上用如坑口大瓦盆盖覆,周围以炭火拥定,勿令泄气,次日取出为末　琥珀一两　皂角水洗,去油　朱砂二两,公猪心割开入内,用线缚住,悬胎煮酒二碗　干人乳二两,用姜汁制过　人参三两　白茯苓三两,去皮　石菖蒲二两,猪胆汁炒　远志水泡去心,猪胆煮过晒干,再用姜汁制　白茯神三两,去皮木

上为末,炼蜜为丸,如梧子大,每夜卧时盐汤送下。

晒干人乳法 用人乳汁数碗，入瓦盘中莫搅动，四围晒干刮一处，干则再刮，乳干以姜汁拌晒用。(《济世全书·离集卷六·癫疾》)

【参考文献】 (清)汪启贤，汪启圣.济世全书[M].北京：中医古籍出版社，1996.

清·《素圃医案》

员虞肱中翰，己巳年三汊河舟中，忽奋身跳河，家人拉住，嗣后言变志乱，举止失常，经医数辈，皆以癫证治之，月余罔效①，末始招余。脉弦细而数，尺寸皆涩。予曰：脉不长滑，非痰非狂，然未察其病证，及相对揖让②如常，但言语无伦次一日，以笔画几作横竖云：此我也。又以笔圈之云：此困我也。一日，手摘桃叶搓之纳口中，手掬鱼缸水欲吞，复并桃叶吐去，入席又言语如常。又一日，倦卧内房，就榻诊之。初自逊云：我少年也，奈何卧于床，致劳先生之多步耶。忽又云：昨日得一竹片，刮之甚光，遂口作击竹之声，以手和之。予见言乱而出。随令纪纲传语，谓适言竹片者妄言也，嘱余勿信，余方恍然悟矣。《经》云：肾气不以时上，故言变而志乱也，谓之失志。此非癫狂，乃肾病也。次日往诊，问其竹片，彼尚记忆。予告曰：尊恙肾虚证，独宿百日，可勿药而愈，否则定成废人矣。彼拍案而立云：果如此，明日即出城税居僧舍，屈先生迂步就诊可也。次日果移寓天宁杏园，余以六味地黄汤去泽泻，加当归、麦冬、五味、远志，而用人参三钱，不加增减，半月即神气清朗，微发一次。嗣后兼服天王补心丹又半月，则应酬如故。计住四十二日，因家事重大而归。晤对曰：旁人谓先生必用桂、附，殊不知竟是六味地黄汤清凉药也。相视大笑。(《素圃医案·卷三·男病治效》)

【参考文献】 (清)郑重光.素圃医案[M].北京：人民军医出版社，2012.

【注释】

① 罔效：不能报效；没有效果。

② 揖让：古代宾主相见的礼节。揖让之礼按尊卑分为三种，称为三揖，一为土揖，二为时揖，三为天揖。揖，旧时拱手行礼。

清·《经验丹方汇编》

【原文】 经验方

郁金七两　明矾三两

为末糊丸，每服十丸。一妇癫狂十年，服此，初觉有物胸中脱去，神气洒然，再服全愈。(李时珍制)

癫狂：将病人绑伏，灸当心下来三指，灸七艾或九艾，再灸两太阳六七艾。次用辰砂三钱，川贝三钱，酒服二次；再用海风藤钱半，凤尾草钱半，石菖蒲三钱，川贝钱半，服五六贴；或再服紫金锭一二钱。愈后用芦蒂、枣肉为丸，每服三分，服至三丸全愈。遵此治法，百试百验。(《卫生备要》)

女人病邪(女人与邪交通，独言独笑，悲思恍惚者)。

雄黄一两　松脂一两

溶化，以虎爪搅之，丸如弹子大，夜烧笼中，令女坐上，被盖露头在外，不过三剂自断。仍以雄黄、人参、防风、五味子等份为末，每旦井水服方寸匕。(《肘后方》)(《丹方汇编·经验丹方汇编·癫痫狂乱》)

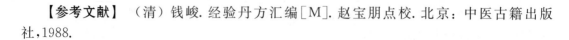

【参考文献】 （清）钱峻.经验丹方汇编［M］.赵宝朋点校.北京：中医古籍出版社,1988.

清·《良朋汇集经验神方》

【原文】 **五邪汤** 治中风,神思昏愦,五邪所侵,或歌,或哭,或笑,或喜,或怒,发则无时。

防风 桂心 白芍 远志去心 独活 白术 秦艽 人参 石膏 禹余粗醋浸 牡蛎煅 炙甘草各二两 雄黄水飞 防己去皮 茯神 石菖蒲 蛇蜕炒,各一两

每服四钱,水二盏,煎一盏,去渣温服,不拘时,日进二服。

泻心汤 治心受积热,谵语发狂,跳墙上屋。

大黄 黄芩 黄连各一钱二分

水一盏半,煎七分服。

天冬膏 治风癫。

天门冬一斤,用水泡透 生地黄二斤,用水泡透

上二味安木臼内捣一二千杵,取其汁再入温独更捣取其汁,不论几次,直待二药无味方止。以文武人熬成膏子盛瓷器内,每服一匙,温酒化下,不拘时,日进三服。

当归承气汤 逐痰之剂。

当归 大黄各五钱 甘草三钱五分 芒硝三钱五分

水二钟,枣五枚,姜三片,煎一钟,通口服。

洗心散 治风壅涎盛,心经积热,口苦唇燥,眼涩多泪,大便秘结,小便赤涩。

白术一两五钱 麻黄连节 当归 荆芥穗 芍药 甘草 大黄面里煨熟,去面焙干,各六两

每服三钱,水一盏半,生姜三片,薄荷叶七片,煎七分。温服,或为末,茶清调亦可。（《良朋汇集经验神方·卷之二·癫狂门》）

【参考文献】 （清）孙伟.良朋汇集经验神方［M］.齐馨点校.北京：中医古籍出版社,1993.

清·《东皋草堂医案》

【原文】 张安期令侄女,年十七,患癫瘓,或狂或愚。由于抑郁不遂使然,先宜开郁疏气,次宜护心安神。用香附三钱,乌药八分,檀香末五分,青皮八分,陈皮八分,生白芍二钱,甘草五分,半夏一钱,桂枝五分,山楂三钱,生姜汁,二剂。又用胆星一钱,枣仁一钱,茯神一钱,远志一钱,石菖蒲五分,朱砂三分,白芍一钱,广皮八分,防风六分,秦艽八分,姜汁,二剂。随定丸方,胆星一两,枣仁四两,附子七钱,茯神三两,朱砂七钱留一钱为衣,人参一两,菖蒲一两,乳香七钱,远志二两,鹿角胶二两,蛤粉炒成珠,龟板胶二两另烊,入猪血内,鳖甲一两醋炙,龙骨一两火煅。取猪心血同龟胶和丸,如不稠,用面少许同调,丸如弹子,约重一钱,朱砂为衣,金箔裹之,薄荷汤化下,子午时各一服,取效。安期手书谢曰：舍侄女惊痫之症,自三岁已然,今六月中顿发,其状可怖。初有友人用牛黄八宝丹、肥皂丸服之,吐而又下,乃愈。愈后不过一月,今又转剧。承道兄诊视,即赐尊剂,当此狂躁之际而施以参、附,时流鲜不骇倒。然非此导火归源之法,而徒为头痛救头,安保其不复耶？丸方制就,已服数次,顿觉神间气定,相其病状,纤翳①不留,可卜其永不复发矣。感深肺腑,无可将报,奈何？舍侄舍侄妇俱

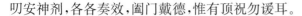

叨安神剂,各各奏效,阖门戴德,惟有顶祝勿谖耳。

一妇人,惊狂,医以茯神、枣仁之类治之,不效。余诊其右脉滑数有力,左寸关洪数,告之曰:此症惊而夹食,兼之怒气伤肝,先当疏达肝气,消食消痰,然后安神。用枳实、青皮、竹茹、茯苓、山栀、丹皮、白芍、胆星、归身、甘草、红曲、乌药、山楂、生姜、丁香,二剂,下黑粪。再用川连、吴萸、苍术、枣仁、丹皮、朱砂、广皮、白芍、茯神、半夏、黑姜、神曲、木香,加人参,调理而愈。(《东皋草堂医案·癫狂》)

【参考文献】　(清)王式钰.东皋草堂医案[M].北京:中国中医药出版社,2016.

【注释】　① 纤翳:微小的障蔽,多指浮云或指事情的障碍。

清·《静香楼医案》

【原文】　此肝风挟痰上逆之证,肢冷自汗,有似阳脱,实非脱也。目与唇口牵引,时复歌笑。治宜先却邪气,而后养正。

羚羊角　白茯苓　竹茹　郁金　半夏　甘草　钩钩　橘红

诒按:治法的当。时复歌笑,是心脏受邪之象。菖蒲、远志、胆星、清心牛黄丸之类,均可选入。(《静香楼医案·上卷·内风门》)

【原文】　抽搐厥逆,合目则发。此肝胆痰热,得之惊恐,病名痫厥。

半夏　橘红　竹茹　胆星　炙草　石菖蒲　枳实　茯苓

诒按:痰火之邪,因惊恐而直犯肝胆,故见证如此。卧则阳气入于阴,合目则发,是阳气扰动阴脏,致痰火猝发而病作也。方中拟加羚羊角、黄连。(《静香楼医案·上卷·神志门》)

【参考文献】　(清)尤在泾,柳宝诒.柳选四家医案[M].盛燕江校注.北京:中国中医药出版社,2008.

清·《灵验良方汇编》

【原文】　**灵苑辰砂散**　治风痰诸痫,狂言妄走,精神恍惚,思虑迷乱,乍歌乍哭,饮食失常,疾发仆地,吐沫戴眼①,魂魄不守。

辰砂光明佳者,八钱　枣仁微炒　乳香明者,各五钱

共为细末。先令病人随量饮至沉醉,但勿令吐,居静室中。将前药都作一服,用温酒一盏调匀,令顿服之。如量浅者,但随量取醉,服药讫,便令安卧。病浅者半日、一日,病深者卧两三日。只令人潜伺之,切勿唤觉,亦不可惊触令觉,必待其自醒,则神魂定矣。若由惊痈,则不可复治。吴正肃公少时心病,服此一剂,卧至五日方寤,遂瘥。

朱砂滚痰丸　治五痫(痫即癫也)。

朱砂　白矾　硝石　赤石脂

等分为细末,研蒜膏为丸,绿豆大。每服三五十丸,荆芥汤下,食后服。

简易方　治狂邪触发无时,披头大叫,不避水火者。

用苦参为末,蜜丸,桐子大。每服五七十丸,白滚汤下。

又方,用无灰酒二碗,麻油四两同煎。用杨枝二十条,每条搅一二下,换遍杨枝。煎至油酒如膏,约七分。狂者强灌之,令熟睡,或吐或不吐,觉来即不狂矣。

又方,治狂痫不欲眠,妄行不休。用雄鸡二只煮熟,五味调和作羹,令食之。

灸法：两手足大拇指，以二指并缚一处，灸爪甲角七壮。须于甲肉之半，令其四处着火，灸毕即愈。所谓四处者，每指两处，甲一处，肉一处，两指并缚，则是四处矣。四处俱着火，方得正穴。（《灵验良方汇编·卷之一内科·治癫狂》）

【参考文献】 （清）田间来是庵.灵验良方汇编［M］.北京：中医古籍出版社，2004.

【注释】 ① 戴眼：指瞪眼仰视。

清·《医学心悟》

【原文】 《经》云：重阴为癫，重阳为狂。而痫症，则痰涎聚于经络也。癫者，痴呆之状，或笑或泣，如醉如梦，言语无序，秽洁不知，此志愿太高而不遂所欲者，多得之，安神定志丸主之。狂者，发作刚暴，骂詈不避亲疏，甚则登高而歌，弃衣而走，逾垣上屋，此痰火结聚所致，或伤寒阳明邪热所发。痰火，生铁落饮、滚痰丸，并治之；伤寒邪热，大承气汤下之。痫者，忽然发作，眩仆倒地，不省高下，甚则瘛疭抽掣，目斜口㖞，痰涎直流，叫喊作畜声。医家听其五声，分为五脏，如犬吠者，肺也，羊嘶者，肝也，马鸣者，心也，牛吼者，脾也，猪叫者，肾也。虽有五脏之殊，而为痰涎则一，定痫丸主之。既愈之后，则用河车丸以断其根。以上三症，皆频治取验者也，若妄意求奇，失之远矣。安神定志丸见不得卧。（《医学心悟·卷四·癫狂痫》）

【参考文献】 （清）程国彭.医学心悟［M］.闫志安，徐文兵校注.北京：中国中医药出版社，1996.

清·《古本难经阐注》

【原文】 《四十六难》（误列《五十九难》）曰：狂癫之病，何以别之？然狂之始发，少卧而不饥，自高贤也，自辨智也，自贵倨也。妄笑好歌乐，妄行不休是也。癫病始发，意不乐，直视僵仆，其脉三部阴阳俱盛是也，此与《二十难》同义。然《二十难》但言脉，此则并言病状，欲人知所治也。谓狂之始发，少卧而不饥者，是六腑阳邪实于胃，胃实而不和，则少卧而不饥矣。阳性动而扬，故自居高贤智贵倨也。阳火炽甚而冲于心，故妄笑歌妄行不休。治当泻阳明之火而调其气。癫病始发，意不乐者，是七情之阴邪结于心，阴性静而郁，故意不乐矣。郁火内燔而不得泄，故直视而僵仆也。治当泻少阴之火而调其血，其脉三部阴阳俱盛者，谓狂则两手寸关尺阳脉俱盛，病属腑也。癫则两手寸关尺阴脉俱盛，病属脏也。阳脉者，浮滑长也。阴脉者，沉涩短也。盛者，俱带数实之意也。（《古本难经阐注·正文》）

【参考文献】 （清）丁锦.古本难经阐注［M］.北京：科技卫生出版社，1959.

清·《杂病心法要诀》

【原文】 《经》言癫狂本一病，狂乃阳邪癫是阴。癫疾始发意不乐，甚则神痴语不伦。狂怒凶狂多不卧，目直骂詈不识亲。痫发吐涎昏噤倒，抽搐省后若平人。

［注］李时珍曰：《经》有言癫狂疾者，又言癫疾为狂者，是癫狂为兼病也。邪入于阳者狂，邪入于阴者癫。盖癫疾始发，志意不乐，甚则精神呆痴，言语不伦，而睡如平时，以邪并于阴也。狂疾始发多怒不卧，甚则凶狂欲杀，目直骂詈，不识亲疏，而夜多不卧，以邪并于阳也。然俱不似痫疾发则吐涎神昏卒倒无知，口噤牙紧，抽搐时之多少不等，而省后起居饮食皆若

平人为别也。痫虽分而为五,曰鸡、马、牛、羊、猪名者,以病状偶类故也。其实痰、火、气、惊四者而已,所以为治同乎癫狂也。

三圣散、青州白丸子、滚痰丸、遂心丹、矾郁丸、控涎丹、抱胆丸、镇心丹。癫狂痫疾三圣吐,风痰白丸热滚痰,痰实遂心气矾郁,痰惊须用控涎丹,无痰抱胆镇心治,发灸百会自然安,初发皂角灌鼻内,涎多欲止点汤盐。

[注]癫狂痫疾初起多痰者,先以三圣散吐之。风盛有痰者,用青州白丸子。热盛有痰者,用礞石滚痰丸。痰而形气实者,用遂心散,甘遂、朱砂、猪心也。痰而兼气郁者,用矾郁丸,白矾、郁金也。痰而兼惊者,用控涎丹。无痰神轻因而惊悸者,用镇心丹、抱胆丸。皆成方也。痫病发时灸百会,不抱壮数,以苏为止。再发再灸,以愈为度。初发用皂角汁灌鼻内,其风涎即从鼻口中涕唾而出,若苏后其涎不止,以盐汤服之自止。(《杂病心法要诀·卷三·癫痫总括》)

【参考文献】　(清)吴谦.医宗金鉴[M].北京:人民卫生出版社,1963.

清·《叶选医衡》

【原文】　癫、痫、狂,三证不同,而方书或言癫痫,或言风痫,或言风癫,或言风狂,每致混淆无别。盖痫归于五脏于心,故立言之家。癫狂可以合论者,以癫为阴而狂为阳,则对待立名,互相阐发也,痫证则自有阴阳之分,迥与二证不同,所宜特立一门也,姑撮其要言之。癫者,或悲或笑,或歌或泣,如醉如痴,言语不分次序,处境不分秽净,积年愈难,此志愿不遂者多有之。狂者,猖狂刚暴,妄见妄言,骂詈不避亲疏,抵触不畏水火,甚则弃衣而走,登高而歌,逾墙上层,非力所能,如有邪附,此伤寒阳明内实才多有之。盖心热甚则多喜而为癫,笑语失序,癫倒错乱之谓也。肝热甚则多怒而为狂,躁扰奔越,狂妄不禁之谓也。二者俱属痰热内实之证,信乎河间之卓识? 然以《难经》重阴重阳之说为非理,又不然矣。如《内经》云:暴怒伤肝,以肝气逆而血乱也;暴喜伤阳,以心气缓而神逸也。又云多阳者多喜,多阴者多怒,是以《难经》亦以喜怒分阴阳,而未尝以寒热分阴阳也。癫狂之证,皆名失心,心主不明,则十二官危,故视听言动,皆失其职。初病者,宜泻其实;久病者,宜安其神,此治法之大概也。痫者,皆以风热痰而得之,在表而浅名阳痫,故言易治;在里而深名阴痫,故云难治。此又以表里浅深名阴阳,亦非以寒热分阴阳也。其证发即仆地,闷乱无知,嚼舌吐沫,背反张,目上视,手足搐搦,或作六畜声,一月数发者易治,经年一发者难治。吴山甫云:风,阳气也。《内经》云:阳之气,以天地之疾风名之,故其发也暴。然所以令人仆地者,厥气并于上,上实下虚,清浊倒置,令人闷乱无知者,浊邪干乎天君,而神明壅窒也。舌者心之苗,而脾之经络连于舌本,阳明之经络,入上下齿缝中,故风邪入于心脾,则舌自挺。风邪入于阳明,则口自噤。一挺一噤,故令人啮舌吐沫,风热入于内也,此风来潮涌之象。背反张目上视者,风在太阳经也。足太阳经起于睛明,挟脊而下,风邪干之,则实而劲急,故目上视而背反张。手足搐搦者,风属肝木,肝木主筋,风热甚于肝,则一身之筋牵搐,故令手足搐搦也。搐者,四肢屈曲之名;搦者,十指开握之义,或作六畜声者,风痰鼓其气窍,而声自变也。譬之弄笛焉,六孔闭塞不同,而宫商别异是也。治法宜疏风豁痰,清热安魂,实者即攻,虚者先补,其纯因情志者,从《内经》五志相胜法解之。(《叶选医衡·卷下·癫痫狂辨》)

【参考文献】　(清)叶桂.叶选医衡[M].张明锐注.北京:人民军医出版社,2012.

清·《医碥》

【原文】 狂者,猖狂刚暴,裸体詈骂,不避亲疏,甚则持刀杀人,逾垣上屋,飞奔疾走,不问水陆,多怒不卧,目直叫呼,时或高歌大笑,妄自尊贵,妄自贤智者是也。癫者,如醉如吃,或悲或泣,或笑或歌,言语有头无尾,秽洁不知,左顾右盼,如见鬼神,有时正性复明,深自愧沮,少顷状态复露者是也。痫者,发则昏不知人,卒倒无知,口噤牙紧,将醒时吐痰涎,甚则手足抽搐,口眼相引,目睛上视,口作六畜之声,醒后起居饮食皆若平人,心地明白,亦有久而神呆者,然终不似癫狂者常时迷惑也。诸中卒仆似之,而仆时无声,醒时无涎沫。《内经》论狂为阳证,其词不一而足,病为火邪无疑。观伤寒热入胃府,往往发狂可见。然伤寒乃暴病,不过一时火热乘心,心神狂越,热除则已。若经年累月病狂不省者,则岂徒火之为哉?必有痰涎迷留心窍,乃成痼疾也。盖火气乘心则心血必虚,兼之心神浮越,不守其舍,以故痰涎得乘虚入踞耳。癫亦同此而痰火不甚,不似狂之火盛而暴也。痫病亦属痰热,而有发有止,则痰未入心,不过伏于心下,气动则发而上乘,气平则止而下退,与癫狂之痰常迷心窍者异矣。三证各别,皆属于热。而《难经》以痫为癫,有重阳者狂。重阴者癫之说。于是后人以痫为阴寒之证,亦有分痫为阴阳二证,以阴痫为寒者。夫痫证,或因误治而转为虚寒者有之,未有初起即属阴寒者。刘宗厚谓:阴阳痫,如小儿急慢惊。阳痫不因吐下,由痰热客心胃间,因惊而作。旧有胎痫之说,谓儿在母胎,母受惊恐,惊气传子,生后尚未即发,因遇大惊,与所受于母之惊气相搏而作,作则神越舍空,痰得入心而成此疾。刘氏说本此。若热盛,虽不惊亦作,治宜寒药。阴痫亦本痰热,因寒凉攻下太过,变而成阴,宜温平补胃燥痰之药。若谓不因坏证而有阴阳之分,则是指痰热所客脏腑表里浅深而言,痫病岂本有阴寒者哉?按:《难经》谓脉居阴部,尺也,沉分亦是。而反见阳脉者,常见浮滑长大数脉,为阳乘阴也。阴虚阳入乘之,主发热。脉虽时浮滑而长,此为阴中伏阳也。阳脉虽暂时一见,不如乘阴之常见,然此为阴中伏阳,至夏必病矣。脉居阳部,而反见阴脉者,为阴乘阳也,主恶寒。脉虽时沉涩而短,此为阳中伏阴也,至冬必病。原文错简,今订正。重阳者狂,重阴者癫,不论阴阳部皆见阳脉,为重阳;皆见阴脉,为重阴。其说如此。然《难经》又云:癫病始发,意不乐,直视僵仆,癫只痴呆,无直视僵仆。直视僵仆,乃痫证也。《难经》以痫为癫,故其词如此。其脉三部阴阳俱盛是也。既云三部阴阳俱盛,则重阴者癫一言,固未可泥定矣。

治狂,《内经》谓:宜夺食。以食入于阴,长气于阳也,生铁落饮、抱胆丸。阳明实则下之,当归承气汤见大便不通,后用黄连解毒汤见喜。吐痰,瓜蒂散;下痰,清心滚痰丸。并见痰,病久而虚者,宁志膏、一醉膏、灵苑辰砂散。盖此病少卧,卫气不行于阴,故阳盛阴虚,令昏其神,使得睡则卫气得入于阴,阳不偏盛,阴不偏虚,阴阳均平矣。《经》谓:悲哀动中则伤魂,魂属阳,主动主升。悲哀则敛抑,违其性故为伤,故狂当以喜胜之。又谓:喜乐无节则伤魄,魄主静主降,喜则气浮越故伤,故狂当以恐胜之。按:此系举七情之致狂者言耳,夫致狂亦多端矣。

治癫,星香散,见中风加石菖蒲、人参,和竹沥、姜汁,下寿星丸。或涌去痰涎,后服宁神之剂。因惊而得者,抱胆丸。思虑所致者,酒调天门冬地黄膏,多服取效。郁金七两,明矾三两为末,薄荷汁,丸桐子大,每服五六十丸,汤水任下,最能去心窍郁痰。孙兆治一僧,令食咸物使渴,与药,调酒饮之,愈。问其治法,曰:医能安神矣,而不能使神昏得睡,此乃灵苑辰砂散也,人不能用耳。若脉乍大乍小,乍有乍无,忽而如平人,忽而如雀啄①、屋漏②、虾游③、鱼翔④,此鬼祟⑤也。秦承祖灸鬼法,及针鬼宫等十三穴。见针灸。(《医碥·卷之四·杂症·狂癫痫》)

【参考文献】 何梦瑶.《医碥》全本校注与研究[M].广州:广东科技出版社,2018.

【注释】

① 雀啄:雀啄脉,十怪脉之一。脉在筋肉间,连连急数,三五不调,止而复作,如雀啄食之状。主脾气已绝。

② 屋漏:屋漏脉,七怪脉之一。脉搏很久才跳动一次,且间歇时间不匀,慢而无力,如屋漏残水,良久一滴。多为胃气营卫将绝之候。

③ 虾游:虾游脉,七怪脉之一。脉在皮肤,如虾游水,时而一跃而逝,须臾复来,其急促躁动如前。为孤阳无依、躁动不安之候。

④ 鱼翔:鱼翔脉,七怪脉之一。脉在皮肤,似有似无,如鱼在水中游。主三阴寒极,阳亡于外。

⑤ 鬼祟:指偷偷摸摸,不光明正大,也有鬼怪的意思。喻暗害人的坏人。

清·《医经原旨》

【原文】 五邪所乱:邪入于阳则狂,邪入阳分,则为阳邪,邪热炽盛,故病为狂,阴不胜其阳,则脉流薄疾,并乃狂。邪入于阴则痹,邪入阴分,则为阴邪。阴盛则血脉凝涩不通,故为病痹。搏阳则为癫疾,搏,击也。邪搏于阳,则阳气受伤,故为癫疾,上文言"邪入于阳则狂"者,邪助其阳,阳之实也;此言"搏阳则为癫疾"者,邪伐其阳,阳之虚也。故有为狂为癫之异。又邪入于阳,转则为癫疾,言转入阴分,故为癫也。搏阴则为喑,邪搏于阴,则阴气受伤,故声为喑哑。阴者,五脏之阴也。盖心主舌,而手少阴心脉上走喉咙,系舌本;手太阴肺脉循喉咙;足太阴脾脉上行结于咽,连舌本,散舌下;足厥阴肝脉循喉咙之后,上入颃颡①,而筋脉络于舌本;足少阴肾脉循喉咙,系舌本,故皆主病喑也。又邪入于阴,转则为喑,言转入阳分则气病,故为喑也。阳入之阴则静,阳敛则藏,故静。阴出之阳则怒,阴发则躁,故怒。是谓"五乱"。(《医经原旨·卷五·疾病第十一·五气》)

【原文】 其六经脉之厥状病能②。巨阳之厥,则肿首头重,足不能行,发为眩仆③;阳明之厥,则癫疾欲走呼,腹满,不得卧,面赤而热,妄见而妄言;阳明,胃脉也,为多气多血之经。气逆于胃,则阳明邪实,故为癫狂之疾而欲走且呼也。其脉循腹里,故为腹满。胃不和则卧不安,故为不得卧。阳明之脉行于面,故面赤而热。阳邪盛则神明乱,故为妄见妄言。少阳之厥,则暴聋,颊肿而热,胁痛,胻不可以运;厥在足少阳者,其脉入耳中,故暴聋;下加颊车,故颊肿而热;下腋循胸,过季胁,故胁痛;下出膝外廉,下外辅骨之前,故胻不可以运。太阴之厥,则腹满胀,后不利,不欲食,食则呕,不得卧;足太阴之脉,入腹属脾络胃,故厥则腹满胀。逆气在脾,故后便不利,且令不欲食,而食则呕。脾与胃为表里,胃不和者卧不安,脾亦然也。少阴之厥,则口干,溺赤,腹满,心痛;厥逆在足少阴者,其脉循喉咙,挟舌本,故口干;肾脉络膀胱,故溺赤;其直者从肾上贯肝膈,其支者从肺出络心,注胸中,故腹满心痛。厥阴之厥,则少腹肿痛,腹胀,泾溲不利,好卧,屈膝,阴缩肿,胻内热。足厥阴之脉,抵少腹,挟胃,故厥则少腹肿痛而腹胀。其脉环阴器,故泾溲不利,阴缩而肿。肝主筋,为罢极之本,故足软好卧而屈膝。其下者行足胫内侧,故腑内为热。盛则泻之,虚则补之,不盛不虚,取经调之。不盛不虚者,惟逆气在经,而无阙于虚盛也,故但取其经而调之。(《医经原旨·卷五·疾病第十一·厥》)

【原文】 病有怒狂者,怒狂者,多怒而狂也,即骂詈不避亲疏之谓。生于阳也。阳气者,因暴折而难决,故善怒也,名曰阳厥。阳气宜于畅达,若暴有折锉,则志无所伸,或事有难决,则阳气被抑,逆而上行,故为怒狂,病名阳厥。阳明者常动,巨阳、少阳不动,不动而动,大疾,此其候也。阳明常动者,谓如下关、地仓、大迎、人迎、气冲、冲阳之类,皆有脉常动者也。巨阳,少阳不动者,谓巨阳惟委中、昆仑,少阳惟听会、悬钟,其脉虽微动而动不甚也。于其不甚动者而动,且大疾,则其常动者更甚矣。此即阳厥怒狂之候,夺其食即已。夫食入于阴,长气于阳,故夺其食即已。食少则气衰,故节夺其食,不使胃火复助阳邪,则阳厥怒狂者可已,使之服以生铁洛为饮。夫生铁洛者,下气疾也。生铁洛,即炉冶间锤落之铁屑,用水研浸,可以为饮,其属金,其气寒而重,最能坠热开结,平水火之邪,故可以下气疾,除狂怒也。凡药中用铁精、铁华粉、针砂、铁锈水之类,皆同此意。

癫疾脉搏大滑,久自已。脉小坚急,死不治。(搏大而滑为阳脉,阳盛气亦盛,故久将自已。若小坚而急,则肝之真脏脉也,全失中和,而无胃气,故死不治。)故又曰癫疾之脉,虚则可治,实则死。(虚则柔缓邪气微也,故生;实则弦急邪气盛也,故死。)人生而有病癫疾者,何得之?(言人之初生者,未犯邪气,即有癫疾也。)病名为胎病,此得之在母腹中时,其母有所大惊,气上而不下,精气并居,故令子发为癫疾也。惊则气乱而逆。故气上不下,气乱则精亦随之,故精气并于胎,令子为癫痫疾也。(《医经原旨·卷六·疾病第十三·癫狂》)

【参考文献】 (清)薛雪.医经原旨[M].上海:上海古籍出版社,1996.

【注释】

① 颃颡(háng sǎng):指咽喉。

② 能:犹形也。前言病厥之本,此明各经之状。

③ 眩仆:眩,目眩乱也。仆,猝倒也。足太阳之脉起于目内眦,上额交巅,入络脑,故肿为首头重、眩仆,其下行之支者,合腘中,贯腨内,故为足不能行。

清·《灵枢悬解》

【原文】 癫疾始生,先不乐,头重痛,视举目赤,甚作极,已而烦心,候之于颜,取手太阳、阳明、太阴,血变而止。

阴盛则癫,病在肺肾,金水旺也;阳盛则狂,病在肝心,木火旺也。而皆缘土湿,土气燥运,则四维不病也。心主喜,肝主怒,肾主恐,肺主悲,先不乐,水胜火也。头重痛,浊气上逆也。视举,瞳子高也。目赤,火刑肺也。甚者,发作之极。已而烦心,君火失根而上逆也。颜,庭也。取手太阳支正、小海,手阳明偏历、温溜,手太阴太渊、列缺,泻其血中之邪,血色变而止。

癫疾始作,而引口啼呼喘悸者,候之手阳明、太阳,左强者攻其右,右强者攻其左,血变而止。

啼者,肺之声也。呼者,肝之声也。喘者,肺气逆也。悸者,心下动也。癫狂之病,皆生惊悸,胆木失根,惊悸乃作,实则为狂,虚则为癫也。左强攻右,右强攻左,所谓缪刺也。

癫疾始作,先反僵,因而脊痛,候之足太阳、阳明、太阴、手太阳,血变两止。

反僵脊痛，足太阳行身之背，其脉急也，取足太阳之委阳、飞扬、仆参、金门。太阳寒水泛滥，脾胃二土必湿，取足阳明之三里、解溪，足太阴之隐白、公孙，泄其湿也。取手太阳者，丙火化气于寒水，足太阳之上源也。

治癫疾者，常与之居，察其所当取之处。病至，视之有过者泻之，置其血于瓠壶^①之中，至其发时，血独动矣。不动，灸穷骨二十壮，穷骨者，骶骨也。

骨癫疾者，顑齿诸腧分肉皆满而骨居，汗出，烦悗。呕多沃沫，气下泄，不治。

鬓旁曰顑，顑齿诸腧分肉皆满，邪气充塞也。骨居，形肉脱，骨独居也。呕多沃沫，胃败而气逆也，气下泄，脾败而气陷也，是以不治。

筋癫疾者，身卷挛，急大，刺项大经之大杼脉。呕多沃沫，气下泄，不治。

身卷挛，筋缩急也。急大，脉弦浮也。项大经之大杼脉，足太阳穴也。

脉癫疾者，暴仆，四肢之脉皆胀而纵。脉满，尽刺之出血，不满，灸之挟项太阳，灸带脉于腰相去三寸，诸分肉本腧。呕多沃沫，气下泄，不治。癫疾，疾发如狂者，死不治。

脉满者，邪盛，故刺之。不满者，正虚，故灸之。挟项太阳，足太阳之天柱、大杼。带脉，足少阳穴。少阳行于两胁，其穴与腰相去三寸，是皆宜灸之穴，及诸分肉本腧之不满者，悉宜灸之。癫疾，发作如狂者，阳根尽脱，升泄无归，故死不治。

狂始生，先自悲也，喜、忘、苦、怒、善恐者，得之忧饥，治之取手太阴、阳明，及取足太阴、阳明，血变而止。

取手足太阴、阳明，泄其湿也。

狂始发，少卧不饥，自高贤也，自辩智也，自尊贵也，善骂詈，日夜不休。治之取手阳明、太阳、太阴舌下少阴。视之盛者，皆取之，不盛者，释之也。

舌下，任脉之廉泉也。少阴，手少阴之神门、少冲也。

狂言，惊，善笑，好歌乐，妄行不休者，得之大恐，治之取手阳明、太阳、太阴。

恐伤肾气，君相失根，故病惊狂笑歌。

狂，目妄见，耳妄闻，善呼者，少气之所生也。治之取手太阳、太阴、阳明、足太阴头两顑。

肝主呼，惊呼不宁者，肝气怯少也。

狂者多食，善见鬼神，善笑而不发于外者，得之有所大喜。治之取足太阴、太阳、阳明，后取手太阴、太阳、阳明。

大喜伤心，君相升泄，则善笑。

狂而新发，未应如此者，先取曲泉左右动脉，及盛者见血，有顷已。不已，以法治之，灸骶骨二十壮。

曲泉，足厥阴穴。(《灵枢悬解·卷九·疾病·癫狂(七十六)》)

【参考文献】 （清）黄元御.黄元御医书全集 素问悬解 灵枢悬解[M].北京：中医古籍出版社,2016.

【注释】 ① 瓠壶：瓠，瓠芦。壶，酒器也（以瓠芦为壶也）。骶骨，尾骶骨，督脉之长强也。

清·《素问悬解》

【原文】 帝曰：癫疾何如？岐伯曰：脉搏大滑，久自已；脉小坚急，死不治。帝曰：癫疾之脉，虚实何如？岐伯曰：虚则可治，实则死。帝曰：消瘅①虚实何如？岐伯曰：脉实大，病久可治；脉悬小坚，病久不可治。

阴盛则癫，癫者，有悲恐而无喜怒，肺肾旺而心肝衰也。脉搏大滑者，阳气未败，故久而自已。脉小坚急者，纯阴无阳，故死不可治。脉虚者，正气不足，故可治。实则邪旺正亏，是以死也。消瘅者，风木疏泄，相火升炎。脉实大则阳根下盛，故病久可治。脉悬小坚则孤阴下旺，微阳失居，故病久不可治也。（《素问悬解·卷三·脉法·通评虚实论（十六）》）

【原文】 太阳所谓肿腰脽痛者，正月寅，寅太阳也，正月阳气出在上，而阴气盛，阳未得自次也，故肿腰脽痛也。所谓病偏虚为跛者，正月阳气冻解，地气而出，冬寒，颇有不足者，故偏虚为跛也。所谓强上引背者，阳气大上而争，故强上也。所谓甚则狂癫疾者，阳尽在上，而阴气从下，下虚上实，故狂癫疾也。所谓耳鸣者，阳气盛上而跃，故耳鸣也。所谓浮为聋者，皆在气也。所谓入中为喑者，阳盛已衰，故为喑也。内夺而厥，则为喑痱。少阴不至者，厥也。

此篇解《灵枢·经脉》之义。《灵枢·经脉》：膀胱足太阳之脉，是动则病脊痛，腰似折，项背腰尻腘踹脚皆痛，是所谓肿腰脽痛也（肿字讹，按《经脉》当作脊作背。脽，尻骨，《汉书·东方朔传》：连脽尻。师古曰：臀也）。以正月属寅，寅为太阳，正月阳气自地下出在地上，而阴气犹盛，阳未得遽然自次于地上也。木气郁冲，故肿腰脽痛也。《经脉》：髀不可以曲，腘如结，踹如裂，是谓踝厥，是所谓病偏虚为跛也。正月阳气冻解，地气而出，而冬寒未尽，闭蛰初开，阳气颇有生发不足之处，有所不足之处，故偏虚为跛也。《经脉》：病冲头痛，项背腰尻皆痛，是所谓强上引背也。以阳气大上而相争，故强上引背也。《经脉》：痔疟狂癫疾，是所谓甚则狂癫疾也。以阳尽在上，而阴气从下，下虚上实，故狂癫疾也。《经脉》：小肠手太阳之脉，耳聋目黄颊肿，是所谓耳鸣，所谓浮为聋也。耳聋即耳鸣之重者，以阳气盛上而跃动，冲于听宫之内，郁勃鼓荡，故耳鸣也，甚则孔窍闭塞，遂成聋病，皆在乎阳气之上浮也。所谓入中为喑者（《经脉》阙此条），以声为阳气所发，太阳入中，而交少阴，则阳盛已衰，少阴之脉贯膈入肺，循喉咙，挟舌本，阴气充塞，故为喑哑也。肾气内夺而厥逆，下陷则为喑痱而骫足痿痹，此肾气之虚也（肾气，水中之气）。厥者，阳根微弱，少阴之动气（肾间动气）不能上升而下陷也（至者，肾气上升也）。（《素问悬解·卷四·经络·脉解（二十四）》）

【原文】 帝曰：善。愿闻六经之厥状病能也。岐伯曰：巨阳之厥，则首肿头重，足不能行，发为眴仆。

足太阳经行身之背，起目内眦，自头走足，巨阳之厥，经气上逆，则首肿头重，足不能行。上实下虚，发为眩晕，而颠仆也。

阳明之厥，则腹满不得卧，面赤而热，癫疾欲走呼，妄见而妄言。

足阳明经行身之前，起鼻交额，自头走足，阳明之厥，经气上逆，则腹满不得卧，面赤而热，癫疾欲走呼，妄见而妄言，"阳明脉解"所谓病甚则弃衣而走，登高而歌，妄言骂詈，不避亲疏是也。（《素问悬解·卷五·病论·厥论（三十五）》）

【原文】 雷公曰：臣悉尽意，受传经脉，颂得从容之道，以合《从容》，不知阴阳，不知雌雄。帝曰：三阳为父，二阳为卫，一阳为纪；三阴为母，二阴为雌，一阴为独使。

三阳为父，阳之纲也。二阳为卫，父之佐也。一阳为纪，佐之次也。三阴为母，阴之主也。二阴为雌，母之副也。一阴为独使，雌之次也。六经之阴阳雌雄如此。

二阳一阴,阳明主病,不胜一阴,脉软而动,九候皆沉。

二阳一阴失调,则阳明主病,以阳明戊土不胜厥阴风木也。法当脉软而动,九候皆沉,以其木贼而脾陷也。

三阳一阴,太阳脉胜,一阴不能止,内乱五脏,外为惊骇。

三阳一阴失调,则太阳脉胜,以水为木母,寒水泛滥,一阴不能止。肝陷胆逆,则内乱五脏,而外为惊骇也。

二阴二阳,病在肺,少阴脉沉,胜肺伤脾,外伤四肢。

二阴二阳失调,则病在肺,以少阴脉沉则肾水寒陷而肾水泛滥,大肠燥金之腑不至受害,肺以辛金而化气于湿土,是以病也。脾肺同经(俱为太阴),肺病则脾伤,脾主四肢,法当外伤于四肢也。

二阴二阳皆交至,病在肾,骂詈妄行,癫疾为狂。

二阴二阳皆交至,则病在肾,以金为水母,母病则传子也。水郁则癫,火郁则狂,肾水寒陷,必生癫疾,而足阳明化气于燥金,燥金上逆,君火不降,则骂詈妄行,癫疾变为狂病也。(《素问悬解·卷九·雷公问·阴阳类论(六十七)》)

【参考文献】　(清)黄元御.黄元御医书全集　素问悬解　灵枢悬解[M].北京:中医古籍出版社,2016.

【注释】　① 消瘅:一般指消渴病,是指以多饮、多尿、多食及消瘦、疲乏、尿甜为主要特征的综合病证。

清·《扫叶庄一瓢老人医案》

【原文】　蓄血有如狂喜忘症象,今络中瘀聚,还注于冲脉,所以右胠痛缓,而少腹痛胀。大便黏腻白滑,亦瘀浊之化,但必前通溺浊①,不致凶危,即疝瘕②癥瘕,犹可缓商调治矣。

大黑豆皮　杜牛膝　炒烟尽五灵脂　热童便　西琥珀末　炒楂肉　老薤白

络通痛减,病已挽回,但少腹余氛,瘀留冲脉,不必以宿佝偻为重,只宜溺通瘀下,斯为得矣。用交加虎杖合方,加炒灵脂。

鲜生地姜同捣汁和服　大黑豆皮　琥珀末　川楝子　炒小茴香　白花益母膏丸

接服:

当归　沙苑蒺藜　桂圆肉　炒小茴香　炒杞子　炒桃仁

丸方:

生鳖甲八钱,用酒醋熬成膏　当归三两　炒楂肉二两　炒黑小茴香一两　酒炒香附一两　炒桃仁三两

膏丸每服三钱(《扫叶庄一瓢老人医案·卷四·经产淋带女科杂治》)。

【参考文献】　伊广谦,李占永.明清十八家名医医案[M].北京:中国中医药出版社,1996.

【注释】
① 溺浊:见《类证治裁·淋浊》。即小便浑浊。
② 疝瘕:脐腹偏侧,或胁肋部时有筋脉攻撑急痛的病症。

清·《兰台轨范》

【原文】 **生铁落为饮**（《素问》） 生铁落，即炉治间锤落之铁屑。用水研浸，可以为饮。其属金，其气寒而重，最能坠热开结，平水火之邪，故可以下气疾，除狂怒也。凡药中用铁精、铁华粉、针砂、铁锈水之类，皆同此意。此治怒狂之方，以镇肝为主。

桂枝去芍药加蜀漆龙骨牡蛎救逆汤（《伤寒论》） 治伤寒脉浮，医以火迫劫之，亡阳，必惊狂，起卧不安者。即：

桂枝汤去芍药加蜀漆三两，洗去腥　牡蛎五两，熬　龙骨四两

上七味，以水一斗，煮取二升，先煮蜀漆减二升，纳诸药，煮取三升，去渣，温服一升。

柴胡加龙骨牡蛎汤（《伤寒论》） 治伤寒下之，惊烦，小便不利，谵语，身重，不能转侧，此汤主之。

柴胡　龙骨　人参　茯苓　铅丹　黄芩　桂枝各一两半　半夏二合　大黄二两　牡蛎一两，生　生姜一两半　大枣六枚

上十二味，以水八升。煮取四升，纳大黄，更煮，去滓。温服一升。

治癫狂百病（《千金翼》）。

大麻子四升，上好者

以水六升，煮令芽生，去滓。煎取二升，空腹顿服。或多言语，勿怪，但使人摩手足。煮法奇。

抱胆丸（《类方》） 治一切癫痫，风狂，或因惊恐怖畏所致，及妇人产后血虚，惊气入心，并室女经脉通行，惊邪蕴结。

水银　朱砂细研，各二两　黑铅一两半　乳香一两

上将黑铅入铫子内，下水银结成砂子，次下朱砂、乳香，乘热用柳木槌研匀。丸鸡豆大，每服一丸，井花水吞下。病者得卧，切莫惊动，觉来即安。再服一丸除根。

琥珀寿星丸（《局方》） 治心胆被惊，神不守舍，或痰迷心窍，恍惚健忘，妄言妄见。

天南星一斤，掘坑深二尺，用炭火五升于坑内烧红，取出炭，扫净，用好酒一斤浇，将天南星趁热下坑内，用盆急盖讫，泥壅合，经一宿取出，再焙干为末　琥珀四两，另研　朱砂一两，研飞，一半为衣

上和猪心血三个，生姜汁打面糊，搅令稠黏，将心血和入药末，丸如桐子大。每服五十丸，煎人参汤下，日三。

独效苦丁香散 治忽患心疾，癫狂不止，得之惊忧，痰气上犯心包，当治其源。

以苦丁香，即瓜蒂半两为末。每服一钱，井花水调满盏投之。得大吐，熟睡，勿令人惊起。

甘遂散（《类方》） 治癫狂及妇女心风血邪。

甘遂末一钱

用猪心取三管血三条，和甘遂多少和之，将心批作二片，入药在内合之，绵缚，外用皮纸裹湿，慢火煨熟。勿令焦，取药细研，碾入辰砂末一钱，和匀。令作四丸，每服一丸，将所煨猪心煎汤化下，再服用别猪心。过半日，大便下恶物，后服调和胃气丸。此病乍作乍醒者苏，不食迷痴者不治。

苦参丸（《外台》） 治狂邪发恶，或披头大叫，欲杀人，不避水火。

以苦参为末,蜜丸桐子大。每服十丸,薄荷汤下。

礞石滚痰丸(《养生主论》)、**苏合香丸**(《局方》)、**至宝丹**,以上三方俱见通治。

按:癫痫一证,其轻者不拘何方可愈,重者必用煅炼秘方,仅能有效。(《兰台轨范·卷四·癫狂痫·癫狂方》)

【参考文献】 (清)徐灵胎.兰台轨范[M].刘洋,刘惠杰校注.北京:中国中医药出版社,2008.

清·《金匮翼》

【原文】 狂病多火而属阳,或以谋为失志,或以思虑郁结,屈无所伸,怒无所泄,以致肝胆气逆,木火合邪,乘于心则为神魂不守,乘于胃则为暴横刚强,故治此者治火为先,或痰或气,察其甚而兼治之。

生铁落饮 治痰火热狂,坠痰镇心。

生铁四十斤

入火烧赤,砧上捶之,有花出如兰如蛾,纷纷落地者,是名铁落。用水二斗,煮取一斗,用以煎药。

石膏三两　龙齿煅,研　茯苓　防风各一两半　元参　秦艽各一两　竹沥一升

上咀,入铁汁中,煮取五升,去滓,入竹沥和匀。温服二合,日五服。

按:此以重下气,以寒抑热之法。易老治一人病阳厥,怒狂骂詈,或歌或哭,六脉无力,身表如冰,发则叫呼高声。因夺其食,又以大承气汤下之,五七行泻渣秽数斗,身温脉生而愈。盖铁落饮,以抑无形上怒之火,承气汤所以下有形内结之热也。

真珠丸(《本事》) 治肝经因虚,内受风邪,卧则魂散而不守,状若惊悸。

真珠三分,另研极细　干地黄　当归各一两半　人参　枣仁　柏仁　犀角　茯神　沉香　龙齿各一两

为细末,蜜丸梧子大,辰砂为衣,每服四五十丸。金银薄荷汤下,日午、夜卧各一服。

许学士云:肝藏魂者也,游魂为变,平人肝不受邪,故卧则魂归于肝,神静而得寐。今肝有邪,魂不得归,是以卧则魂扬若离体也。此方以真珠母为君,龙齿佐之,真珠母入肝为第一,龙齿与肝同类故也。龙齿、虎睛,今人例以为镇心药,不知龙齿安魂,虎睛定魄,盖言类也。东方苍龙木也,属肝而藏魂;西方白虎金也,属肺而藏魄,龙能变化,故魂游而不定,虎能专精,故魄止而有守。予谓治魄不宁者宜以虎睛,治魂飞扬者宜以龙齿,万物有成理而不失,亦在夫人达之而已。

宁志膏(《本事》)

人参　枣仁各一两　辰砂五钱　乳香二钱半

蜜丸弹子大,每服一丸,薄荷汤下。一方有琥珀、茯神、石菖蒲、远志,名人参琥珀丸。一方无人参,用酒调服,名灵苑辰砂散。

一僧忽患癫疾,不得眠卧,诸药不效。孙兆曰:今夜睡着,明后日便愈也。但有咸物,任与师吃,待渴却来道。至夜僧果渴,孙以温酒一角,调药一服与之。有倾再索酒,与之半角,其僧便睡,两日夜乃觉,人事如故。人问其故,孙曰:人能安神矣,而不能使神昏得睡,此乃灵苑中辰砂散也,人不能用之耳。

147

许学士云：予族弟缘兵火失心，制宁志膏与之，服二十粒愈。亲旧传去，服之皆验。《灵苑》云：服辰砂散讫，便令安卧，不可惊觉，待其自醒，即神魂定矣。万一惊寤，不可复活。吴正甫少时心病，服此一剂，五日方寤，遂瘥。

安神丸　治癫痫、惊狂、痰火之症，能镇心安神。

人参　茯苓　枣仁炒　当归　生地酒炒　黄连酒炒　橘红　南星姜制,各一两　天竺黄五钱　雄黄　牛黄各二钱　琥珀　真珠各二钱

为末，蜜丸桐子大，朱砂为衣，米饮下五十丸。忌动风辛热之物。

《本事》**惊气丸**　治惊忧积气，心受风邪，发则牙关紧急，痰涎昏塞，醒则精神若痴。

附子　橘红　天麻　南木香　僵蚕　白花蛇　麻黄各五钱　苏子一两　干蝎一分　南星洗浸,薄切,姜汁浸一夕,半两　朱砂一分

为末，入龙脑、麝香少许，同研极匀，蜜丸如龙眼大。每服一丸，金银薄荷汤化下。

许叔微云：此予家秘方也。戊午年，军中有一人犯法，褫衣将受刃，而得释，神失如痴。余与一粒，服讫而寐，及觉病已失矣。山东提辖张载扬妻，因避寇失心已数年，余授此方，不终剂而愈。又黄山沃巡检彦妻，狂厥者逾年，更十余医不验，予授此方去附子加铁粉，亦不终剂而愈。铁粉非但化涎镇心，至如推抑肝邪特异，若多恚怒，肝邪大甚，铁粉能制伏之。《素问》云：厥阳怒狂，治以铁落饮，金制木之义也。

茯苓丸

辰砂　石菖蒲　人参　远志　茯苓　茯神　铁粉　半夏曲　胆星各等分

为细末，生姜四两取汁，和水煮和丸，如桐子大，别用朱砂为衣。每服十粒，加至二十粒，夜卧生姜汤下。此医官都君方，余尝用以疗心疾良验。

镇心丸　治心风，狂言多惊，迷闷恍惚。

人参　茯神　犀角各一两　牛黄　铅粉各七钱半　朱砂水飞　龙齿研　胆草　天竺黄研　远志　生地各半两　金箔五十片　铁粉七钱半

研为细末，蜜丸桐子大。每服七丸，竹叶汤送下，无时。

温胆汤（《三因》）　治心虚胆怯，触事易惊，或梦寐不详，短气悸乏，或自汗，谵妄不寐，合目则惊。此气郁生涎，涎与气搏，故变生诸症。

半夏　枳实　竹茹各一两　橘红一两五钱　炙草四钱

每服四钱，水一盏半，生姜七片，枣一枚，煎七分。

十味温胆汤　治症如前而挟虚者宜之。

半夏　枳实　陈皮去白,各二钱　枣仁炒　远志肉　甘草汤制　熟地酒焙　竹茹　人参各一钱　茯苓一钱五分　炙草五分

水二盅，生姜五片，红枣一枚，煎一盅服。

滚痰丸（王隐君）　方见痰门。

按：癫狂之病属痰热相结，多在肝胆胞络之间，余遇此症，辄投礞石滚痰丸二三钱，下胶痰如桃胶、蚬肉者，五升许即愈。若痰少热多，阳明内实者，当如罗谦甫之治丑斯兀阑，发狂热渴，用大承气一两半，加黄连二钱，以下其热，俾便通汗出乃愈。

丑宝丸　治一切癫痫怔忡，搐搦①难治之疾，祛风清火，豁痰调气，开心定志，安神镇惊。

妙香丸　治惊痫百病，亦治伤寒潮热积热，结胸发黄，狂走燥热，大小便不通。

巴豆三百十五粒,去皮心膜,炒熟,研如面　牛黄研　腻粉研　龙脑研　麝香研,各三两　辰砂九两,飞　金箔九十片,研

研匀,炼黄蜡六两,入白蜜三分,同炼令匀为丸。每两作三十丸,白汤下二丸,日二服。

通涎散　治忽患癫狂不止,或风涎暴作,气塞倒仆。

瓜蒂五钱

为末,每服一钱,井花水调下,涎出即愈。如未出,含砂糖一块,下咽涎即出。

鹤年云:予治昆山清水湾一人发狂,先为刺百会、神庭、人中三穴,后以蜀漆水拌炒熟一钱,龙骨煅,牡蛎煅各三钱,黄连五分,生大黄三钱,水煎服,一剂即安。

按:狂症未有不从惊得者,龙齿最能安魂者也。未有无痰者,惊则气逆,气逆则痰聚,蜀漆最善劫痰者也。未有无火者,火性炎上,故登高而歌,弃衣而走,黄连能泻心火。病属阳明,故用大黄以泻之,釜底抽薪法也。鹤年。(《金匮翼·卷四·癫狂惊痫》)

【参考文献】 (清)尤怡.金匮翼[M].许有玲校注.北京:中国中医药出版社,2005.

【注释】 ① 搐搦:是不随意运动的表现,是神经-肌肉疾病的病理现象,表现为横纹肌的不随意收缩。

清·《续名医类案》

【原文】 枢密副使耶律斜轸妻,有沉疴。易数医,不能治。耶律敌鲁视之,曰:心有蓄热,非药石所能及,当以意疗。因其瞆眊之使狂,用泄其毒则可治。于是令大击钲鼓于前。翌日果狂,叫呼怒骂,力疲而止,遂愈。(《辽史》,又见《储记》)(《续名医类案·卷四·热病》)

【原文】 张子和治项关令之妻,病饥不欲食,常好叫呼怒骂,欲杀左右,恶言不辍,众医半载无效。张视之曰:此难以药治,乃使二娼,各涂丹粉,作伶人状,其妇大笑。次日又令作角觗,又大笑,其旁令两个能食之妇,常夸其食美,其妇亦索其食,而为一尝之。不数日,怒减食增,不药而瘥,后得一子。夫医贵有才,无才何得应变无穷?(《续名医类案·卷十·郁症》)

【原文】 孙兆治相国寺僧充患颠疾,经半年,遍服名医药不效。僧俗兄潘氏家富,召孙疗之。孙曰:今夜睡着,明后日便愈也。潘曰:且告投药,报恩不忘。孙曰:有咸物,但命师吃,待渴却来道。至夜僧果渴,孙至遂求温酒一角,调药一服与之。有顷再索酒,与之半角,其僧遂睡两昼夜乃觉,人事如故。潘谢孙,问治法,曰:众人能安神矣,而不能使神昏得睡。此乃灵苑方中朱砂枣仁乳香散也,人不能用耳。辰砂一两,光明有墙壁者;枣仁半两,微炒;乳香半两,光莹者。右量所患人饮酒几何,先令恣饮沉醉,但勿令吐,至静室中,以前药都作一服,温酒调下,作一盏调之,令顿服。如饮酒素少人,但随量取酒服药讫,便安置床枕令卧。病浅者半日至一日,病深者三两日。令家人潜伺之,鼻息匀调,但勿唤觉,待其自醒即神魂定。万一惊寤,不可复治。正肃吴公少时心病,服此一剂,五日方寤遂瘥。(《医药纲目》)

浙江一妇人颠狂不止,医以瓜蒂半两为末,每一钱重,井花水调满一盏投之,随得大吐,吐后熟睡,勿令惊动,自此无恙。

张子和治一叟,年六十,值徭役①烦扰而暴发狂,口鼻觉如虫行,两手爬搔,数年不已,两手脉皆洪大如绳。足阳明经起于鼻,交额之中,旁纳太阳,下循鼻柱,交人中,环唇,下交承浆,故其病如是。夫徭役烦扰,便属火化,火乘阳明经,故发狂。《经》言阳明之病,登高而歌,

弃衣而走,骂詈不避亲疏。又况肝主谋,胆主决,徭役迫遽,则财不足支,肝屡谋而胆不能决,屈无所伸,怒无所泄,心火磐礴②,遂乘阳明。然胃本属土,而肝属木,胆属相火,火随木气而入胃,故暴发狂。乃命置燠室③中,涌而汗出,如此三次。《内经》曰木郁则达之,火郁则发之,良谓此也。又以调胃承气汤半斤,用水五升,煎半沸,分作三服,大下二十行,血水与瘀血相杂而下数升乃康。以通圣散调治,其后大下,则是土郁夺之也。

一男子落马发狂,起则目瞪,狂言不识亲疏,弃衣而走,骂言杂出,气力加倍,三人不能执缚。烧符作醮,问鬼跳巫,殊不知顾,丹砂、牛黄、犀、珠、脑、麝,资财散去,室中萧然。张以车轮埋之地中,约高二丈许,上安中等车轮,其辋上凿一穴,如作足盆之状,缚病人于其上,使之伏卧,以软褥衬之,令一人于下,坐机一枚,以棒搅之,转千百遭,病人吐出青黄痰沫一二斗许,绕车轮数匝。其病人曰:我不能任,可解我下。从其言而解之,索凉水,与之冰水饮数升,狂乃罢矣。(奇思幻想,得未曾有。张公真妙人也。)

范纯佑女丧夫发狂,闭之室中,夜断窗棂,登跳树上食桃花几尽。及旦家人接下,自是遂愈。按此亦惊恐伤肝,痰挟败血,遂致发狂。偶得桃花利痰饮、散滞血之功,与张仲景治积热发狂,用承气汤,蓄血发狂,用桃仁承气汤之意相同。(苏鹗杜阳编本《本草纲目》)

龚子材治一人颠狂乱打,走叫上屋,用瓜蒂散吐出臭痰数升,又以承气汤下之而愈。

一人气心风,即是痰迷心窍发狂,用真花蕊石煅黄,酒淬一次,为细末,每服一钱,黄酒下。

一妇人发狂,弃衣而走,逾屋上垣,不识亲疏,狂言妄语,人拿不住,诸医束手。龚令家人将凉水乱泼,不计其数,须臾倒仆。脉之,六部俱弦数有力,此热极生风也。用防风通圣散加生地黄、黄连、桃仁、红花、丹皮,三剂而安。后复服祛风至宝丹而全愈。

凌汉章治金华富家妇,少寡得狂疾,至裸形野立。凌视曰:是谓丧心,吾针其心,心正必知耻,蔽之帐中,慰以好言,释其丑,可不发。乃令二人坚持,用凉水喷而针之果愈。(《明史》。雄按:固是正论,恐难效法。)

张路玉治黄文学,谵妄颠仆,数月来,或六七日一发,或一日二三发,发则大吐涎水血沫,或一日半日而苏,(状同痫症)。昼夜恒见亡婢仆妇二鬼缠绵,或时昏愦不省,或时妄言妄见,精气不时下脱,不能收摄。服二冬、二地、连、金樱、石莲之属,反作泻不食。诊之,寸盛尺微,前大后小,按之忽无,举之忽有,知为神气浮散之候。因与六君子加龙齿、菖蒲、远志,送养正丹,间续而进。前后共六七服,是后谵妄颠仆,绝不复发,邪祟亦不复见。惟梦泄为平时痼疾④,更与平补镇心丹,两月而愈。(此与前孙案症治大同。)

一妇人狂言叫骂,歌笑不常,似祟凭依,一边眼与口角吊起。或作狂治,或作心风治,皆不效。乃是旧有头风之病,风痰使然。用芎辛散加防风,服之顿愈。

妇科郑青山,因治病不顺,沉思彻夜,兼受他医讽言,心甚怀愤。天明,病者霍然,愤喜交集,病家设酌酬之,而讽者已遁,愤无从泄,忽然大叫发狂,(即是观之,业医者亦可怜哉。有志之士,慎勿为此。彼云:不可不知医者非圣人之言也。)同道治之罔效。一日,目科王道来往候,索已服未服等方视之,一并毁弃。曰:此神不守舍之虚症,岂豁痰理气清火药所克效哉?遂令觅上好人参二两,一味煎汤服之顿安,三啜而病如失。更与归脾汤调理而愈。(《医通》)

龚子材治一女子,年二十岁,未婚,患每见男子咬住不放,后昏倒,阴户流出冷精,顷间即醒。其厥阴肝脉弦出寸口，乃阴盛思男子不可得也。令其父母用棍痛责，使之思痛而失欲也。后服抑青丸而愈。（雄按：治法凛然，胜于药石。）

韩贻丰治永和一少年，患风狂，百治不效。其父兄缚送求治，为针百会二十针。升堂公坐，呼少年前来，命去其缚，予杖者再，杖毕而醒，问以前事，茫然不知也。（《神针心法》。雄按：此系祟附之证。）

一妇因夫病垂危，心患之，乃夫病愈，妇即病风狂，昼夜不思眠食，白日裸身狂走，或登高阜，或上窑房，莫能禁也。乞韩治，将至其家，其妇正在袒裼狂跳中，忽自觅衣覆体，敛容屏息，若有所俟者。邻媪讶之，初不解其何意。俄而韩至，令之跪则跪，因跪而受针。（时韩为本邑宰。）为针其百会一穴，鬼眼二穴，各二十一针。针毕即叩头谢曰：吾今不敢为祟矣，愿乞饶命，吾去矣。言毕而醒。（雄按：此二条皆临以邑宰之威，而又善针法，祟身退避，故虽抱有为之才，必居可为之地，而后易建大功也。）

柴屿青治少京兆傅嘉言夫人，忽患颠症，诊知胸有郁结，投以逍遥散加郁金、香附，两剂而痴象顿愈。惟神气尚呆不语，即用前方为散，服三两，用灵苑方服之而瘥。（灵苑方见孙兆案。）

王海藏治许氏，阳厥狂怒，骂詈不避亲疏，或哭或歌，六脉举按无力，身表如冰石，发则叫呼声高。洁古云：夺其食即已。因不与之食，乃以大承气汤，下得脏腑积秽数升，狂稍宁。数日复发，复下，如此五七次，行大便数斗，疾缓身温，脉生良愈，此易老夺食之法也。（《大还》，《纲目》亦收。）

一人病颠，脉洪且搏指，承气汤数下而安。（《病机沙篆》）

王执中治一士，妄语无常，且欲打人，病数日矣。意其心疾，为灸百会，百会治心疾故也。又疑是鬼邪，用秦承祖灸鬼邪法，并两手大拇指，用软帛绳急缚定，当肉甲相接处，灸七壮，四处皆着火而后愈。更有二贵人子，亦有此患，有医生亦为灸此穴而愈。

张子和治一狂人，阴不胜阳，则脉流薄厥，阳并乃狂。《难经》曰：阳极则狂，阴极则颠。阳为腑，阴为脏，非阳热而阴寒也。热并于阳则狂，狂则生寒，并于阴则颠，颠则死。《内经》曰足阳明有实则狂，故登高而歌，弃衣而走，无所不为，是热之极也。以调胃承气汤，下数十行，三五日复上涌一二升，三五日又复下之。凡五六十日，下百余行，吐亦七八度。如吐时，暖室置火，以助其热汗，数汗方平。（《医说续编》）

刘宏壁治一富室女，正梳洗间，忽见二妇相拘，方奔逸，复挤至，遂大叫，叫后乃大哭，哭已即发狂，寒热相继，目眩不眠。以为鬼祟，召巫符咒而益困。因诊之，肺脉直上鱼际，肝亦双弦。知所见者，本身之魂魄也。盖肺藏魂，肝藏魄，因用小柴胡汤去甘草之恋，加羚羊角、龙骨、牡蛎，清肺肝，镇惊怯，一服而安。（《续名医类案·卷二十一·颠狂》）

【原文】 张子和次子，自出妻之后，日瘦，语如瓮中，此病在中也。常捻第三指失笑，此心火也。约半载，日饮冰雪，更服凉剂。张曰：恶雪则愈矣。其母惧其大寒，张骂曰：吾用药如鼓之应桴，尚恶寒凉药，宜乎世俗之谤我也。至五七日，厌水不饮，病日解矣。（雄按：通才绝技，往往不信于家人，自古已然，亦可叹也。）

先达李其性，归德府鹿邑人也，世为农家，癸卯获隽于乡，伊父以喜故，失声大笑。及春举进士，其笑弥甚。历十年，擢谏垣，遂成痼疾。初犹间发，后宵旦不能休。大谏甚忧之，从容与太医某相商，因得所授，命家人绐乃父云：大谏已殁。乃父恸绝几殒，如是者十日，病渐瘳。佯而为邮语云：赵大夫治大谏,绝而复苏。李因不悲,而症永不作矣。盖医者,意也。喜则伤心,济以悲而乃和,技进乎道矣。

吴孚先治宋小泉,发热自汗,肢体摇振,或时自利,呕哕间作,倏尔喜笑,倏尔悲哭,语言错乱,六脉沉涩微弱。此阴盛阳虚,四君子加炮姜、茯苓,一剂和,二剂已。(此殆五精相并之症,非仅阴盛阳虚也。)(《续名医类案·卷二十一·哭笑》)

【参考文献】 (清)魏之琇.续名医类案[M].黄汉儒点校.北京:人民卫生出版社,1997.

【注释】

① 徭役:中国古代统治者强迫平民从事的无偿劳动,包括力役、杂役、军役等。古代凡国家无偿征调各阶层人民所从事的劳务活动,皆称为徭役,包括力役和兵役两部分。

② 磐礴:雄壮;宏伟。晋郭璞《江赋》:"虎牙嵘竖以屹崒,荆门阙竦而磐礴。"

③ 燠(yù)室:意思是指温暖的居室。

④ 痼疾:指经久难治愈的病。

清·《杂病源流犀烛》

【原文】 癫狂,心与肝胃病也,而必挟痰挟火。癫由心气虚,有热;狂由心家邪热。此癫狂之由。癫属腑,痰在包络,故时发时止;狂属脏,痰聚心主,故发而不止。此癫狂之属。癫之患虽本于心,大约肝病居多;狂之患固根于心,而亦因乎胃与肾。此癫狂兼致之故。

《经》曰:癫疾始生,先不乐,头重痛,视举目赤,啼呼喘悸,反僵,而及骨与筋脉皆满,若脉大滑,久自已,脉小坚急,死不治。盖不乐者,肝乘心也;头重痛,肝气上颠也;视举,肝之目系急也;目赤,肝火上炎于窍也;啼呼喘悸,肝满乘心而惑志失神也;反僵,急在筋也;及骨与筋脉皆满,则与痫瘛同,但无止时也。脉大滑,久自已,阳搏于阴而脉滑,阴犹盛也;小坚急,死不治,肝之真脏见也。惟及骨与筋脉皆满,故骨筋脉皆能患癫,而症状各异。故《经》曰:骨癫疾者,颐齿诸腧分肉皆满而骨居,汗出烦冤;筋癫疾者,身拳挛急;脉癫疾者,暴仆,四肢之脉皆胀纵,脉满。若呕多,沃沫,气下泄者,不治,盖骨筋脉之癫,皆癫病之所统而及。呕多、沃沫、气下泄,总承诸癫言之,凡患癫者,皆以如此而不治也。呕多、胃气逆、沃沫、脾运已弛,气下泄,肾关不守,且二者俱无胃气,故不治也。

《经》曰:狂之为病,先自悲也,喜忘,善怒,善恐,少卧,不饥,已而自高贤也,自辩智也,自尊贵也。善詈骂,日夜不休,又好歌乐,妄行不休,多食,善见鬼神,此言心疾,或由于有所大恐大喜,大忧大惊,以至失神之为患也。然而邪并于阳明,亦能发狂,上屋,登高呼,弃衣走,骂詈不避视疏。盖邪者,热邪也,阳明之部,心君所居,其部热势必及心,是以亦失神也,此言热病也。若夫心肾不交,二阴二阳两伤之,气交至则肾水空而龙火逆,上与阳明之热交并,亦能惑志失神,而癫狂骂詈,所谓肾精不守,不能主理,使心火自焚也,此言虚病也。又有所谓怒狂者,阳气因暴折而难决,少阳胆木,挟三焦相火、大阳阴火而上升也,古人治法,先夺其食,使不长气于阳,饮以生铁落饮,使金以制木,木平则火降也,此言阳厥病也。此癫狂之症候,王叔和云:阴附阳则狂,腰以上至头热,腰以下寒也,盖阴气不能治于内,则附阳而上升,阳无承而不下降,故上热而下寒;阳附阴则癫,腰以下至足热,腰以上寒也,盖阳气虚,不能卫于外,则附阴而下陷,故下热而上寒,此癫狂阴阳相附之异。癫因谋望失志,抑郁无聊而成,狂因阳气遏抑,不能疏越而得,要必由心神耗散,气虚不能胜敌,故痰与火得猖狂犯上,而为是二疾,此癫狂之原本相同。癫为久病,狂为暴病,癫病多喜,狂病多怒,癫有时人不觉,是癫之轻者,狂有时人不及防,是狂之骤者,癫病痰火一时忽动,阴阳相争,亦若狂之状,狂病痰火经久煎熬,神魂迷瞀,亦兼癫之状,此癫狂之形势宜辨。

治癫先以吐剂涌去痰涎宜控涎丹,次进安神之剂宜琥珀散。治狂先夺其食,次下其痰泻其火下痰宜山楂丸,泻火宜生铁落饮。此治癫狂之大要。而癫之病,有因惊得者,宜抱胆丸。有因怒得者,宜宁神导痰汤。有因心藏虚损气血不足者,宜清心温胆汤。有因痰迷心窍者,宜金箔镇心丸。有因痰火俱盛者,宜甘遂散吐下之。有因思虑过度者,宜归脾汤。有因心经畜热,或时烦躁,眼鼻觉热者,宜芩连清心丸。有因阴亏,不时晕倒,痰壅搐搦者,宜滋阴宁神汤。有因心气不足,神不守舍者,宜归神丹。有因大病后心虚神散,元气羸弱者,宜归神丹。有因痰为骤壅,发为怪异形状者,宜清心滚痰丸。有因久年癫疾,气血俱耗者,宜活虎丹。有癫疾愈而复发,作止无常者,宜断痫丹。若妇人而患癫,皆由血分不调,宜加味逍遥散,或心风血迷之故,宜甘遂散。

狂之病,有因上焦实者,宜生铁落饮。有因阳明实者,宜承气汤。有因热入血室,狂不知人者,宜牛黄解热丸。有因火盛而为祥狂奔走者,宜当归承气汤。有因心经邪热狂乱,而精神不爽者,宜牛黄泻心汤、黄连泻心汤。有因惊忧得之,痰涎久留于心窍者,宜郁金丸。有因风涎暴作,气塞倒仆者,宜通泄散。有因失魄,状若神灵所凭者,宜镇心丹。有因失心失志,或思虑过多,积成痰涎,留在心包者,宜叶氏雄朱丸。有因劳神太过,致伤心血,惊悸不宁,若有人捕,渐成心疾癫狂者,宜辰砂宁志丸。有因悲哀动中而伤魂,魂伤则狂妄不精,不精则不正,当以喜胜之,以温药补魂之阳者,宜惊气丸。有因喜乐无极而伤魄,魄伤则狂,狂者意不存人,当以恐胜之,以凉药补魄之阴者,宜郁金丸、苦参丸。

有癫狂初起者,宜宁志化痰汤。有癫狂久不愈者,宜郁金丸。此治癫狂之详法。或缘痰火郁结而癫狂,宜清心滚痰丸、牛黄清心丸。或缘风痰迷心窍而癫狂,宜铁粉散、郁金丸。或缘癫狂而不得睡卧,宜辰砂散。其或癫或狂,均可审其原而以方治之。此治癫狂之通略。

【癫病原由】《内经》曰:癫得之于母腹中,名为胎病,其母有所大气,上而不下,精气并居,故令子发为癫疾也。又曰:厥成为癫疾。又曰:邪搏阳为癫疾。《纲目》曰:痰邪逆上,头中气乱,脉道闭塞,孔窍不通,故昏眩而倒仆也,以其病在头巅,故曰癫疾。又曰:大人曰癫,小儿曰痫,其实一也。鳌按:大人亦有患痫者,另详诸痫条中。《纲目》以大人小儿分癫痫,而以为实属一症,恐非是。

【癫与痫不同】《纲目》曰:癫者,异常也。若平日能言,癫则沉默。平日不言,癫则呻吟。甚而僵仆直视,心常不乐,言语无伦,如痴如醉。痫则卒然晕倒,咬牙作声,吐涎沫,不省人事,随后醒。

【狂病原由】《内经》曰:怒狂,生于阳也,阳气者,因暴折而难决,故善怒也,病名曰阳厥。又曰:阳明病甚,则登高而歌。盖以四肢为诸阳之本,阳盛则四肢实,故能登高也。弃衣而走,以热盛于身,故欲弃衣也。妄言骂詈,以阳盛则使人骂詈不避也。不欲食,故妄走也。又曰:邪入于阳则狂。又曰:阴不胜其阳则狂。

【癫病异处】《内经》曰:多喜曰癫,多怒曰狂。《难经》曰:重阴者癫,重阳者狂。《入门》曰:癫者,异常也。精神痴呆,言语失伦;狂者,凶狂也,轻则自高自是,好歌好舞,重则逾垣上屋，又甚则不避水火，且欲杀人，此痰火壅盛而然也。《直指》曰：阳虚阴实则癫，阴虚阳实则狂。《纲目》曰：癫，谓僵仆不省也；狂，谓妄言妄走也。《经》有言狂癫疾者，又言癫病为狂者，是癫狂为兼病也。《医鉴》曰：癫者，颠倒错乱，于痫于狂，皆兼病也，故有癫痫、癫狂之名。（《杂病源流犀烛·卷七·癫狂源流》）

【参考文献】 （清）沈金鳌.杂病源流犀烛[M].李占永，李晓林校注.北京：中国中医药出版社，1994.

清·《鲁峰医案》

【原文】 清心滚痰汤 此予治福建郑公瘟疫解后中痰之方也。伊来京会试，偶感瘟疫之症，服药清解，尚未大愈，忆及启行之际伊父患病难愈，不禁疑虑驰思，昼夜营营①，始而信口胡言，后至疯狂大作，披发乱喊。延予诊视，惟左寸沉急而滑，右关实数，遂立此汤，服二剂疯狂顿止，又用清里除热之剂，服四帖而愈。

竹茹三钱　麦冬三钱，去心　石菖蒲一钱，九节者　黄芩一钱五分，酒炒　枳实一钱五分，麸炒　大黄二钱，酒蒸

引加生姜一片，煎出兑焰硝同煅青礞石细末一钱，冲服。

加味礞石滚痰散 此予治一仆妇触怒中痰之方也。伊因气恼忿懑中怀，多日未释，疯狂暴作，胡言乱喊，撕衣打人，趴墙上房，人不能制，遂捆缚在户，若是者已十四日矣。予遵用王隐君礞石滚痰丸之方，加石菖蒲、青皮，共研细末，米汤调服，服至五钱，大便泄痰，数次而愈。

青礞石三钱，打碎，同焰硝三钱入罐，煅石色如金　沉香一钱五分，落水者　大黄五钱，酒蒸　黄芩五钱　石菖蒲一钱五分，九节者　青皮一钱五分

上药共研细末，米汤调服，以大便泄痰，疯止为度。然乃峻剂，量人虚实服之。（《鲁峰医案·伤寒类》）

【参考文献】 （清）鲁峰.鲁峰医案[M].颜纯淳校注.北京：中国中医药出版社，2015.

【注释】 ① 营营：指追求奔逐。语出《庄子·庚桑楚》："全汝形，抱汝生，勿使汝思虑营营。"苏轼《临江仙》："长恨此身非我有，何时忘却营营？"

清·《罗氏会约医镜》

【原文】 论癫狂（附邪祟）。

《经》曰：重阳者狂，重阴者癫。又曰：阳虚阴实则癫，阴虚阳实则狂。而其证亦异。癫病之来，忽然僵仆，或歌或泣，如醉如痴，常昏多倦，多属不足，此心血之亏也。[批]论癫证属虚。狂病之来，一发猖暴，或詈骂，或愤怒，登高逾垣，不知畏忌，多属有余，此痰火之盛也。由此观之，其阴阳寒热，迥然不同，不得概谓癫狂悉属热也。[批]论狂证属实。至于痫病，即癫病也。观《内经》所言癫证甚详，而痫则无言，即此可知。而后世有风痫、牛痫、猪痫之多种者，此不过因其声之相似，遂立此名，徒滋惑乱，无足凭也。

痰气俱安汤新 治癫因气逆痰滞，塞心窍，壅经络，僵仆搐搦，强直昏迷。至于火之有无，宜察其脉证而加减之。

陈皮去白，二三钱　半夏二钱　胆星一二钱　海石二钱　白芥子炒研，七分　泽泻　木通各一钱三分

水煎,温服。如大便闭结,而火不下者加大黄,不应,加芒硝。如痰盛火不降者,加童便。如舌黄,小水不利者,加栀子。如口渴喜冷者,加生石膏。如胸胀痛者,加青皮。如痰因风鼓,加钩藤钩、僵蚕。如经络痰滞不活,加竹油姜汁。但所加者分量宜重。[批]治一切痰气癫病。

凡昏迷,或一时,或半日乃苏者,由气之倏逆倏顺,不必惊惶也。

滚痰丸 治痰迷心窍,昏不知事,癫风百出。

礞石煅,金色,一两 大黄酒蒸 黄芩各半斤 沉香五钱

共研细末,滴水为丸。临卧时,用热水一口许送三五十丸,过喉即仰卧,令药徐徐而下,大半日勿饮食起坐,必使药气逐上焦滞痰,过膈入腹,然后动作,方能中病。或病甚者,须连进二三次,或多至百丸,亦觉无妨。

吐痰方 治胸膈痰滞,时发癫病。(《罗氏会约医镜·卷十二·杂证·四十二、论癫狂》)

【参考文献】 (清)罗国纲.罗氏会约医镜[M].北京:中国中医药出版社,2015.

清·《吴鞠通医案》

【原文】 陀,五十九岁。病由情志而伤,中年下焦精气不固,上年露痹中之萌,近因情志重伤,又在相火主令,君火司天,君火客气内与本身君火相火相应,以致肝风鸱张①。初起如狂,医者仍然攻风劫痰,大用辛温刚燥,复以苦寒直下,是助贼为虐也。现在左脉实大坚牢,大非吉兆,勉以紫雪定瘛疭肢厥而泄有余之客热,再以定风珠济不足之真阴而息内风之震动。如果病有回机,神色稍清,再拟后法。

紫雪丹二两,每服二钱,二时许一服,以神清为度。牙关紧闭,用乌梅蘸醋擦牙根,其牙即开 大生地一两 生白芍一两 生鳖甲一两 炙甘草六钱 真阿胶四钱 麻仁四钱 连心麦冬八钱 左牡蛎八钱 蚌水半酒杯,冷开水冲入 鸡子黄二枚,药煮成,去渣和入,上火三沸

煮成三碗,渣再煮两碗,共四碗,四刻服半碗,尽剂再作服。

二十日:左脉仍然牢固,较昨日诸证俱减,舌苔黄黑,尺肤热,阳明络现。昨谓不止本身虚热,且有客气加临,非虚语也。汤药仍照前方,再以**清宫汤化牛黄**、**紫雪**辈,二时一次。

连心连翘三钱 元参心五钱 连心麦冬五钱 莲子心钱半 卷心鲜竹叶三钱

服**牛黄丸**、**紫雪丹**,即以此汤化服。

二十一日:瘛疭肢厥虽止,其狂如故,会厌不利,脉仍牢固数大。按阳盛并于上则狂,的系阳火有余,非极苦之药直折其上盛之威,其势未必得减,况小肠火腑非苦不降,痰亦因之而降,其会厌庶可得利矣。

洋芦荟三钱 真雅连三钱 龙胆草三钱 生白芍六钱 知母六钱 细生地六钱 丹皮八钱 麦冬八钱 元参五钱 犀角八钱,先煎代水

头煎三碗今日服,二煎两碗明早服,二帖半。

二十四日:脉气大减,但阳升阻络,机窍不灵,拟兼清会厌胆络之热。

羚羊角三钱 龙胆草钱半 知母三钱 钩藤二钱 连翘钱半 桑叶钱半 洋芦荟钱半 大生地三钱 连心麦冬三钱

米醋三杯,每药一茶杯,冲入半酒杯,今晚一帖,明早一贴。

二十五日:于前方内加:石膏二两。

二十六日：稍进糜粥，觉勇力培常，舌红黑，脉亦较昨日实大，犹为阳火有余。

芦荟四钱　龙胆草三钱　雅连四钱　犀角六钱　丹皮五钱　细生地四钱　麦冬五钱　知母五钱　米醋每一杯药和入半杯冲

浓煎三杯，分三次服，渣再煮二杯，明早服。

二十七日：于前方内加：铁落一两代水。

初二日：诸证与脉俱减，然未能净，苦药犹不能除也，颊肿系客气，拟加辛凉。

苦寒芦荟三钱　龙胆草三钱　真犀角五钱　丹皮五钱　连心麦冬六钱　雅连三钱　知母三钱　羚羊角三钱　连翘三钱　钩藤三钱　银花三钱　铁落水煎。

头煎三杯，二煎三杯，六次服，明日午令尽，间服牛黄、紫雪辈，日三次。

初三日：于前方内加：生地八钱。

齐，四十二岁。己巳二月初二日：脉弦数而劲，初因肝郁，久升无降，以致阳并于上则狂。心体之虚以用胜而更虚，心用之强，因体虚而更强，间日举发，气伏最深，已难调治，况现在卯中，乙木盛时，今岁又系风木司天，有木火相煽之象。勉与补心，体泻心用两法。

洋参三钱　大生地一两　莲子心一钱　黄柏三钱　白芍六钱　丹皮四钱　麦冬六钱,连心　生龟板一两　丹参三钱　真山连三钱　外用紫雪丹六钱　每次一钱，与此方间服。

初六日：操持太过，致伤心气之狂疾，前用补心体，泻心用，摄心神，已见大效，脉势亦减，《经》谓脉小则病退是也。

洋参三钱　白芍六钱　丹皮五钱　真山连二钱　生龟板一两　黄柏炭二钱　麦冬三钱　女贞子四钱　莲子五钱　龙胆草二钱　米醋一酒杯，冲　铁落水煎。

某。二十七日：左脉弦劲，《经》谓单弦饮癖。前五日因观戏后病恶梦，病狂肢厥，《经》谓阳并于上则狂，两阴交尽之厥。《灵枢》有淫发梦一卷，大意以五脏偏胜，非因梦而后病也。前人诸般怪症皆属于痰之诊，虽不尽然，但此症现在咳嗽块痰，左脉单弦，应作痰治。

半夏五钱　丹皮三钱　石菖蒲二钱　天竺黄二钱　茯苓块五钱　白附子二钱

先服陈李济牛黄清心丸一二丸，温开水调服。

二十八日：狂而厥，左脉单弦，咳嗽痰块，昨议应作痰治，今日左脉渐有和平之象，证于外者亦效，但形貌怯弱，色白而嫩，脉亦不壮。此症之痰，究因惊起，凡神气壮者不惊，况惊后恶梦，发后大汗，其为阳虚神怯显然。此症将来必归大补而后收功，现在不得以攻痰见效而忘其虚怯。与化痰之中微加益气。

半夏五钱　茯苓块五钱　秋小麦八钱　石菖蒲一钱　麦冬五钱,连心　大枣二枚

二十九日：体虚有痰之证，不能纯治一边，今日脉微滑数，于昨日法中，少加逐痰。

半夏五钱　白附子二钱　秋小麦一合　陈胆星一钱　石菖蒲钱半　茯神块五钱　连心麦冬三钱

先服**牛黄清心丸**半丸。

初一日：昨日稍加逐痰，痰出如许，大势安静，但多怒耳，右脉仍滑，痰未净也。

半夏六钱　秋小麦八钱　白附子二钱　石菖蒲一钱　旋覆花三钱　茯神块三钱　代赭石五钱,煅飞　炙甘草一钱

其后痰去，以大补心脾而安。

鲍，三十二岁。十月初二日：大狂七年，先因功名不遂而病，本京先医、市医、儒医已历

不少,既徽州医、杭州医、苏州医、湖北医,所阅之医不下数百矣,大概补虚者多,攻实者少,间有已时,不旋踵而发。余初诊时,见其蓬首垢面,下体俱赤,衣不遮身,随作随毁,门窗分碎,随钉随拆,镣铐手足,外有铁索数根,锢锁于大石盘上,言语之乱,形体之羸,更不待言。细询其情,每日非见妇人不可,妇人不愿见,彼尽闹不可,叫号声嘶衰鸣,令人不可闻,只得令伊姬妾强侍之,然后少安。次日仍然,无一日之空。诊其脉,六脉弦长而劲。余曰:此实症,非虚症也。于是用极苦以泻心胆二经之火,泻心者必泻小肠,病在脏治其腑也,但无出路,亦必泻小肠也。

龙胆草三钱　胡黄连三钱　天门冬三钱　细生地三钱　丹皮三钱　连心大麦冬三钱

服二帖而大效,妄语少而举动安静。

初三日:见其效也,以为久病体虚,恐过刚则折,用病减者减其制例,于原方减苦药,加补阴之甘润。

初五日:病家来告,云:昨服改方二帖,病势大重,较前之叫哮妄语加数倍之多,无一刻静。此症想不能治,谅其必死,先生可不诊矣。余曰:不然,初用重剂而大效,继用轻剂加补阴而大重,吾知进退矣。复诊其脉,弦长而数,于是重用苦药。

龙胆草六钱　洋芦荟六钱　天冬五钱　连心麦冬五钱　胡黄连五钱　秋石二钱　乌梅肉五钱

一气六帖,一日较一日大效,至十一日大为明白。于是将其得病之由因伊念头之差,其念头之差因未识文章至高之境,即欲至高,尚有命在,非人力所能为,何怒之有?人生以体亲心为孝,痛乎责之,俯首无辞。以后渐去苦药,加补阴,半月而后去刑具,着衣冠,同跪拜,神识与好人无异。服专翕大生膏一料而大壮,下科竟中矣。

章氏,四十二岁。先是二月间病,神识恍惚,误服肉桂、熟地等补药,因而大狂。余于三月间用极苦以折其上盛之威,间服芳香开心包,治三十日而愈。但脉仍洪数,余嘱其戒酒肉,服专翕大生膏,补阴配阳。彼不惟不服丸药,至午节大开酒肉,于是狂不可当,足臭至邻,不时脱净衣裤,上大街,一二男子不能搏之使回。五月十四日,又延余视,余再用前法,随效。二三日仍然如故,盖少阳相火极,挟制君主行令,药随暂开其闭,暂折其威,相火一动而仍然如故。延至六月十六日午刻,复自撕其裤,人不防而出大门矣。余坐视不忍,复自惭无术以已其病,因谓其胞弟曰:此症非打之极痛令其自着衣裤也不可。盖羞恶之心,亦统于仁,能仁则不忍,忍则不仁,不仁之至,羞恶全丧。打之极痛则不能忍,不忍而仁心复,仁心复而羞恶之心亦复矣。此古圣王扑作教刑之义也。伊弟见其乃姊如是景况,羞而成怒,以保父母体面为义,于是以小竹板责其腿,令着裤。彼知痛而后自作衣着衣,稍明。次月十七日立秋,余以大剂苦药一帖而全愈,盖打之功与天时秋金之气,药之力相须而成功也。后以专翕大生膏而收全功。(《吴鞠通医案·卷三·癫狂》)

【参考文献】　(清)吴鞠通.吴鞠通医案[M].上海:上海浦江教育出版社,2013.

【注释】　① 鸱(chī)张:意思是像鸱鸟张翼一样,比喻嚣张,凶暴。

清·《太史医案初编》

【原文】　治同县城东太学姓刘字永怀脚痿风痰癫案

癫症自实而论,不外风火痰血与热与虫;自虚而论,不外心虚而见精神恍惚,肾虚而见火浮一起。而究实之所因,又不外邪在于内于下,传之于外于上而癫作;或怫于内于下,久而不泄而癫成；并或有虫内积攻心，而致多疑而癫起。病虚之故，或因心肾素虚，加之嗜欲过度，劳力有损，及或用药过当，而致心有所塞，痰有所闭，合此数者，以究病情，似于癫之一途，毫无余义。

岁嘉庆丁巳孟夏，有县太学姓刘，字永怀者病狂，经医多时多人，而致两脚强直莫移，心则或癫或狂，手虽较脚稍软，而却挥霍不定。奈初视其形症，面色带紫，诊其肝脉浮洪独见，并问病时医教服鸡，几至逾墙越屋，而狂愈发，旋服芦荟、逼痰等丸，其火差熄，但仍或狂而燥，或癫而唱，二便不知，日夜服事甚艰。余思此症形色如是，似属有火，仍照旧医原单增改，酌用熟地三钱、龟板一钱、胆星一钱、胆草五分、龙骨一钱、首乌一钱以润其燥，以制其狂，嘱其日服一剂。次早再诊，病仍如故，六脉惟肝独浮独洪，遂嘱照单再服二剂，是夜人益昏迷，至早再诊，视其面色仍然如初，觉喉微有痰声，复诊其脉，肝虽冲突，而觉有些滑大，余欲顿改前单，大进姜、附、苓、桂以泄其水，因见病家有疑药燥火生，姑以苓、半、生姜先试，而附与桂未投。是时服之无恙，至晚召余复诊，余见肝脉稍平，知是水泛木浮之征，而喉仍有痰声。反覆细审，并见面多紫赤，上虽有余，止属火浮，而下两足强直，实是火衰脾不甚健，且挟有风有寒，一切呆药，似不应投，故即进用极辛极燥极热之药，如苓、桂、姜、附、广、半、砂仁、木香、仙茅、淫羊藿、乌药、乳香之类，病家见余开单，心大诧异。余谓：此症治法，毫不可易。因问余于今晚是否在此坐守，余曰：甚可，但速将此药投。是夜服之无事，次日诊视肝脉稍平，于是信余颇笃。其脚总是屈伸不能，仍将原单日服二剂不歇，如是者已十有余日矣。余因有事在府甚迫，旋即告辞，所服余药，自首至尾已越三十余剂之多，诸症十减三四，嘱其日后仍照原单加减投服，又服二十余剂，忽然双脚能移，此是药功。而癫狂仍在，初托伊亲到余商改是单，余因有狂恐服前药过燥，改用润药略平，而服未应。兹又托亲坚请，余思是病在初脏非甚阴，故有癫狂兼起之变，因医用凉过当，少火日见损削，壮火日见滋甚，以致下虚上实，及余极力温补下元，逐其虚冷之风，脚虽稍健，而旧飞越之痰、之火、之气、之血牢结于心而未逐，以致痰痹则癫作，痰开则狂起，但病虽狂，而禁则止，仍是假狂之谓。余谓治癫治狂之药甚多：其在心热心火发狂，治不越乎黄芩、黄连、知、柏、石膏、辰砂；虚火虚热发癫，治不越乎灵砂、硫、附、五味、沉香、故纸，及或人参、麦冬；发狂而用透心透肝之品，药不越乎犀角、羚羊角、朱砂、磁石；发癫而用透心透肝之品，药不越乎菖蒲、远志、薄荷、麝香；实火实痰上冲作狂，治不越乎磁石、礞石、胆星、贝母；虚火虚痰上冲作癫，治不越乎广、半、生姜、附子、天麻、白附；若是癫因死血，则有乳香、没药、郁金、香附可施；癫因虫起，则有乌梅、川椒、雷丸、木香、丁香、雄黄、巴霜可投。是以真狂，则凡一切附、桂燥药须忌，而清润宜投；假狂则凡一切生地、熟地须忌，而甘温宜进。今审怀老之病，实是上有余而下不足，水有余而火不足，急须除内阴邪以绝其根，外敛浮阳以防癫作，兼通心痰气血，则癫可除而狂亦随癫止。于是拟用附子四钱以补少阴之火，茯苓三钱、半夏三钱以泄在中痰水，菖蒲一钱、远志八分以通心中之气，白矾五分、郁金一钱、乳香八分、没药五分以逐在心死血，沉香五分、故纸八分、五味十粒以引少火归肾，木香、乌梅、川椒以除久积之虫，如是服至月余而效自见。但此病根已深，真元已亏，浑身皆是浮火与痰与血凝结，若不确实审究，竟作实火实热以治，必致不救。

此症过用凉剂，以致两足俱痿，硬直不移。吾师大温中宫，兼治风寒，服药百剂，而足顿起，行动略舒。惜其口腹不慎，药有断歇，病愈载余而症复发莫起，可奈之何？（门人张廷献）

(《太史医案初编·卷三上》)

【原文】 治族侄太学字元寿内室欧阳氏大笑症案

族侄字元寿内室,素有心火及痰,因先一妻病癫常有邪祟之见,继娶是室,亦因先娶常有见邪之说,横塞于胸,故于火发而亦见有邪祟之谓也。究之邪非真有,特火挟痰起而有耳。岁乾隆丙午,渠因法治是笑而笑不止,召余往诊。余曰:此非邪笑,乃火挟痰起而笑耳,有非药治不效。余诊六脉皆洪,于心尤甚,其药既忌疏表,尤忌阴滞。须以芩、连、生地、丹皮、赤芍、山栀频投,投则其笑自止,若稍用温,则火得温益盛,用滋则火挟痰益起。时有一位在旁,谓此不应作火,意谓惟怒是火,笑与怒反,安可以作火乎?余谓:人之喜笑,原属有事当笑而笑,自不得以火论,今无故而笑不止,明是心火郁甚,郁则心火上浮而笑。试看虎笑风生,风火一气,非火奚似?又看火焰之发,时起时止,倏忽靡定,其象似笑。若谓笑非属火,则笑竟是属寒,决无是理。力以火为断,嘱其自服一剂。服至十有余剂,并服紫雪丹而愈。盖此实因下火上冲,冲则妄有所见而笑以起。藉非火发,何以至是?所以初宜寒折,及或进用龙骨、龟板收涩之药以为治耳。

此症较下火笑之症更甚,故其用药,亦有轻重之分。(血侄绍音)

治族太学字亮才令媳吴氏大笑症案

大笑症见,虽曰属火,而火亦有轻重之分,又有火中挟痰、挟滞之殊。岁乾隆丙午亮才与侄元寿共厅而居,房分东西,实住一所。是时元寿内室病见大笑,彼媳吴氏亦见大笑,实奇事也。但此六脉诊得虽洪,而此右关微有动滑,问症亦有食而不消之象。余于连翘、丹皮、赤芍、焦栀清火药中,参用川杜、广皮、枳壳消导化痰之品而笑始除。余叹共一笑症,而彼媳之火,较于元寿内室之火稍逊,故药不用大寒而用轻清微凉之品以为治疗。盖痰除则心明,火除则心定,心定而笑自止。于此知笑而症不同,治亦各别如此。

此痰食与火交炽发笑症也,治当清火化痰消食为主。但痰非是大火大热之当进用牛黄、胆星,止用寻常化痰除湿之药,使其脾胃不致受累。(门人张廷献)(《太史医案初编·卷四上》)

【参考文献】 (清)黄宫绣.太史医案初编[M].北京:中国中医药出版社,2015.

清·《南雅堂医案》

【原文】 病由惊恐而得,痰火阻窍,言语不甚明了,神呆脉沉,总宜怡悦静养,免致纷扰增据,徒恃药石无益。

川连二钱　黑山栀三钱　淡黄芩(注:原书误作苓,今改为芩)三钱　橘红一钱五分　枳实一钱五分　石菖蒲二钱　远志二钱　胆星二钱

神呆不寐,时作喊叫,惊怖后阳气上逆,主以苦寒之剂,法莫嫌峻,拟用**当归龙荟丸**主之。

当归身一两,酒洗　龙胆草一两　黑山栀一两　黄连一两,炒　黄柏炒一两　淡黄芩一两,炒　芦荟五钱　青黛五钱,水飞　大黄五钱,酒浸　木香二钱　麝香五分

上药共杵研为末,炼蜜为丸,如梧桐子大。每服三钱,姜汤下。

风阳上僭,神识忽清忽昧,心悸,彻夜不寐,攻痰疏气之剂,奚能济事,拟主以苦寒,乃潜降亢阳一法。

龙胆草三钱　丹参二钱　黑山栀二钱　青黛八分,水飞　芦荟一钱　木通二钱　薄荷八分　生

地三钱

诊得脉形小滑,舌苔白腻,神识不清,自言自语,起坐无常,寤寐失度,系痰热内郁心包,邪无可出之路,延久防成癫痫,治之宜慎。

制半夏三钱　淡黄芩二钱　枳实一钱　橘红一钱　乌梅肉两个　胆星一钱五分　石菖蒲一钱五分　远志一钱　左牡蛎三钱　甘草八分　生姜两片

神呆,忽啼忽笑,言语无序,脉洪兼滑,系顽痰实火,胶结为患,症非虚寒可比,治法不嫌其峻,兹用滚痰法主之。

青礞石三两　焰硝一两　大黄八两,酒蒸　淡黄芩八两,酒洗　沉香一两,研

上药照方配作一剂,先将上两味同入瓦罐内,以盐和泥封固,入火煅至石如黄金色为度,用清水飞净,和后药三味水泛为丸,每服二钱,姜汤送下。(《南雅堂医案·卷五·癫狂痫门》)

【参考文献】　马尾,王艳丽.重订补注《南雅堂医案》[M].北京:人民军医出版社,2009.

清·《医学三字经》

【原文】　重阳狂,重阴癫:《内经》云:重阳者狂,重阴者癫。

静阴象,动阳宣:癫者笑哭无时,语言无序,其人常静。狂者詈骂不避亲疏,其人常动。

狂多实,痰宜蠲:蠲除顽痰,滚痰丸加乌梅、朱砂治之,生铁落饮、当归承气汤亦妙。

癫虚发,石补天:磁朱丸是炼石补天手法,骆氏《内经拾遗》用温胆汤。

有生病,历岁年:由母腹中受惊,积久失调,一触而发。病起于有生之初,非年来之新病也。《内经拾遗》用温胆汤,柯韵伯用磁朱丸。

火气亢,芦荟平:火气亢,必以大苦大寒之剂以降之,宜当归芦荟丸。

痰积痼,丹矾穿:丹矾丸能穿入心胞络,导其痰涎从大便而出,然不如磁朱丸之妥当。

三症本,厥阴愆:以上治法,时医习用而不效者,未知其本在于厥阴也。厥阴属风木,与少阳相火同居。厥阴之气逆,则诸气皆逆。气逆则火发,火发则风生。风生则挟木势而害土,土病则聚液而成痰。痰成必归进入心,为已上诸症。

体用变,标本迁:其本阴,其体热。

伏所主,所因先:伏其所主,先其所因。

收散互,逆从连:或收或散,或逆或从,随所利而行之。

和中气,妙转旋:调其中气,使之和平。自伏所主至此,其小注俱《内经》本文。转旋,言心手灵活也,其要旨在"调其中气"。中气者,土气也。治肝不应,当取阳明,制其侮也。

悟到此,治立痊:症虽可治,而任之不专,亦无如之何矣。(《医学三字经·卷之二·癫狂痫第十七》)

【原文】　生铁落饮　治狂妄不避亲疏。

铁落一盏,用水六杯,煮取三杯,入下项药　石膏一两　龙齿　茯苓　防风各七分　玄参　秦艽各五钱

铁落水三杯,煎一杯服,一日两服。

当归承气汤秘传方　治男、妇痰迷心窍,逾墙越壁,胡言乱走。

归尾一两　大黄酒洗　芒硝　枳实　厚朴各五钱　炙草三钱

水二杯,煎八分服。

温胆汤 骆氏《内经拾遗》云:癫狂之由,皆是胆涎沃心,故神不守舍,理宜温胆。亦治痫病。即二陈汤加枳实、鲜竹茹各二钱,或调下飞矾分半。

当归龙荟丸 治肝经实火,大便秘结,小便涩滞,或胸膈疼痛,阴囊肿胀。凡属肝经实火,皆宜用之。

叶天士云:动怒惊触,致五志阳越莫制,狂乱不避亲疏,非苦降之药,未能清爽其神识也。

当归 龙胆草 栀子仁 黄柏 黄连 黄芩各一两 大黄 芦荟 青黛各五钱 木香二钱五分 麝香五分,另研

共为末,神曲糊丸。每服二十丸,姜汤下。

磁朱丸 治癫狂痫如神。

磁石一两 朱砂一两 六神曲三两,生研

共研末。另以六神曲一两,水和作饼,煮浮。入前药加炼蜜为丸,如麻子大。沸汤下二钱。解见《时方歌括》。(《医学三字经·卷之四·癫狂痫方》)

【参考文献】 (清)陈修园.医学三字经[M].北京:中国中医药出版社,2016.

清·《急救广生集》

【原文】 邪狂癫痫不欲眠妄行不休:黑早走,起于寅时,勿令人见,用左手摘向东桃叶七瓣,暗系病人发内即安。(《集效方》)

羊癫风:生姜 飞罗面各一两 麝香七分 黄栀子 葱头 鸡子清各七个 地龙七条

共桩烂和匀,烘热,以绢帕缚于腹上。过三日,见有青筋,照方备药,再缚三日,无青筋则愈。重者,不过三服即可除根,永不复发矣。(《梅溪顾氏刊方》)

一切发狂势不可遏:用炭火一盆,醋一碗倾于火上,其烟冲入病人鼻内,将姜汁喷于病人头面、身体、手足,即安,方可察其阳狂阴燥用药(《医宗说约》)

一切热病发狂:床帐务要揭开,放入爽气良久,随用铜镜按在心胸间,热势稍退即除。若伤寒温热发狂,渴不止者,将朴硝一斤研细,用水一盆将青布方圆尺许三五块,浸于硝水中,搭在病人胸膛并后心上,频易,冷者搭之,如得睡汗乃愈。(同上)(《急救广生集·卷二·杂症·癫狂痫病》)

【参考文献】 (清)程鹏程.急救广生集[M].李静生点校.北京:中国中医药出版社,2008.

清·《时方妙用》

【原文】 癫者痴呆之状,哭笑无时,语言无序,其人当静。狂者,骂詈不避亲疏。其人常动。痫者,忽然猝倒无知,口角流涎,手足抽掣,或作五畜声,数刻即愈,愈后即如平人,作止有间断,所以名痫也。皆痰火为病。而痫病多由胎中受惊,一触而发也。治宜调中,服补北泻南不必过求奇险。

脉实者吉,沉细者凶。前症属于实痰实火者,宜滚痰丸。

肝火之为害,非泛常之药所可疗,时贤叶天士独得其秘,急用当归芦荟丸,每服三十丸,

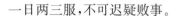

一日两三服,不可迟疑败事。

前症属虚者,宜磁砂丸。二加龙骨汤加铅丹二钱,或再加阿胶三钱。此二方神妙,非可以思议及者。

前症既愈,即宜以和平之剂收功,宜朱砂安神丸。(《时方妙用·卷三·癫狂痫》)

【参考文献】 (清)陈修园.时方妙用 时方歌括[M].北京:中国中医药出版社,2016.

清·《金匮启钥(妇科)》

【原文】 妇人血风惊悸,是风乘于心也。夫心藏神,为诸脏主。血气和平,心神安定。虚损则心神衰弱。风邪乘虚而袭,故惊悸不宁。因有痰盛而迷心窍者,则用加味定志丸可也。然惊悸虽生于心,而又不外乎心胆二经,治亦不离乎虚实之两途。胆经酸枣仁丸,心经用朱砂安神丸,此从心胆之实热而治之也。胆经用茯神汤,心经用定志膏,或茯苓补心汤,此从心胆之虚热而治之也。有因外惊而致惊者,盖由人之为主者心,心之借养者血,心血一虚,神出其舍,痰乘虚生,惊悸乃作。治当调养心血,和平神气,则妙香散、七福饮,何能稍缓焉。失血者,心神有不安,人参养荣汤及养心汤,断不可少。如不应,独参汤可进。此无形之气,能生有形之血,正此谓也。火衰土败者,如堤防一倒,水邪泛滥,兼以阳不统阴,水愈上泛而刑心,惊悸不安,非真武汤不能平镇矣。惊悸不已,则变忧惧,如人将捕,恐惧战兢,势所必致,此又病从肾经而发,亦阳衰不能摄阴,阴泛而心惧也,用大补元煎,加附子、炮姜、远志、柏子仁之类,自可瘥也。病发癫狂,亦由血气虚空,风邪客入,具故何也,盖人秉阴阳之气,风邪入并于阴则为癫,入并于阳则发狂。古人谓狂证多实,癫证多虚,然亦不可执论也。直视仆地,口歪息急或吐涎沫,良久乃醒,此癫病也。少卧不肌,子贤自智,自贵倨傲,言笑歌乐,弃衣登高,妄行不休,此狂病也。古用生铁落散,亦取金制木之意乎。倘顽痰胶固上膈,非吐法不能驱,则用瓜蒂散可也。若痰在肠胃,可用大承气汤以荡剔之。然病之虚者十之九,实者十之一。所以元气虚弱者,即痰盛发热,皆是虚象,切不可以承气而施之。苟能培补,病渐起矣。如慢惊一症,无风可祛,无痰可逐,但补脾胃,生气健旺,神志自清,痰涎自化,古方六君子汤或归脾汤、八味地黄,随其脾肾而用之,如炮姜、桂、附、姜汁、竹沥、远志、柏子仁之类,均不可缺。若概用辛散消风化痰,必为败症,亡可翘足而待,良可概也。(《金匮启钥(妇科)·卷二·惊悸癫狂论》)

【参考文献】 尤昭玲.湖湘名医典籍精华(妇科卷 儿科卷)[M].长沙:湖南科学技术出版社,2000.

清·《齐氏医案》

【原文】 曾治萧万有,患伤寒发狂,弃衣而走,不避羞耻,登高而歌,遇岩而跳,詈骂呼号,终日惟思饮水,其友请治。以祛热生胃汤,用石膏三两、知母三钱、人参五钱、元参三两、茯苓一两、麦冬三两、车前五钱,煎水十碗,一日灌完,是夜狂定。明日亦如前法一剂,明夜而口渴减半。又明日亦如前法一剂,而口渴方止,火亦顿息。乃改用四物汤重用生地一两,以保护元阴,滋养肝血而愈。前方妙在石膏、知母以泻胃火,人参以生胃气,元参去浮游之焰,麦冬生肺中之阴,茯苓、车前引火下行于膀胱,从小便而出。且火盛者口必渴,口渴必多饮水,吾用茯苓、车前二味以分消水湿,则水流而火自随水而散矣。方中泻火又不伤气,较胜于白虎汤。予常以此治火热发狂,或汗如雨下,口渴舌燥,或起芒刺者,即奏奇功。但要知病之轻重,而斟酌乎用药之轻重,庶不致误耳。(《齐氏医案·卷二·附伤寒发狂发斑结胸中寒等证》)

【参考文献】 (清)齐秉慧.齐氏医案[M].北京:中国中医药出版社,2008.

清·《金匮玉函要略辑义》

【原文】 **防己地黄汤** 治病如狂状,妄行独语不休,无寒热,其脉浮。

防己一分　桂枝三分　防风三分　甘草一分

上四味,以酒一杯,渍之一宿,绞取汁。生地黄二斤,咀蒸之,如斗米饭久,以铜器盛其汁,更绞地黄汁,和分再服。

〔尤〕赵氏云:狂走谵语,身热脉大者,属阳明也,此无寒热。其脉浮者,乃血虚生热,邪并于阳而然。桂枝、防风、防己、甘草,酒浸取汁,用是轻清,归之于阳,以散其邪。用生地黄之甘寒,熟蒸使归于阴,以养血除热。盖药生则散表,熟则补衰,此煎煮法,亦表里法也。

《兰台轨范》云:此方他药轻,而生地独重,乃治血中之风也。此等法最宜细玩。

案此方程氏《金鉴》并不载,盖以为宋人所附也。未知果然否,《千金》风眩门所收,却似古之制,今录于下以备考。

防己地黄汤 治言语狂错,眼目霍霍,或言见鬼,精神昏乱。

防己　甘草各二两　桂心　防风各三两　生地黄五斤,别切勿合药,渍痰小,轻用二斤

上五味吹咀,以水一升,渍一宿,绞汁着一面,取滓着竹箦上。以地黄,着药滓上,于五斗米下蒸之,以铜器承取汁,饭熟,以向前药汁,合绞取之,分再服。(《金匮玉函要略辑义·卷一·中风历节病脉证并治第五·论一首、脉证三条、方十二首》)

【参考文献】 (日)丹波元简.金匮玉函要略辑义[M].北京:人民卫生出版社,1955.

清·《王九峰医案》

【原文】 肝志为怒,暴怒伤阴,怒动肝火,木反侮金,清肃不行,气不下降。气有余,便是火。火郁痰生,上扰心胞之络,言语不禁,呢喃不止,气高不寐,嗳噫不舒。先拟**泻心汤**。

川连　姜夏　枳实　山栀　龙胆草　橘红　黄芩　竹茹　茯神　甘草

语出于肾,机发于心,语言不经,机变不灵,精神不振,心肾交亏,七情伤于惊恐。早服**天王补心丹**。

生地　麦冬　沙苑　远志　茯神　玄武版　菖蒲　龙齿

忧思抑郁,最伤心脾。心为君主之官,神明出焉,脾为谏议之官,智意出焉。二经受病,五内乖违,肾水下亏,不能上济,火盛灼金,肺金亏虚,不能平木,木复生火,二火交并,清肃不行,同气相求,必归于心。东垣以火盛必乘土位,煎熬津液成痰,痰随炎上之性,蔽障神明,心神外驰,莫能自主,故心烦意乱,不知所从,动作行为,倏然非昔。前议镇木清金,泻南补北,诸症悉退,脉亦调平。第火起于妄,变幻不定,宜济补真阴,济君相而行肺金清肃之令。清痰之本,调和智意,不容上扰心君,更益以镇重之品,定其气血,各守其乡,庶免来复之患。拟《惠民和剂局方》**归神丹加味**主之。

乌犀尖　川连　龙胆草　南星　川芎　玄武版　天竺黄　麦冬　知母　姜半夏　黄

芩　羚羊角　龙齿　琥珀　芦荟　青黛　菖蒲　磁石　归身　天冬　金箔　蜂房

共研末,将铁落用长流水煎汁,入竹沥姜汁。另以全蝎十个,煎汁,和入叠丸。每早服三钱。

七情不适,气失冲和,举动不经,言语错乱。自服景岳服蛮煎不效,非癫可知。木性条达,不扬则抑,肝主谋虑,胆主决断,谋决不遂,屈无所伸,莫能自主,故动作行为,异乎平昔,病名阳厥。拟**清镇法**主之。

熟地　归身　茯神　蒌仁　姜夏　南星　川连　青黛　龙齿　朱砂　姜汁　竹沥　铁落煎汤代水

服四剂后,以十剂为末。生铁落煎水,入竹沥姜汁泛丸。

思为脾志,肝主谋虑。曲运神思,谋虑不遂,思则气结,谋深木屈,木郁生火,土郁生痰。痰火扰乱神魂,故动作不经,语言无次,阴不胜阳,脉来搏疾。法当寻火寻痰,加以清镇之品。每朝服**牛黄丸**一钱。

川连　制半夏　蒌仁　归身　龙齿　南星　竹沥　龙胆草　枯芩　青黛　铁落　姜汁

思则气结,忧则气耗,悲哀动中,形神错乱,肝胆自怯,心肾不交,多寤寡寐,神不安舍,舍空则痰火居之。多饮膏粱伏酒,兴而后寐,胆虚不寐,阳跷脉空,心神不敛,肝阳不宁,有狂乱之患。

生地　川连　阿胶　半夏　秫米　枳实　竹茹　孩儿参　鸡子清

情怀抑郁,气动于中,五志过极,皆从火化,心胆自怯。惊则气乱,伤于心也;恐则气下,伤于肾也。肝风痰火上扰,神志不藏,风火相煽,阳明内实,致有狂乱之患。清心化痰,解郁疏肝。

羚羊角　枳实　竹茹　半夏　川连　条芩　干姜　孩儿参　茯苓　钩藤　青果汁

暴怒伤阴,暴喜伤阳。包络者,臣使之官,喜乐出焉。肝为风木之脏,虚则生风,郁则化火。肾为少阴之水,水不养肝,心肾不交,神不安舍,痰火居之。心、肝、肾三阴内亏,加之郁结,化火生痰,上扰心包,阳明内实,虚风、虚火、虚痰,难免狂乱逾垣之患。风痰之药,遍尝寡效,肝为刚藏,济之以柔,亦法程也。

十味温胆汤用生地　孩儿参　加天麦冬　羚羊　夜交藤　青果汁　童便

肝不藏魂,肺不藏魄,神不归舍。风火痰扰乱不宁,癫狂咬牙,日夜无寐,身强有力,有逾垣上屋之势。阳明内实,难以奏效。

犀角　羚羊　茯苓　麦冬　生熟地　黄芩　川连　赤芍　丹皮　枳实　半夏　橘红　天冬　远志　黄柏　玄参　竹茹　青果汁

《经》以重阳为狂,重阴为癫。胎产之后,恶露不行。因于卧,卒败血上冲,扰乱心胞,瘀凝作胀,人事不省,如醉如疯。鼓动肝风,多笑多语,心神不安。胞络者,臣使之官,喜乐出焉。化郁是理。脉来沉,沉者郁也。气血不得和畅,气化风火,败血随之,癫狂见矣。仍宜化瘀。

归身　桃仁　杏仁　丹参　郁金　石决　赤芍　童便

言发于心,语发于肾。水火气偏,神志不藏,肝风痰火,扰乱心胞,思想无穷,所愿不得,郁结化火生痰。壮水之主,以镇阳光,亦是一法。现在午火司权,少阴用事,拟清心宁肝一法。是否候酌。

温胆泻心用孩儿参 加青果汁

疟后失调,加之气懊郁结,酒客中虚,郁结生痰,心肾不交,肾虚不能养肝,肝虚生风,风痰上扰清空,神志如迷,神情恍惚。息怒安神,戒酒为妙。

半夏 橘红 竹茹 枳实 茯苓 黄芩 孩儿参 羚羊角 远志 枣仁

心火肝火上亢,神不安舍,舍空痰火居之。月事不调,而有带症,头常作痛,遍身骨节俱疼,近来肌肤作痒,两目呆瞪,项颈气胀,牙缝出血,右鼻作腥,语言错乱,脉来滑数,肝风痰火不宁,扰乱心胞为患。

川连 鸡子清 半夏 橘红 竹茹 生地 钩藤 阿胶 羚羊角 白蒺藜(《王九峰医案(二)·下卷·癫狂》)

【参考文献】(清)王九峰.王九峰医案[M].北京:中国中医药出版社,2007.

清·《针灸逢源》

【原文】 癫狂:癫多喜,病在心脾包络,时作时止,常昏倦,阴主静也。狂多怒,病在肝胆胃经,少卧而不饥,踰坑上屋者,阳盛则四肢实也。

人中治笑哭,间使、神门治痴呆,后溪、申脉、下巨墟治狂,冲阳男灸此,癫狂并治,骨骶灸二十壮治癫。

两手足大指左右相并,用绳缚定,艾炷灸两指歧缝中七壮,须甲肉四处著火,病者哀告我自去为效。

又孙真人十三鬼穴挨次针之,如偏穴男先针左,女先针右。

人中、少商、隐白、太陵、申脉、风府、颊车、承浆、劳宫、上星、会阴、曲池、舌下中缝横箸一枚于口,令舌不动,刺出血效。

《大成》曰:凡男、妇或歌或笑,或哭或吟,或多言,或久默,或朝夕嗔怒,或昼夜妄行,或口眼俱斜,或披头跣足,或裸形露体,或言见鬼神,如此之类,乃飞虫、精灵、妖孽、狂鬼、百邪侵害也。欲治之时,先要愉悦,书符定神,祷神,然后行针。(《针灸逢源·卷五·证治参详·癫狂》)

【原文】 凡狂病多因于火。此或以谋为失志,或以思虑郁结,屈无所伸,怒无所泄,以致肝胆气逆,木火合邪,是诚东方实症也。此其邪乘于心,则为神魂不守;邪乘于胃,则为暴横刚强。故当以治火为先,而或痰或气,察其甚而兼治之。

癫病多由痰气。凡气有所逆,痰有所滞,皆能壅闭经络,格塞心窍,故发则旋晕僵仆,口眼相引,目睛上视,手足搐搦,腰脊强直,食顷乃苏。此其条病条已者,正由气之条逆条顺也,故当察痰察气,因其甚者而先治之。

凡平素无痰,而或以郁结不遂,思疑惊恐,而渐致痴呆,言辞颠倒,举动不经,或多汗,或善愁,其症则千奇万状,无所不至。脉必或弦或数或大或小,变易不常。此其逆气在心,有可愈者,有不可愈者,在乎胃气元气之强弱,待时而复非可急也。

小儿无狂症,惟病癫者常有之。凡小儿之病,有从胎气而得者,有从生后受惊而得者。盖小儿神气尚弱,惊则肝胆夺气,而神不守舍,舍空则正气不能主,而痰邪足以乱之。故凡治小儿之惊痫,必须先审正气,然后察其病邪,酌宜治之。

邪热攻心则自笑,用**止笑散**。

黄连　生地　麦冬　犀角　丹砂　甘草

水煎,和童便服。

笑不休,心火盛也,用**金花汤**。

黄连　黄芩　黄柏　栀子炒　制半夏

水煎,和竹沥姜汁服。(《针灸逢源·卷六·论治补遗·癫狂痴呆》)

【参考文献】　(清)李学川.针灸逢源[M].北京:中国医药科技出版社,2012.

清·《医法圆通》

【原文】　按:癫狂一证,名异而源同。同者,同在心经也。癫虚而狂实。癫为心阳之不足,神识昏迷。癫者,言语重复,喜笑无常,作事无绪,皆由心阳不足,神识不清,寒痰易生,上闭心窍,亦能使人癫癫倒倒。然专于治痰,便是舍本逐末,不可为法。交通上下,是为治本握要法,宜细心体会之。狂乃邪火之横行,神无定主。狂者,本由邪火乘心,乱其神明,神无所主,故大叫狂妄,登高弃衣,亲疏不避,治之专以下夺、清热为主。治癫贵以养正,兼以行痰;治狂务于祛邪,灭火为要。白通、栀、豉,主于交通,阴癫、阳癫可疗。大、小承气,专行攻下,狂妄能医,其中尚有夙孽冤凭,尤当急作善功忏悔。[眉批]知非氏曰:扶正治癫,下气治狂,名论不刊。

近来市习,治癫专以祛痰安魂定魄,治狂每以清火降痰,亦多获效。终不若握定金针,临证有据也。(《医法圆通·卷二·癫狂》)

【参考文献】　(清)郑钦安.中医火神三书 医理真传 医法圆通 伤寒恒论[M].北京:中国医药科技出版社,2014.

清·《医学从众录》

【原文】　厥者,从下逆上之病也。《伤寒论》厥以手足厥冷而言,阳厥用四逆散,阴厥用四逆汤。此主《内经》暴厥者不知与人言,及血之与气并走于上,则为大厥之旨与《伤寒》不同。痉者,强直反张之象也。痫者,猝然昏仆,筋脉瘛疭,口角流涎,或作牛马猪羊鸡之声,后人分为五痫是也。病有间断,故名为痫。癫者,或歌或哭,如醉如痴,其候多静而常昏。狂者,语言狂妄,少卧不饥,其候多躁而常醒。瘫痪者,病在筋骨,左瘫右痪,将成废人。六症医书分治,其实一厥阴尽之,治得其要,只取数方,捷如影响。盖厥阴属风木,与少阳相火同居,厥阴之气一逆,则诸气皆逆,气逆则火发,火发则风生,风生则必挟木势而害土,土病则聚液而成痰,其归并于心也。心气大虚,而不能御之,或从阳化而为狂,或从阴化而为癫。心气尚未全虚,受其所凌则昏倒,正气一复而遂瘥,其症有作有止,则为痫,其逆行于内也。或乘肾气之虚,则为喑痱而为肾厥;或因烦劳以扰其阳,阳亢阴亏而为煎厥;或怒火载血上行,气血乱于胸中,相薄而厥逆,则为薄厥;或因怫郁不解,阳气不能四达,手足与身俱冷,中风身温,中气身冷,则为气厥;或阳腾络沸,则为血厥;或因秽浊蒙神,乱其阴阳之气,则为尸厥;或于饱食之后,适有感触,胃气不行,阳并于上,则为食厥;时见吐蛔,则为蛔厥;湿痰上逆,则为痰厥;以及阳衰而阴凑之,令人五指至膝上皆寒,则为阴厥;阴衰而阳凑之,令人足下热,热甚则循三阴上逆,则为热厥。其发见于外也,风火迅发,病起于骤然,手足抽掣,角弓反张,或从实化,为无汗之刚痉;或从虚化,为有汗之柔痉。《内经》云:诸暴强直,支痛软戾,里急筋缩,皆属于风。医者可于此而验风邪之体段焉。土为木克,则聚液而成痰,痰挟风而流注,则左瘫而又右痪。《左传》云:风淫末疾。医者可于此而知风邪之流极焉。凡此六者,症各不同,其源则一。余只以乌梅丸益厥阴之体,以宣厥阴之用,又以风引汤治厥阴风火,痰涎幻变错杂之病。举凡治刚痉,用葛根汤,柔痉用桂枝加栝蒌根汤。痉之表症急者,用小续命汤以攻表,痉之里症急者,用承气汤以攻里之类而不效。治寒厥用六物附子汤,热厥用六味汤,薄厥用蒲黄汤,煎厥用玉女煎、龙荟丸,气厥用八味顺气汤,血厥用白薇汤,尸厥用苏合香丸,食厥用加味平胃散,蛔厥用扫虫煎,肾厥用地黄饮子,痰厥用瓜蒂散之类而不效。治狂用白虎汤、生铁落饮、凉膈散、滚痰丸。治癫用定志丸、天王补心丹、导痰汤及独参汤加竹沥、姜汁之类而不效。治痫用龙荟丸、丹矾丸、五痫丸及紫河车丸之类而不效,治瘫痪用二妙散及舒筋保肝散之类而不效者,种种方药,无不对症,对症而犹不效,其故何也? 盖缘未尝求于厥阴一经,而信服乌梅丸、风引汤二方神妙也,二方本于仲景,而喻嘉言独得其旨,但引而不发,浅学人扪索不来,至叶天士则引伸触类,妙义无穷。若风火犯于上者,此"风火"二字即上厥阴风木与少阳相火之义,勿误解为外来风火。不免凌金烁液,用麦门冬汤及琼玉膏,为补金柔制法。若风火犯于中而为呕为胀者,用六君子汤去术加木瓜、姜、芍之类,及附子粳米汤加人参,为补脾凝肝法。若风火震动心脾,而为悸为消者,用甘麦大枣汤合龙、牡之属,为缓其急,镇其逆法。若少阳相火,挟厥阴风木之威,而乘巅摇络者,用羚羊、钩藤、元参、连翘之剂,为熄风清络法。若肝胆厥阴化风旋逆者,用龙胆、芦荟、木通、青黛之类,为苦降直折法。若本脏自痛,而体用失和者,以椒、梅、桂、芍之类,为寒暄各得法。若因母脏之虚,而扰及子脏之位者,用三才配合龟甲、磁朱,及复脉汤去姜、桂,入鸡子黄之属,为安摄其子母法。至于痿厥之治,厥阴病,风旋阳冒神迷则为厥,阳明病络空四末不用则为痿。尤觉神奇,取血肉介类,改汤为膏,谓其力厚重实,填隙止厥最速。凡此之类,虽不明用乌梅丸、风引汤成方,而细味其旨,无一不从此二方神悟出来。甲寅岁,余在吴航书院掌教,尝与学徒讲论,以"读于无字处,文到有神时"二句,为举业妙谛,而学医者,亦必到此境地,方许出而论证也。(《医学从众录·卷四·痉厥癫狂痫瘫痪》)

【参考文献】 [1](清)陈念祖. 医学从众录[M]. 金香兰校注. 北京:中国中医药出版社,1996.

[2](清)陈修园. 中医非物质文化遗产临床经典读本 医学从众录[M]. 宋白杨校注. 北京:中国医药科技出版社,2012.

清·《医述》

【原文】 经义:邪入于阳则狂,阴不胜其阳,则脉流薄疾,并乃狂。血并于阴,气并于阳,故为惊狂。帝曰:足阳明之脉,病甚则弃衣而走,登高而歌;或至不食数日,窬垣上屋,所上之处,皆非其素所能也。病反能者,何也? 岐伯曰:四肢者,诸阳之本也。阳盛则四肢实,实则能登高也。帝曰:其弃衣而走者,何也? 岐伯曰:热盛于身,故弃衣欲走也。帝曰:其妄言骂詈,不避亲疏而歌者,何也? 曰:阳盛则使人妄言骂詈,不避亲疏而歌也。帝曰:有病怒狂者,此病安生? 岐伯曰:生于阳也。阳气者,因暴折而难决,故善怒也。病名曰阳厥。帝曰:人生而有病癫疾者,病名曰何? 安所得之? 岐伯曰:名为胎病。此得之在母腹中时,其母有所大惊,气上而不下,精气并居,故令子发为癫疾也。(《素问》)

重阳者狂,重阴者癫。狂癫之病,何以别之?曰:狂之始发,少卧不饥,自高贤也,自辨智也,自贵倨也,妄笑,好歌乐,妄行不休是也。癫疾始发,意不乐,僵卧直视,其脉三部俱盛是也。(《难经》)

《素问》言癫狂而不及痫,《灵枢》乃有痫瘛、痫厥之名,诸书有言癫狂者,有言癫痫者,有言风痫者,有言惊痫者,有分癫痫为二门者,迄无定论。要之癫痫狂大相径庭,非名殊而实一之谓也。《灵枢》虽编癫狂为一门,而形证两具,取治异途,较之于痫,又大不侔矣。徐嗣伯云:大人曰癫,小儿曰痫,亦不然也。《素问》谓癫为母腹中受惊所致,今乃曰小儿无癫可乎?痫病大人每每有之,妇人尤多。今据经文分辨于后:癫者,或歌,或笑,或悲,或泣,如醉如痴,言语有头无尾,秽洁不知,积年累月不愈,俗呼心风,此志愿高大而不遂所欲者多有之。狂者,病发猖狂刚暴,如伤寒阳明实,发狂骂詈,不避亲疏,甚则登高而歌,弃衣而走,窬垣上屋,或与人语所未尝见之事,如有邪祟依附者是也。痫病,发则昏不知人,眩仆倒地,甚则瘛疭抽掣,目睛上视,或口眼㖞斜,或口作六畜之声是也。(《证治准绳》)

癫、狂二证,皆由情志过度,则气伤而火壅,热甚而风生,风火相搏,痰涎胶固,粘着膻中,则昏迷而丧其神守。故癫、狂皆属火炽痰壅,但有缓急之分耳。

癫、狂病本不同:狂病之来,狂妄以渐,而经久难已;癫病之至,忽然僵仆,而时作时止。狂病常醒,多怒而暴;癫病常昏,多倦而静。由此观之,则其阴阳寒热,自有冰炭之异。《难经》曰:重阳者狂,重阴者癫。义可知矣。后世诸家,有谓癫狂大概是热,此未必然,其间形气脉气自有可据,须辨察阴阳而分治之。(张景岳)

癫多喜笑,尚知畏惧,证属不足;狂多忿怒,人莫能制,证属有余。此病多因惊忧,痰血塞于心窍所致。(朱丹溪)

癫,有时人不之觉,是癫之轻也;狂有时人不及防,是狂之骤也。癫病,痰火一时忽动,阴阳相争,亦若狂之状;狂病,痰火经久煎熬,神魂迷瞀,亦兼癫之状。(《见闻录》)

疑病为痴,口如木而不能言为呆,人事颠倒为癫,三病相似。痴,脾病;呆,肝病;癫,肾病。三者胥兼心。癫狂皆痰病也。癫因寒为虚,狂因火为实。癫病责心肾,狂病责肝胃。有故而倒曰惊,无故而倒曰痫,皆瘛疭也。痫虚而惊实。(《医参》)

论治:狂病多因于火,或谋为失志,或思虑郁结,屈无所伸,怒无所泄,以致肝胆气逆,木火合邪,是诚东方之实证也。邪乘于心,则为神魂不守;邪乘于胃,则为暴横刚强。故当以治火为先,或痰或气,察其微甚而兼治之。癫病多由痰、气,凡气有所逆,痰有所滞,皆能壅闭经络,格塞心窍,故发则旋晕僵仆,口眼相引,目睛上视,手足搐搦,腰脊强直,食顷乃苏。此其候病候已者,正由气之候逆候顺也。故当察痰察气,因其甚者而先之。至若火之有无,当审脉证而兼治之。痫证无火者多,且复有阴盛阳衰,及气血暴脱,而绝无痰火气逆者。则凡四君、四物、八珍、十全等汤,或干姜、桂、附之类,皆所必用,不得谓癫痫尽属实邪而概禁补剂也。若真阴大损,气不归根,而时发难愈者,必用河车丸,方可奏效。(张景岳)

天地一阴阳也,阴阳和则天清地凝,一有偏胜,遂有非常之变。人身亦一阴阳也,阴阳和则神清志定,一有偏胜,则有不测之疴。故《经》曰:重阳者狂,重阴者癫。痫与癫其原则同也。古人集癫、痫、狂,辨以为阳并于阴,阴并于阳。言乎见证:狂则少卧不饥,妄言妄笑,甚则上屋窬垣,其候多躁而常醒;癫则或歌或哭,如醉如痴,甚至不知秽洁,其候多静而常昏;痫则发作无时,卒然昏仆,筋脉瘛疭,口中作声,其候经时必止。推其病因:狂由大惊大怒,病在肝、胆、胃经，三阳并而上升，故火炽则痰涌，心窍为之闭塞；癫由积忧积郁，病在心、脾、包络，三阴蔽而不宣，故气郁则痰迷，神志为之混淆；痫病或由惊恐，或由饮食不节，或由母腹中受惊，以致内脏不平，经久失调，一触积痰，厥气内风，猝焉暴逆，莫能禁止，待其气反然后已。至于主治，察形证，诊脉候，以辨虚实。狂之实者，以承气、白虎直折阳明之火，生铁落饮重制肝胆之邪；虚者，当壮水以制火，二阴煎之类。癫之实者，以滚痰丸开痰壅闭，清心丸泄火郁勃；虚者，养神而通志，归脾、枕中之类。痫之实者，用五痫丸以攻风，控涎丸以劫痰，龙荟丸以泻火；虚者，当补助气血，调摄阴阳，养营汤、河车丸之类。三证治法，大旨不越乎此。他如肝风痰火者，则苦辛开泄；神虚火炎者，则清补并施；肝胆厥阳，化风旋逆者，以极苦之药折之；神志两虚者，用交通心肾法；劳神太过者，宗静以生阴意，为敛补镇摄。医者惟调理其阴阳，不使有所偏胜，则郁逆自消，而神气得反其常矣。（《临证指南》）

《经》云：悲哀动中则伤魂，魂伤则狂妄不精，不精则不正。此悲哀伤魂而狂，当用温药补魂之伤，《本事》惊气丸之类是也。喜乐无极则伤魄，魄伤则狂，狂者意不存人。此喜乐伤魄而狂，当用凉药补魄之阴，辰砂、郁金、白矾之类是也。（娄全善）

五志之火，郁而成痰，为癫为狂，宜以人事制之。如喜伤心者，以怒解之，以恐胜之；忧伤肺者，以喜胜之，以怒解之。（《证治准绳》）

狂病久而不愈，宜分治之，定志膏、一醉膏、辰砂散。盖狂病少卧，卫气行阳而不行阴，故阳盛阴虚，令昏其神，使之得睡，则卫气得入于阴，阴得卫填则不虚，阳无卫助则不盛，故阴阳和而愈矣。（《医学六要》）

癫证等方，总不若用六君加减，以治痰之本；用六味丸不加减，以治肾水不足之源，为治癫之秘法。（方星岩）

《经》云：癫疾呕多涎沫，气下泄者不治，发如狂者不治。气下泄不治者，癫本由邪入于阴，阴气闭塞于下而奔逆于上，今气下泄，将见肾气虚脱故也。发如狂不治者，由心之阳不胜其阴气之逆，神明散乱，阳气暴绝，犹灯将灭而复明也。（赵以德）

病笑不休，用盐煅赤，研，入河水煎沸，啜之，探吐热痰数升即愈。《素问》曰：神有余则笑不休。神，心火也，火得风则焰，笑之象也。一妇病此半年，张子和用此方治愈。（《同寿录》）

脉候：帝曰：癫疾何如？岐伯曰：脉搏大滑，久自已；脉小坚急，死不治。帝曰：癫疾之脉，虚实何如？岐伯曰：虚则可治，实则死。心脉满大，痫瘛筋挛。肝脉小急，痫瘛筋挛。二阴急为痫厥。搏阳为癫疾。（《素问》）

心脉缓甚为狂笑，微涩为癫疾。肺脉急甚为癫疾。肾脉急甚为骨癫疾。（《灵枢》）

《素问·通评虚实论》：癫疾，脉搏大滑，久自已；脉小坚急，死不治。按此癫疾之"癫"字，当是"狂"字。脉搏大滑，阳病得阳脉，故自愈；脉小坚急，阳病得阴脉，故死。观下文即言癫疾之脉，虚则可治，实则死。狂与癫证别阴阳，合勘益审。（《医参》）

选案：某姓少妇病狂四载，延余至，病者卧床上，甫就诊，突被反手相掣，口出妄言。出谓其夫曰：脉虽未得，而劫夺之际，已领料其病情。讯其目珠之赤，盖已三年。每发不必有因，惟自禁食，登高歌哭，厉声叫喊，昼夜无眠，人莫能制，诸药罔效。其发一月、十日不一，已则如平人，惟食饮逾常，潮信愆期耳。为用大陷胸方，大黄一两，芒硝、甘遂各三钱，加甘草钱许，服剂须臾，吐泻交作，次日犹能起居。然静而可诊，两脉皆坚锐而数，按有胃气，因忆《内经》无过犯之旨,易以小剂,调胃承气继之。再泻十余行,口渴思饮,进稀粥碗余,熟睡一昼夜,起坐不支,然后以开窍利痰兼安抚药调养月余,最后以补心丸、归脾丸间用,两月寻愈。询其前事,如梦初觉。(曹恒占)

西园令弟陶士,狂证屡作,人莫能制,药不肯饮。予因其爱酒,用新葫芦一枚,去瓤,入浓酒盏许,封固,外加面裹,水中煮透,倒出露一宵,饮之大吐,病去如失。(程华仲)

一人得心病,状似癫狂,彻夜不寐,服药旬日,有用加味逍遥散者,有用补心丹者,有作痰治用胆星者,有作火治用黄连者,皆不效。诊脉弦大,重按无力,唇红面赤。予曰:脉大无力,非实火也。病由用心过度,心火上浮,不能下交于肾,肾水下虚,不能上交于心。法当交通心肾,用八仙长寿丸,辰砂为衣,早、晚各服三钱,纳心火于肾水之中,以成既济之象。凡治心肾不交之病,每用六味加辰砂为衣,效者甚多。(许宣治)

一妇因心事拂郁,遂得心疾,半年服药不效。诊脉沉涩,左手更微,断为血虚之证。《经》曰:心藏神,肝藏魂,心血虚则神不得藏,肝血虚则魂无所归,是以神魂不定,语言无序,或啼或笑。然言语轻微,证属不足,非若狂证之属有余也。且脉涩无力,血虚而气亦虚。夫有形之血,必藉无形之气以生,则补血尤须补气,遂用归脾汤。初二剂加天竺黄分许,微化其痰之标。服后,前证不发,并制丸药调理而痊。(吴天士)

附方:熏鼻法,治癫狂最佳,亦治产后血晕。用炉贮炭火,时时沃醋,以熏其鼻。

又方,治痰迷心窍癫狂。用柏树根皮焙干研末,每服二钱,鲜菖蒲煎水调下,吐泻痰涎即愈。

辰砂散 治诸癫痫。

辰砂一两 枣仁半两,微炒 乳香半两

各为末,量患人能饮酒几何,先令恣饮①,但勿令吐,至静室中,以前药温酒调作一盏,令顿饮。如饮酒素少者,但随量取醉,服药讫,便令安卧。病浅者半日至一日,病深者二三日,不可惊触使觉,待其自醒,则神魂定矣。万一惊寤,不可复治。正肃吴公少患心疾,服此五日方寤,遂瘥。(《医述·卷十·杂证汇参·癫狂痫》)

【参考文献】 (清)程杏轩.医述[M].合肥:安徽科学技术出版社,1983.

【注释】 ① 恣饮:指畅饮;痛饮。

清·《奉时旨要》

【原文】 《经》云:邪入于阳则狂,邪入于阴则痹。搏阳则癫,搏阴则喑。《本神篇》云:肝悲哀动中则伤魂,狂忘不精。肺喜乐无极则伤魄,狂而意不存人。又云:足阳明之脉病,甚则弃衣而走,登高而呼,妄言骂詈,不避亲疏,不欲食。又云:重阳者狂,重阴者癫。

癫即痫也,与狂不同。癫疾始生,先不乐,头重痛,目赤心烦,忽然僵仆,常昏多倦而静。狂病始生,先自悲,少卧,不饥,笑歌詈詈,妄见妄闻,常醒多怒而暴,此阴阳寒热之辨也。

癫病多由痰气壅闭心窍,候①病修已。若气滞,宜四磨饮、牛黄丸、苏合丸等。痰甚,用清膈煎、抱龙丸、朱砂安神丸等。狂病多因肝火,邪乘于心,则神魂不守;乘于胃,则横暴刚强,宜抽薪饮、服蛮煎、白虎汤、凉膈散等,或铁落饮亦佳。

其有痴呆症,平素无痰,因郁结不遂,而言辞颠倒,举动不经,皆心与肝胆气有不清而然,若壮实者,以服蛮煎治之。

丹溪治癫狂以行痰为主,用黄连、南星、瓜蒌、半夏等随症而治。有热,以凉药清其心,有痰,必用吐法。狂邪太甚,研苦参为丸治之。痫症眩仆喎斜,作五畜声,定痫丸治之,愈后河车丸。

笔花氏曰:癫者神呆,狂则躁妄。而痫则昏晕吐涎,总不外乎痰迷心络。然癫属阴静,不免神志之虚;狂属阳动,必挟升阳之火。宜清宜补,未可混施。若痫则显属痰郁,发为五畜之声,古人听其声以别五脏,亦不过取其意耳。全在初发时及早开痰,扶正,加意图治收功。若延日久,痰固结而病沉痼,不可为已。

《脉要精微论》云:衣被不敛,言语善恶不避亲疏者,此神明之乱也,门人韩之畿识。(《奉时旨要·卷三木属·癫狂》)

【参考文献】 (清)江涵暾.奉时旨要[M].北京:中国中医药出版社,2007.

【注释】 ① 倏(shū):指极快地,疾速,忽然。

清·《医林改错》

【原文】 癫狂一症,哭笑不休,詈骂歌唱,不避亲疏,许多恶态,乃气血凝滞,脑气与脏腑气不接,如同作梦一样。

桃仁八钱 柴胡三钱 香附二钱 木通三钱 赤芍三钱 半夏二钱 腹皮三钱 青皮二钱陈皮三钱 桑皮三钱 苏子四钱,研 甘草五钱

水煎服。

方歌:癫狂梦醒桃仁功,香附青柴半木通,陈腹赤桑苏子炒,倍加甘草缓其中。(《医林改错·卷下·痹症有瘀血说·癫狂梦醒汤》)

【参考文献】 (清)王清任.医林改错[M].李占永,岳雪莲校注.北京:中国中医药出版社,1995.

清·《医学妙谛》

【原文】 癫出积忧积郁,病在心脾包络之阴蔽而不宣,致气郁痰迷,神志为之混淆。狂由大惊大恐,病在肝、胆、胃经,三阳并而上升,致火炽痰涌,心窍为之闭塞,不寐总由阳不交阴所致。若因外邪而不寐者,当连去其邪,攘外即所以安内也。若因里症而不寐者,或焦劳过度而离宫①内热,或忧劳积郁而耗损心脾,或精不凝神而龙雷振荡,或肝血无藏,而魂摇神漾。胃病则阳跷穴满,胆热则口苦心烦,审病用方,法无一定。

狂症属阳主多怒,癫症属阴主多喜。心热为狂肝实癫,均为热症河间议。心经有损七情伤,镇心安神最为利。天王补心用三参(人参、丹参、元参),酸枣地归二冬味。远志柏仁桔茯神,灯草辰砂石菖配。怔忡健忘都可医,加减天王补心治。怔忡人呆将捕如,惕惕不宁神明殊。心为人主血为主,神不守舍心血虚。健忘虽因气血隔,盛怒伤志亦成疾。静则神藏躁消亡,心气不充神惫极。阳不变阴非外邪,此方亦可不寐吃(即天王补心丸)。

发狂,木火动心,神虚。

人参 元参 枣仁 天冬 丹参 茯神 川连 麦冬 生地 远志 桔梗 柏仁 菖蒲发癫,郁火,心肾不交脉不鼓指。

生地 酒炒连 山栀 茯神 竹叶 川柏 炙坎版 菖蒲 远志

心火不寐。

鲜生地　元参　竹叶心　净银花　麦冬　绿豆皮

胆火不寐。

丹皮　半夏　钩藤　温胆汤　山栀　桑叶　橘红

脾营虚，用**归脾汤**为主。

不寐，胃病，阳跷脉虚，早服**八味丸**，晚服**半夏秫米汤**。

不寐怔忡，胆液亏，阳升虚烦，《金匮》**酸枣仁汤**。

枣仁　甘草　知母　茯苓　川芎

不寐健忘，肝肾阴亏，阳浮咸苦酸收甘缓法。

龟版胶　熟地　黄肉　五味子　宁淡菜　川柏　远志　白茯苓　鹿角胶　大熟地　淡苁蓉　羊肾子

何书田曰：癫之实者，以滚痰丸开痰之壅塞，清心丸泄火之郁勃，虚者当养神而通志，归脾丸、枕中丹。狂之实者，以承气汤、白虎汤直折阳明之火。生铁落饮重制肝胆之邪。虚者当壮水以制火，二阴煎之类（生地、枣仁、元参、茯苓、麦冬、甘草、黄芩、木通）。思虑烦劳，身心过动，风阳内扰，则营热心悸惊怖，不寐，胁中动跃，治以酸枣仁汤（枣仁、知母、川芎、甘草、茯苓、补心丹、枕中丹清营之热，佐以敛摄神志）。陈参曰：《灵枢经》云阳气下交于阴，阳跷脉满，令人得寐。（《医学妙谛·卷下·杂症·癫狂怔忡不寐健妄》）

【参考文献】（明）袁班.证治心传 医阶辩证 医学妙谛 评琴书屋医略合集［M］.太原：山西科学技术出版社，2012.

【注释】① 离宫：指在国都之外为皇帝修建的永久性居住的宫殿，皇帝一般固定的时间都要去居住。也泛指皇帝出巡时的住所。

清·《类证治裁》

【原文】 癫狂，心、脾、肝、胃病也。《经》曰：重阴则癫，重阳则狂。阳并于阴则癫，阴并于阳则狂。癫多喜笑，症属心脾不足。狂多忿怒，症属肝胃有余。癫则或笑或歌，或悲或泣，如醉如痴，语言颠倒，秽洁不知，经年不愈，多由心脾郁结，志愿不遂，更或因惊恐，致神不守舍者有之。狂则自悲喜忘，善怒善恐，少卧不饥，自贤自贵。（此为心疾。）或邪并阳明发狂，骂詈不避亲疏，登高而歌，弃衣而走，不食数日，逾垣上屋。（此为胃火。）或阳气暴折而难决，为怒狂。（此名阳厥。）多由肝胆谋虑不决，屈无所伸，怒无所泄，木火合邪，乘心则神魂失守，乘胃则暴横莫制。总之，癫狂皆心火自焚，痰迷窍络。故癫始发，其情志失常，状亦如狂，狂经久，其神魂迷瞀①，状乃类癫。治癫先逐其痰，（控涎丹）。次复其神，琥珀散。养其阴，滋阴安神汤。治狂先夺其食，（食入于阴，长气于阳）。次下其痰，安神滚痰丸。降其火，（生铁落饮。用生铁落者，金以制木，木平则火降也）。二症如因怒动肝火，风痰上涌而发。（导痰汤加芩、连、菖、远，煎成入辰砂、沉香汁）。如痰火久郁，神志恍惚，牛黄清心丸。惊忧气结，痰血壅蔽，（白金丸）。心虚悸动，寤不稳寐，（补心丹）。心气不足，神不守舍，（归神丹、大剂独参汤）。癫久不愈，必养神通志，（归脾汤、枕中丹）。狂久不愈，必壮水制火，（二阴煎、生熟养心汤）。此治之大要，在参求脉症之虚实而分治之。

〔癫狂〕因惊忧而致，（抱胆丸）。因郁怒而致，（安神导痰汤）。痰火俱盛，（甘遂散吐下之)。痰火骤壅,发为怪状,(清心滚痰丸)。气结为痰,闭其神识,(四七汤)。心热烦躁,(芩连清心丸)。阴亏晕仆,(滋阴安神汤)。痰迷心窍,(金箔镇心丸)。思虑郁结,(归脾汤加辰砂)。心虚疑畏,(定志丸)。心脏气血不足,(清心温胆汤)。病后神虚气怯,(归神丹)。久癫神魂不定,(灵苑丹)。癫已愈复发,(断痫丹)。妇人患癫,由血不调,(加味逍遥散)。别有悲哭呻吟,为邪所凭,非狂也。(一味蚕蜕纸烧灰,好酒调服二钱许。)

〔狂症〕上焦实者,从高抑之,(生铁落饮)。阳明实者脉伏,(大承气汤下之)。痰火在上,因而越之,(来苏膏、三圣散涌吐之,立安)。后用(洗心散、凉膈散调之)。形症脉气俱实,当涌吐兼利之,(胜金丹)。肝胆火旺,木来乘心,(降龙丹抑之)。心火狂乱,(黄连泻心汤)。痰扰心包,(郁金丸)。风涎暴仆,(通泄散)。失魂若神灵所凭,(镇心丹)。因劳神致伤心血,惊悸不安,(辰砂安志丸)。悲哀动中则伤魂,魂伤则狂妄不精,当以喜胜之,以温药补魂之阳。(龙齿清魂散)。因喜乐无极则伤魄,魄伤则狂,当以恐胜之,以凉药补魄之阴,(清神汤。肺虚喘乏,加沙参。胃虚食少,加人参。胆虚惊恐,加羚羊角)。热入血室发狂,(小柴胡汤加犀角、生地黄)。猝发狂言,(针手大指甲角一韭叶许,少商穴)。肝盛怒狂,(针足大趾甲角一韭叶许,大敦穴)。(《类证治裁·卷之四·癫狂论治》)

【原文】 凡脉急甚,皆癫狂厥疾。癫脉搏大滑,久自已;脉小坚急,死不治。癫脉虚则可治,实则死。狂脉实大者生,沉小则死。恍惚癫狂,实大为顺,沉细为逆。(《类证治裁·卷之四·癫狂论治·癫狂脉候》)

【原文】 某氏,因惊致癫,向暗悲泣,坐卧如痴十余年,神衰肌削。此失心难治痼疾,非大补元气不为功。仿安心丸,人参、黄精、茯神、当归、远志、枣仁、菖蒲、乳香(各研极细)。用猪心切开,入朱砂,以线缚定,再箬裹扎紧,酒煮研烂,入各药末,加煮枣肉捣丸桐子大,(另用朱砂为衣)。每服六七十丸,参汤下。以无力用参而止,惜夫。

王,因郁发狂,笑詈善怒,面赤目红,脉洪大。此阳气暴折,因怒触发,木火失制,热痰上乘心包,病名阳厥。用生铁落饮去芎、防,加山栀、连翘、羚羊角、竹沥、石菖蒲、丹皮。数剂而狂定。

张氏,恍惚狂妄,视夫若仇,持械弃衣,莫之敢近,脉滑而弦。用独圣散吐之,去黏涎宿沫颇多,槌胸言痛,诊脉稍平,然犹独言独笑,知其痰沫去而心舍虚,神魂未复也。用栝蒌仁、贝母、橘红、胆星、菖蒲汁、郁金汁、姜汁、枳壳、茯苓。一剂胸痛定。乃仿龙齿清魂散,用龙齿(煅)、茯神、铁粉、牡蛎、乳香、远志、枣仁、当归。二剂如常。

包,因恐发狂,神扰语妄,脉右大左软。症由心虚受吓,惊痰乱其神明,非痫疾也。痫乃一时昏仆,醒即明了。既用胆星、川连等泄降痰火,月来神识稍清,宜用白金丸六服,再以清心温胆汤安神定志,可冀向安。潞参、淡竹茹、枳壳、橘红、茯神、生枣仁、栀心、远志、麦冬、莲子心、鲜菖蒲,(汁冲)。三四剂已效,改汤为丸服,遂复常。

王氏,独言独笑,痰多气郁。用温胆汤降涤扰心涎沫,数服效。

张,少年怀抱不遂,渐次神明恍惚,言语失伦,面赤眼斜,弃衣裂帐。曾服草药吐泻,痰火略定。今交午火升,独言独笑,半昧半明,左脉弦长,自属肝胆火逆,直犯膻中,神明遂为痰涎所蔽。《经》谓肝者谋虑所出,胆者决断所出。凡肝胆谋虑不决,屈何所伸,怒何所泄,木火炽煽,君主无权,从此厥逆不寐,重阳必狂。前已服牛黄清心丸,今拟平肝胆之火,涤心包之痰,暂服煎剂,期于清降火逆,扫荡黏涎。后服丸方,缓收其效。(煎方)龙胆草、山栀、郁金(磨汁)、贝母、连翘、茯神、天竺黄、知母、石菖蒲(捣汁)、橘红,金器同煎,五六服狂态大敛。谈及前辙,深知愧赧,一切如常,诊脉左右已匀,沉按有力。再疏丸方。胆南星、川贝各二钱,山栀五钱,郁金、龙齿煅各三钱,牛黄八分,羚羊角二钱,茯神五钱,生地一两。用淡竹沥为丸,朱砂为衣,开水下,一料遂不复发。(《类证治裁·卷之四·癫狂论治·癫狂脉案》)

【参考文献】 (清)林佩琴.类证治裁[M].北京:中国医药科技出版社,2011.

【注释】 ① 迷瞀(mào):指迷乱的意思。

清·《回春录》

【原文】 李某,戊年冬,醉饮夜归,为查段人员所吓,神志即以渐昏,治之罔效。至于不避亲疏,裸衣笑骂,力大无制,粪秽不知。己年夏延孟英视之,用:

石菖蒲 远志 龙齿 龟板 犀角 羚羊角 元参 丹参 知 柏 栀子 龙胆草 枳实 黄连 竺黄 竹沥 石膏 赭石 黑铅 铁落

出入为方,十余帖,吐泻胶痰甚多。继予磁朱丸,渐以向愈。眉批:祛痰清热,滋阴镇惊,力量甚大,此必本虚标实者,故其方如此。

李某,戊年冬,醉饮夜归,为查段人员所吓,神志即以渐昏,治之罔效。至于不避亲疏,裸衣笑骂,力大无制,粪秽不知。己年夏延孟英视之,用:

石菖蒲 远志 龙齿 龟板 犀角 羚羊角 元参 丹参 知(母) (黄)柏 栀子 龙胆草 枳实 黄连 竺黄 竹沥 石膏 赭石 黑铅 铁落

出入为方,十余帖,吐泻胶痰甚多。继予磁朱丸,渐以向愈。

李叟,年逾古稀,意欲纳妾,虽露其情,而子孙以其耄且瞀也,不敢从。因此渐病狂惑,群医咸谓神志不足,广投热补之药,愈服愈剧。始延孟英诊之:脉劲搏指,面赤不言,口涎自流,力大无制。曰:此因秉赋过强,阳气偏盛。姑勿论其脉证,即起病一端,概可见矣。如果命门火衰,早已萎靡不振,焉能兴此念头?医见其老,辄疑其虚。须知根本不坚实者,不能享长年。既享大寿,其得于天者必厚。况人年五十,阴分先衰。徐灵胎所谓"千年之木,往往自焚",夫阴尽火炎,万物皆然。去年冬,吾治邵可亭孤阳喘逆,壮水清火之外,天生甘露饮(即北梨汁)灌至二百余斤,病已渐平。仅误于两盏姜汤,前功尽坠。可见阴难充长,火易燎原。今肉桂、附片、仙茅、鹿茸、人参、巴戟、紫河车等药,服之已久。更将何物以生其涸竭之水,而和其亢极之阳乎?寻果不起。

江某,年三十余,忽两目发赤,牙龈肿痛,渐至狂妄,奔走骂人,不避亲长,其父惶惶,求孟英诊之,脉大而数,重按虚散。与:

东洋参 熟地黄 辰砂 磁石 龙齿 菖蒲 枣仁 琥珀 肉桂 金箔 龙眼肉

为剂,投匕即安,翼日能课徒矣。

王月锄令媳,于(庙见:古时结婚仪式)时,忽然目偏左视,扬手妄言,诸亲骇然。诘其婢媵,素无此恙。速孟英视之,脉弦滑而微数,苔黄脘闷。盖时虽春暮,天气酷热,兼以劳则火升,挟其素有之痰而使然也。与:

犀(角) 羚(羊角) 栀(子) (连)翘 元参 丹参 薄荷 花粉

送(服)礞石滚痰丸,三服而痰下神清,改投清养,遂愈,次年即诞子。

朱养心后人名大铺者,新婚后,神呆目瞪,言语失伦,或疑其体弱神怯,与镇补安神诸药,

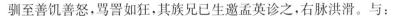

驯至善饥善怒,骂詈如狂,其族兄已生邀孟英诊之,右脉洪滑。与:

犀角　石膏　菖蒲　胆星　竹沥　知母

吞礞石滚痰丸而愈。(《回春录·癫狂》)

【参考文献】　(清)王孟英.回春录新诠[M].周振鸿重编.长沙:湖南科学技术出版社,1982.

清·《竹亭医案》

【原文】　陆氏妇癫症气郁痰凝治验

陆氏妇,年四十八岁,己巳三月。

气郁痰凝,挟火而升,谵语妄言,不时歌泣,脉数而虚,癫也,非狂。

女贞子五钱,盐水炒　甘菊花二钱　制半夏二钱　苏梗一钱半　制香附三钱　海蛤粉三钱　黑山栀一钱半　麦冬三钱　朱砂拌　加生明矾五分　松萝茶三分

两剂而痊。(《竹亭医案·竹亭医案女科卷一·妇女经产杂症》)

【参考文献】　(清)孙采邻.竹亭医案[M].上海:上海科学技术出版社,2004.

清·《验方新编》

【原文】　白矾一两,细茶叶五钱,为末,炼蜜丸梧子大,食远姜汤下五十丸,久服痰自大便出。(《验方新编·卷四·痰疾·下痰丸治一切风痰眩晕癫痴久不愈者》)

【原文】　狂病有因伤寒而得之者,此一时之狂也。照仲景张公伤寒门治之,用白虎汤以泻火矣。更有终年狂病而不愈者,或持刀杀人、骂官,不认父母妻子,见水则喜,见食则怒,此乃心气之虚,而热邪乘之,痰气侵之,遂成狂矣。此等欲泻火而火在心,不可泻也。欲消痰而痰在心之中,不易消也。惟有补脾胃之气,则心自得养,不必去痰痰自化,不必泻火火自无矣。方为化狂丹:高丽参三钱,白术、茯神各一两,甘草、菖蒲各一钱,半夏、菟丝子各三钱,附子一分,水煎服,一剂狂定,二剂病痊。此方妙在补心、脾、胃之三经而化其痰,不去泻火,盖泻火则心气愈伤,而痰涎愈盛,狂将何止乎?尤妙在附子一分,引补心消痰之剂直入心中,而气尤易补,而痰尤易消,又何用泻火之多事乎?此所以奏功如神也。

又方:青橄榄十斤打破,砂锅内熬十数滚,去核,入石臼内捣烂再熬,熬至无味,去渣,熬成膏,用白矾八钱研末,加入搅匀,每日早、晚取膏三钱,开水送下,服完自愈。凡痴癫、羊头风等症,皆痰迷心窍所致,服此甚效。此林屋山人经验方也。

又方:藜芦煎水,多服必效。生者炒食、煮食俱妙。有妇人风癫,每一二年一发,或三四年一发,久则一日发十余次,昏痴不愈,后服此方,吐出痰涎二斗,汗出如洗,更觉昏困,三日全愈。

又方:真川郁金七两,白矾三两,薄荷水为丸,朱砂为衣如梧子大,每早服一次,开水下。有妇人疯癫十余年,服至四五十日,心间如有物脱去,再服之十日而愈。以郁金入心去恶血,白矾化顽痰,朱砂安神故也。愈后须用天王补心丹加减调治,方免后患。

又方:先将病人绑住,在离当心下三指之处,艾火烧七次或九次,再烧两太阳穴七次,用辰砂、川贝各三钱,酒煎服两次。再用海风藤、凤尾草、川贝各钱半,石菖蒲三钱,煎服五六剂,或再服紫金锭一二钱。愈后用芦蒂、枣肉为丸,每丸三分,服至二丸全愈。屡试

如神。

又方：丝绵一尺，烧灰，开水下，兑酒服更妙。（《验方新编·卷四·痰疾·痰疾癫狂》）

【原文】 用苦丁香即香瓜蒂，瓦上焙干，存性研细末，每用二三钱不等，看人强壮虚弱用之，服后即吐，切不可怕，大吐之后自愈，孕妇不可服。

又方：川郁金二两，飞净辰砂五钱，生明雄黄一两，公猪心二个去中间血，将郁金、辰砂装入猪心内，用老酒煮烂捣如泥，再入明矾研细末，共捣为丸如桐子大，每服二钱，服完，永不再发。

又，疯癫不识人方：用灶心土研末一钱，滚水调服。

又，暗疯痫病痰涎昏闷不醒方：取芭蕉油饮之，得吐即愈。取芭蕉油法，以竹筒插入芭蕉树内接取之。（《验方新编·卷十九·急救门·疯癫发狂》）

【出处】 （清）鲍相璈，梅启照. 验方新编［M］. 李世华校注. 北京：中国中医药出版社，1994.

清·《尚友堂医案》

【原文】 桃源熊求才妻，因人盗笋，赴林中呼号怒骂。归即发狂，乱言无次，遂致纵火持刀，无所忌惮，家人扃①锁内室，絷其手足，咸称邪祟。迎余诊视。令其夫烧圆石一枚，置杓中，再令扶坐，解其缚，以醋浇石，使烟气入鼻，乃得安寝就诊，其脉关滑尺数，余曰：此因经期适至，大呼大怒，气从上升，热入血室，瘀血直冲，故发狂妄，症实阻经，非祟也。投以桃仁承气汤加犀角、羚羊角、归尾、红花、丹皮、元胡、郁金、牛膝，三剂经血下行，其病如失，次年春月获生子焉。（治阻经发狂）

黎鲍苗室人春月感寒，兼有风痰，过服凉药，忽转癫症，神识不清，乱言无次，恣食生米、土炭等物。鲍苗惶惶，求治于余。诊得六脉浮滑，投以桂枝尖、紫苏叶、北防风、北桔梗、法半夏、制南星、化橘红、北芥子、石菖蒲、枳壳、全蝎、僵蚕、甘草、生姜，热服三剂，汗出咳痰而愈。（治夹痰伤风）

同邑黄姓女，感冒风寒，服药解表后，忽如癫痫，喜乐不时，或哭或笑，神识不清，诸药罔效。余用生姜汁调生白矾末四分对服，遂得吐痰而愈。（治痰迷心窍）

副贡范渔，娶媳胡姓，陡发癫症，每日鸡鸣而起，跣足蓬首②，辄赴庭厨，操刀自割，家人夺之乃止。狂呼有大冤枉，食人则快。惶惶求治，百方不效。甘友文水，与范莫逆，力荐余治。诊得右手脉伏，左手脉弦，唇面色青。余以麻黄附子细辛汤加半夏、南星、橘红、北芥子、石菖蒲、姜汁对服，癫态稍定，但痴呆不言，饮食不知饱餍，又以鸭翎蘸桐油搅喉中，吐出胶痰碗许，神识虽清，经信已闭半载，用原蚕沙四两，铜铫炒黄熬酒一瓶，空心热饮。一月后而经通叶孕，次年得生孙矣。（治痰迷癫症）（《尚友堂医案·上卷》）

【参考文献】 （清）方略. 尚友堂医案［M］. 陈嘉训点校. 上海：上海中医学院出版社，1993.

【注释】

① 扃（jiōng）锁：亦作"扃镳"，锁闭。

② 跣足蓬首：光着脚，蓬松着头发。

清·《王氏医案续编》

【原文】　李叟,年越古稀,意欲纳妾,虽露其情,而子孙以其耄且耆也,不敢从。因此渐病狂惑,群医咸谓神志不足,广投热补之药,愈服愈剧,始延孟英诊之。脉劲搏指,面赤不言,口涎自流,力大无制。曰:此禀赋过强,阳气偏盛,姑勿论其脉证,即起病一端,概可见矣。如果命门火衰,早已萎靡不振,焉能兴此念头。医见其老,辄疑其虚,须知根本不坚实者,不能享长年,既享大寿,其得于天者必厚,况人年五十,阴气先衰。徐灵胎所谓千年之木,往往自焚,阴尽火炎,万物皆然。去冬吾治邵可亭,孤阳喘逆,壮水清火之外,天生甘露饮,灌至二百余斤,即梨汁也,病已渐平,仅误于两盏姜汤,前功尽堕。可见阴难充长,火易燎原。今附、桂、仙茅、鹿茸、参、戟、河车等药,服之已久,更将何物以生其涸竭之水而和其亢极之阳乎?寻果不起。

江某,年三十余,忽两目发赤,牙龈肿痛,渐至狂妄,奔走骂人,不避亲长,其父皇皇,求孟英诊焉。脉大而数,重按虚散。与东洋参、熟地黄、辰砂、磁石、龙齿、菖蒲、枣仁、琥珀、肉桂、金箔、龙眼肉为剂,投匕即安,翼日能课徒矣。眉批:昔余友彭香林患此证,医虽知其虚,而治不如法,竟以不起。今读此案,弥增惋叹!

顾升庵参军之仲郎,久患多疑善恐,痰之见证。不出房者数年矣。食则不肯与人共案,卧则须人防护,寡言善笑,热之见症。时或遗精,多医广药,略无寸效。孟英切脉甚滑数,脉与证合。与元参、丹参、竹黄、竹茹、丹皮、黄连、花粉、栀子、海蛇、荸荠为剂,从痰火治。送服当归龙荟丸。四帖即能出署观剧,游净慈而登吴山。参军大喜,以为神治。次年为之配室。(《王氏医案续编·卷二·古杭王士雄孟英医案》)

【原文】　费伯元分司,患烦躁不眠,医见其苔白也,投以温药,因而狂妄瘛疭,多方不应。余荐孟英视之,左脉弦细而数,右软滑,乃阴虚之体,心火炽,肝风动,而痰盛于中也。先以犀、羚、桑、菊息其风,元参、丹皮、莲心、童溲清其火,茹、贝、雪羹化其痰,两剂而安。随与三甲、二至、磁朱潜其阳,甘麦大枣缓其急,地黄、麦冬养其阴,渐次康复。(《王氏医案续编·卷五·杭州王士雄孟英医案》)

【原文】　己酉春,胡孟绅山长患疑,坐卧不安,如畏人捕,自知为痰,饵白金丸吐之,汗出头面,神躁妄闻。撩动其猖狂之势。孟英切其脉,弦滑洪数,不为指挠。投石膏、竹茹、枳实、黄连、旋覆、花粉、胆星、石菖蒲,加雪羹、竹沥、童溲,吞礞石滚痰丸。下其痰火,连得大解,夜分较安,惟不能断酒,为加绿豆、银花、枳椇子,吞当归龙荟丸。句余脉证渐平,神气亦静,尚多疑惧。改授犀角、元参、丹皮、竹叶、竹茹、贝母、百合、丹参、莲心、猪胆汁炒枣仁、盐水炒黄连,吞枕中丹,以清包络肝胆之有余而调神志。又旬日,各恙皆蠲,即能拈韵,继与十味温胆法善其后。乃弟季权,同时患黑斑苔秽,脉浑气粗面垢,孟英即以凉膈散投之。大解得行,脘亦不闷,斑皆透绽,脉显滑数而洪,遂与大剂凉润清肃之药。直俟其旬日外,大解不泻,药始缓授。复又沉卧不醒,人皆疑之。孟英曰:痰热尚炽也。仍投大剂数帖,果频吐胶痰累日,而眠食渐安。是役也,当两病披猖之际,举家皇皇,他医或以前证为神不守舍,议投温补,后证则以为必败,闻者无不危之,赖季权之夫人,独具卓识,任贤不贰,孟英始无掣肘之虑,而咸得收功也。

朱养心后人名大镛者,新婚后神呆目瞪,言语失伦。或疑其体弱神怯,与镇补安神诸药,驯致善饥善怒,骂詈如狂。其族兄已生邀孟英诊之,右脉洪滑。与犀角、石膏、菖蒲、胆星、竹沥、知母,吞礞石滚痰丸而愈。其大父患四肢冷颤,常服温补,延久不痊。孟英切其脉弦而缓,曰:非虚也。与通络方,吞指迷茯苓丸而瘥。

药砭远出,妇病如狂,似属七情,而亦有不尽然者。有陈氏妇患此月余,巫医屡易,所费既钜,厥疾日增。孟英切其脉弦而数,能食便行,气每上冲,腹时痛胀。询其月事,云:病起汛后,继多白带。孟英曰:病因如是,而昼则明了,夜多妄言,酷似热入血室之候,径从瘀血治可也。予桃仁、红花、犀角、菖蒲、胆星、旋覆、赭石、丹参、琥珀、葱白之剂。两服而瘀血果行,神情爽慧。继去桃仁、红花,加当归、元参,服数剂而瘳。(《王氏医案续编·卷六·杭州王士雄孟英医案》)

【出处】 盛增秀.王孟英医学全书[M].北京:中国中医药出版社,2015.

清·《沈俞医案合钞》

【原文】 脉象左手寸尺细软,关部独弦,右手三部洪滑,关部尤甚,此平素心肾两虚,近则阳明痰火未清也。肾主水,水衰不能滋养肝木,以致肝阳易亢,怒火易升,而心君位司离火,又须坎水交济,水不足以制火,故向有背偻膇起及胁痛、吐、瘀等病,更兼操劳家政,烦劳太过,五志厥阳之火上扰,则五液为其煅炼而成痰火,与涎互相击搏,值今暑令忽发如狂之症,此与本病不同,所谓本虚而表实也。近已深秋,金水用事,则阳火渐降,病乃向愈,然余波未平,故肝胃脉偏强,现症口渴,便坚,溺赤,心烦,夜梦纷纭,肺俞中脊胀闷,均系痰火聚于肝胃之间,法当先清后补,标症既平,方可滋养心肾以为调理之计。

钩钩 熟石膏 枳实 胆星 法半夏 黄芩 橘红 甘草 蒌皮

接方:背上筋脉牵急,以冷洗手,自觉冷彻于背,即饮食入胃,亦着背而下,此皆积痰变幻,今脉象渐和,惟右关独大,仍宜清阳明。

钩钩 白芥子炒,研 海浮石 秦艽 苡仁 桑寄生三钱 石斛 胆星 络石三钱
(《沈俞医案合钞·九、如狂(俞案)》)

【参考文献】 (清)沈又彭,(清)俞震撰;(清)王文熔辑;陈晓点校;(清)陈秉钧撰;包来发点校,(清)凌涍撰;段逸山,童舜华点校.沈俞医案合钞[M].上海:上海科学技术出版社,2004.

清·《问斋医案》

【原文】 五志不伸,七情不适,多从火化,火盛生痰。痰火扰乱阳明气分则狂,盘踞太阴血分则癫。狂者,猖狂多怒,易愈;癫者,癫沛多喜,难已。故曰:重阳者狂,重阴者癫。以痰火重叠在太阴、阳明,非狂为阳症,癫为阴病。宜《医话》**灵犀通圣丸**为主,服一月再议。

灵犀角 桃花瓣 白苦参 天门冬 蚕退纸 牙皂角 生大黄 川黄连 元明粉 生石膏 白知母 龙胆草 芦荟 制南星 琥珀 枯矾 青礞石 雷丸

为末,生铁落煎水,和竹沥叠丸,朱砂、雄黄为衣。早、晚各服二钱,淡盐汤下。

脉来薄疾,阴不胜阳,阳郁不伸,幻生痰火,上扰心胞,清狂不慧。

灵犀角 鲜生地 粉丹皮 赤芍药 川黄连 制半夏 制南星 琥珀 芦荟 桃花蕊 淡竹沥 生铁落

每早服《医话》灵犀通圣丸三钱。

《经》以诸躁狂越，皆属于火。火体外清内浊，动乱参差。故为病乖越礼法，失其常度，脉流薄疾。定志安神为主。

大生地　白茯神　酸枣仁　远志肉　元参　琥珀　犀角　羚羊　生铁落

每早服灵犀通圣丸三钱。

重阳者狂，狂荒猖獗，妄言骂詈，不避亲疏。乃痰火重叠在阳明所致。

生石膏　白知母　生甘草　粳米　淡竹沥　生铁落

早服灵犀通圣丸三钱。

重阴者癫，癫沛留连，沉迷渊默，如痴如醉。乃痰火重叠在太阴所致。

川黄连　制半夏　制南星　瓜蒌仁　琥珀　黄郁金　白枯矾　生铁落

早服灵犀通圣丸三钱。

《经》以胎癫乃在母腹中时，其母有所大惊。故令子发痴呆不慧，眩仆羊鸣，终身之累矣。可服《医话》灵犀通圣丸三钱。用紫河车一钱，白檀香一钱，煎汤送下。不拘时，多多益善。

惊怖为狂，宜**十味温胆汤**。

大生地　人参　云茯苓　炙甘草　制半夏　陈橘皮　酸枣仁　远志肉　枳实　淡竹茹　生姜　大枣

长流水煎，送《医话》灵犀通圣丸三钱。

心违至愿，志结幽怀，动作云为，异乎平素。

当归身　龙胆草　龙齿　芦荟　犀角　羚羊　黄郁金　白枯矾　红桃花　淡竹沥　生姜汁　生铁落

早服灵犀通圣丸三钱。

人心如鉴，为痰所扰，照物模糊，妄见妄言，是非颠倒，高贤贵倨，意不存人。自服商陆根，吐痰盈盆无效。非**大承气汤**不可。

生大黄　枳实　芒硝　川厚朴

流水煎，送《医话》五行丹三钱。五行丹见肾部伏邪门。

七进大承气送五行丹，大下黑粪、瘀血、汁沫共三十余次，诸症悉退，脉亦调平。但火起于妄，变幻不测，尚宜静补真阴，交心肾而行清肃之令。清痰之本，和智意，不容痰火上扰心君，更益以镇重之品，定其气血，各守其乡，庶无反复之虑。

大熟地　玄武板　川黄柏　白知母　犀角　羚羊　牛黄　蚌珠　磁石　朱砂

为末，神曲糊丸。早、晚各服三钱，淡盐汤下。

气有余便是火，湿凝渍则生痰，火炎痰扰，入心为笑，入肺为悲，入肝为怒，入脾为歌，入肾为恐。治当求本。

川黄连　黄芩　制半夏　全瓜蒌　牛胆制南星　炙甘草　淡竹沥　生铁落

煎送《医话》五行丹三钱。

痰因火生，火由气郁，扰乱心神，语无伦次，乃东方实症。宜先服泻青之剂。

龙胆草　黄芩　黑山栀　细木通　泽泻　生铁落　芦荟　淡竹沥　当归身

煎送《医话》灵犀通圣丸三钱。

肝为将军之官，谋虑出焉。屈无所伸，怒无所泄，驯致终宵不寐，间有怏怏之言，竟日行吟,时作申申之詈①,情志中病。宜乎以理遣之,使情与境离,不为所转,心君泰定,自然获愈。

大生地　白茯神　玄武板　桃仁泥　犀角片　琥珀　制大黄　淡竹沥　生铁落

煎送《医话》五行丹三钱。

失心狂症,已历多年,诸药不效。可服《医话》**桃花散**。

桃花瓣晒干为末,每服二钱,清茶调下。(《问斋医案·卷第一·狂癫》)

【参考文献】 (清)蒋宝素.问斋医案点校本[M].黄初贵,覃业姣点校.北京:人民卫生出版社,1989.

【注释】 ① 申申之詈:指重复地喋喋不休地骂。

清·《王氏医案三编》

【原文】 王瘦石令郎迟生,年未冠而体甚弱,夜梦中忽如魇如惊,肢摇目眩,虽多燃灯烛,总言黑暗,醒后纳食如常,月一二发。乃父以为忧而商于孟英。脉之弦细而涩。曰:真阴不足,肝胆火炎所致耳。令服神犀丹一月,病遂不发。继予西洋参、二地、二冬、三甲、黄连、阿胶、甘草、小麦、红枣熬膏服之,竟刈其根。逾年完姻,癸丑已生子矣。

邵氏子于母殡发引之时,忽仆倒不省人事,呕请孟英视之,灌苏合香丸而苏。又屠氏女送父殡至厝①所归,即神气瞀乱,如癫如疯。速孟英治之,投以玉枢丹而瘳,此即谓所飞尸之候也。

洪张伯孝廉令弟苏仲,乡试后,自以场作不惬于怀,怏怏数日,渐以发热,医作伏暑治,日形困顿,懒语音低,神情恍惚,稍合眼辄以文有疵累如何中式云云。屡服牛黄、犀角等药,竟无寸效。延孟英视之,时时出汗,不饥溺少,舌绛口干,切脉虚软以数,曰:此心火外浮也。昔贤惟王损庵论之独详。今人罕读其书,每与温暑逆传证混淆施治。夫心,犹镜也,彼热邪内陷,袭入心包,则雾障尘蒙之象也,故可磨之使明,是为实证。今心阳过扰,火动神浮,乃铜质将熔之候也。法宜坚之使凝,是为虚证,良由阴分素亏,心营易耗,功名念切,虑落孙山,病属内伤,似乎外感,大忌发表,更禁寒凉,又非东垣补中益气之例,无怪医者为之技窘也,而有药治病,无药移情。余有一言,可广其意:文之不自惬于怀者,安知不中试官之意乎?且祸盈福谦,《易》之道也。尝见自命不凡者,偏不易售②,而自视欿③然之士,恒于意外得之,即此一端,吾可必其中也。病者闻之,极为怡旷,服药后各恙渐安,半月而愈。及榜发,果获售。佥云:药即神妙,而慧吐齿牙④,竟成吉忏⑤,仁言仁术,医道通仙,可于孟英信之矣。其方则甘草、干地黄、麦冬、红枣、枸杞、盐水炒黄连、紫石英、龟板、龙齿、珍珠也。迨季冬,两孝廉将北上,其母夫人陡病恍忽,孟英往诊曰:高年素多忧虑,而别离在即,神倏飞扬,纵有仙丹,亦难救药。另邀他医视之,皆云冬温,须过十四日。及旬而没,神气不昏,始信孟英镜质消熔,与尘蒙雾障有殊也。(《王氏医案三编·卷一》)

【原文】 顾某陡患昏狂,苔黄便秘,卧则身挺,汗出五心。医云热入膻中,宜透斑疹,治之加剧。孟英诊脉弦缓不鼓,身无大热,小溲清长,的非外感,乃心虚胆怯,疑虑忧愁,情志不怡,郁痰堵窍也。以蠲饮六神汤合雪羹加竹叶、莲子心、竹沥。服二剂狂止,自言腹胀而头偏左痛,仍以前方吞当归龙荟丸,大解始下。改用清火养心,化痰舒郁之法而愈。(《王氏医案三编·卷二》)

【原文】 陈氏妇年逾四旬,娩后忽然发狂,时值秋热甚烈,或以为受热,移之清凉之所势不减；或以为瘀，投以通血之药而不效。金、顾二医皆谓虚火，进以大剂温补，则狂莫能制；或云痰也，灌以牛黄丸亦不应。浼孟英视之，切脉弦数，头痛睛红，胸腹皆舒，身不发热，乃阴虚而肝阳陡动也。先灌童溲，势即减，剂以三甲、二至、丹参、石英、生地、菊花、牛膝、藕，用金饰同煎，一饮而病若失。愈后询之，果因弄瓦而拂其意耳。（《王氏医案三编·卷三》）

【参考文献】　盛增秀.王孟英医学全书［M］.北京：中国中医药出版社，2015.

【注释】

① 厝（cuò）：棺材停放待葬。

② 售：旧时科举考试中的之意。

③ 欿（kǎn）：本义为欲得，引申为不自满。

④ 慧吐齿牙：佛家语，意即发表言论。

⑤ 吉忏：佛教术语，是金光明忏法之别名。

清·《杂病广要》

【原文】　眩仆曰癫，失心曰狂，《灵枢》《难经》其义判然矣。如《素问》云癫疾欲走呼之类，别是一义，而后世或以癫为失心，殆非是也。癫与痫不过大人小儿之别，而痫字倘用之大人，则亦即癫已。盖癫狂二病，其状虽异，而其因相近，治方亦相出入。故今析其证，而仍并为一门，学者宜互通酌耳。

癫狂辨异阴附阳则狂，阳附阴则癫。《脉经》按：原文此上曰：凡脉大为阳，浮为阳，数为阳云云。又曰：关前为阳，关后为阴。又《巢源》曰：脉浮大附阴者癫疾。据此阴附阳，言关前见阴脉；阳附阴，言关后见阳脉。以见阴犯阳者为狂、阳犯阴者为癫之理，与《金匮》阴气衰者为癫，阳气衰者为狂，其意相发，乃首揭之。又《沙篆》《续焰》并有释义，欠确，故不录。

狂病之候，观其人初发之时，不欲眠卧，又不肯饮食，自言贤智尊贵，歌笑行走不休，皆阳气盛所为。故《经》言重阳者狂，此之谓也。今人以为癫疾，谬矣。癫，颠也，发则僵仆焉，故有颠蹶之言也，阴气太盛，故不得行立而倒仆也。今人以为癫病，误矣。杨玄操《难经注》按：《资生经》载此说曰：其剖析癫狂之病，晓然如此，而人终不信，岂亦传习之误，难以改欤。先兄曰：颜师古《急就篇注》曰：颠疾，性理颠倒失常，亦谓之狂也。是杨氏所非。又按：《万全方》以癫为狂而《集成》从之，《准绳》就失心中分癫与狂，今并不取。又杨氏辨以癫为痫之误，盖言癫与小儿惊风不同也。

狂谓妄言妄走也，癫谓僵仆不省也，各自一证。然《经》有言狂癫疾者，有言狂互引颠者，又言颠疾为狂者，此则又皆狂颠兼病。今病有妄言妄走，顷时前后僵仆之类，有僵仆后妄见鬼神半日方已之类，是以颠狂兼病者也。（《纲目》）

《经》云：重阳者狂，重阴者癫。盖狂者狂言妄动，踰垣上屋，登高而歌，弃衣而走，骂詈不避亲疏，而自高贤，好歌乐，此皆心火独盛，阳气有余，以致神不守舍，痰火壅盛而然。癫者沉默嗔忿，悒悒[①]不乐，僵仆直视，变易常情，此是阴虚血少，心火不宁以致此也。有怒气忿郁，一时不得舒越，以成狂癫者，须先开达肝火。（《病源集》）

《难经》谓重阴者癫，重阳者狂。《素问注》云多喜为颠，多怒为狂。然则喜属于心而怒属于肝，乃二藏相火有余之证。《难经》阴阳之说，恐非理也。大抵狂为痰火实盛，颠为心血不足，多为求望高达不得志者有之。（《正传》）

癫狂之病,病本不同。狂病之来,狂妄以渐,而经久难已。癫病之至,忽然僵仆,而时作时止。狂病常醒,多怒而暴。癫病常昏,多倦而静。由此观之,则其阴阳寒热,自有冰炭之异。故《难经》曰:重阳者狂,重阴者癫。义可知也。后世诸家,有谓癫狂之病,大概是热,此则未必然也。此其形气脉气,自亦有据,不可不辨察阴阳,分而治之。(《景岳》)(《杂病广要·脏腑类·癫狂》)

【参考文献】 (日)丹波元简.杂病广要[M].李洪涛主校.北京:中医古籍出版社,2002.

【注释】 ① 怏怏:忧愁不安的样子,也作"怏怏不欢"。

清·《四科简效方》

【原文】 又治狂法:卧其人著地,以冷水淋其面,须终日为之,自愈。

又治狂发无时,披头大叫,欲杀人,不避水火。以苦参研细,蜜丸梧子大,每服十丸,薄荷汤下。(《四科简效方·甲集·内科通治·癫狂》)

【参考文献】 (清)王士雄.四科简效方[M].北京:中医古籍出版社,1991.

清·《王旭高临证医案》

【原文】 陆,阳升头痛,心虚善忘,痰火迷心,若昧若狂。安神定志,人参可用,而腻补且缓,以其纳少痰多也。舒郁化痰,川贝最妙,而燥劫须忌,以其舌苔干白也。潜阳息风,须参重镇,而收涩当戒,恐反敛其痰也。

人参　茯神　川贝　石决明　蛤壳　枣仁　川连三分,拌炒,研

复诊,脉细数,懒言倦卧,其为精、气、神三者皆虚。然舌苔白腻,有痰且有饮。再察神情,静则气怠而若虚,动则气上而自乱,是虚而有痰兼有火也。火伏而痰不上升则静,静则虚象现;火动而痰升则躁,躁则虚象隐。非不虚也,痰火为之起伏也。治不越十味温胆加减。临症各有心思,悉关根柢。

参须　川贝　茯神　枣仁　石决明　橘红

三诊,阴遏于外,阳伏于内,阴如迷雾,阳若日光。今阳为阴遏,故沉沉默默而蒙昧,脉亦为之不显。有时阳光见睍睍①,则起坐而神清,脉亦为之稍起。顷之阴霾四合,阳气复翳,则仍昏昏如寐。前案谓有痰饮郁于其中,十味温胆屡投不应。再思病源起于头眩心悸,苔白多痰,常服苍术见效。近因神乱若痴,多从事于痰火,清滋重镇,阴胜于阳,以致变幻。然欲开阴雾,法必通阳,譬之离照当空,而后阴雾始散。议进**仲景苓桂术甘汤加味**。

苓桂术甘汤加远志

渊按:此从喻氏《寓意草》得来。昧者见神乱若痴,从事于痰火,不思心主阳神,痰为阴物,以阴邪遏其阳气,灵明为之蒙闭颠倒。《内经》云:重阳则狂,重阴则癫。癫狂二证,未可混治。世医一见神志昏乱,多从事于痰火,由不读《内经》耳。(《王旭高临证医案·卷之二·肝风痰火门》)

【参考文献】 (清)王旭高.王旭高临证医案[M].北京:人民卫生出版社,1987.

【注释】 ① 睍(xiàn):日光。

清·《凌临灵方》

【原文】 汪左(十一月)，天时温燥，阳明受之，酿痰化火，上扰肺胃，加以肝阳浮越，不潜阳气，皆并于上，夜无眠，歌哭声怒，袭成癫狂之候，《经》谓：重阳则狂是也，治宜清心豁痰，平肝宣窍为法。

犀角盘　九孔石决明　真川连三分,同拌生打　陈胆星　鲜橄榄明矾五分同拌　丹皮　鲜生地汁　抱木茯神辰砂拌透　竹沥鲜菖蒲一钱五分,捣汁和冲　生铁落四两,煎汤代水　苍龙齿　川郁金(《凌临灵方·重阳则狂》)

【参考文献】 裘庆元.三三医书[M].张年顺,樊正伦,芮立新主校.北京：中国中医药出版社,2012.

清·《癫狂条辩》

【原文】 或有问于予曰：癫狂胡为而作也。予应之曰：人受天地之中以生，不外阴阳气化。阴阳和则百病不生，阴阳乖则邪气易入。故人感之，即发为异病。癫狂者，病之异也。感之浅则治之易，感之深则治之难。惟治之有要，斯亦易而无难耳。曰：然则治之奈何？曰：是必有专方，乃能对症下药。若不得师指授，则虚实不明，阴阳莫辨，何从措手哉！曰：其本源若何？曰：是症不外忧思郁结，痰火夹攻，延及五脏，因有阐、笑、歌、泣等症。须知癫症专责乎痰，痰火夹攻则狂也。盖火属阳而常动，故有传经之变；痰属阴而常静，故有结聚之坚。痰本不动，其动者，火逼之也。狂虽有传变，又与伤寒传经异，伤寒自外而入，狂则自内而出。伤寒始于太阳膀胱，一日一传。狂则始于厥阴肝，次传心，次传脾，次传肺，次传肾。至肾不愈，则又反而传肝。要之，心为君主之官，神明出焉。邪不入心，天君泰然，百体从令，焉能为患。盖忧思则伤脾，郁久而怒则伤肝，土郁而木复克之，此痰所由生也，痰迷心窍而昏愦作矣。岚瘴疠气伏入于里，积久成热，此火所由生也，火灼心君而妄念作矣。内乱既生，外侮因而乘之，痰火触逼，两相夹攻，心神亦因之扰乱而谵狂作矣。其或弃衣逃匿，逾墙上屋，风热相争也。呼神叫鬼，昼夜不寐，神不守舍也。采青摘叶，肝风动也。擂土破物，风热入脾也。时而收物藏匿，邪入于阴也。时而抛物弃外，邪出于阳也。不拒水火，不拘生熟，阴阳混杂也。更可奇者，前之所为言之了了，目今所为毫不省着，盖痰在里而热在表也。治是症者，须察症候起于何经，虚实贵乎明辨。岂得以痰火概治之，以硝、黄、陈、半统治之哉！分辨数条，缕列于后。(《癫狂条辩·癫狂总论》)

【原文】 狂症转颠，皆因泄热太早，痰为寒凉所凝，痰陷诸窍，则癫也，以**回阳升麻汤**主之。

熟地　人参　附块　干姜　当归　升麻　甘草(《癫狂条辩·癫狂总论·狂转癫症治法》)

【原文】 直中癫症，因阴邪内积，抑郁难伸，故不语不乐，默默如醉，目光直视，无时颠仆，三部之脉俱虚，宜回阳升麻汤主之，或附桂理阴煎、胡椒理中汤亦妙。

回阳升麻汤 见前。

附桂理阴煎

熟地　当归　肉桂　北姜　附子　炙草

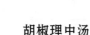

胡椒理中汤

川椒　荜茇　北姜　细辛　附子　白术　陈皮　款冬　炙草(《癫狂条辩·癫狂总论·直中癫症治法》)

【参考文献】 周慎.湖湘名医典籍精华内科卷[M].长沙:湖南科学技术出版社,1999.

清·《高注金匮要略》

【原文】 十二条:邪哭使魂魄不安者,血气少也。血气少者属于心,心气虚者,其人则畏,合目欲眠,梦远行而精神离散,魂魄妄行,阴气衰者为癫,阳气衰者为狂。

无因而哭,如妖邪之状,故曰"邪哭"。独言哭者,血虚则咽塞,气虚则卑陷,二者并合,故好为无端之哭泣矣。肝主阴血,血中之阳神为魂;肺主阳气,气中阴精为魄,气血两充,则魂魄各安其宅,且相抱而入心,以神其神。反此,则魂魄不安,而妄哭如中邪矣,故曰"血气少"也。二句先言肝肺中之血气虚,心为离象。外阳而内阴者,气表而血里也。气表,故与主气之肺相属;血里,故与统血之肝相属。是肝肺血气之多少,与心相连属,故曰"血气少者,属于心也"。二句言肝肺虚而心气相应而亦虚。心为神脏,而神以气之虚实为盈缩,心血虚而致心气虚者,则神气损削,而灵道扩窃,譬之孤舟夜泊空江、孤身夜入荒山之象,故其人常自畏也。又气盛则神起而喜外用,旦昼之象;气虚,则神倦而甘内藏,暮夜之象,故合目欲眠,即足少阴喜寐之候,以手足少阴之情性颇同故也。三句单言心气虚,是此条入心脏之正文。心血内虚,则神窘于所宅,有如国难出亡,家贫流荡之义,故梦作远行。夫心神之所梦者,要不出乎本身之脏腑经络,虽相去仅经尺寸,而神劳气阻,遂生关山间隔之境,至其虚幻泡影,却依金木水火土之相。与恐惧、震怖之妄情相合,而各为类应者也。"精神离散"两句,又合心、肾、肝、肺而言其俱虚,且自注梦远行之故。盖因心中之神,托根于肾精,抱一于肝魂、肺魄,而成合德之妙者。今精不根神而两相离散,魂魄不抱一而妄为上升下坠之行,梦则神明欲内伏而不得,故见种种之境也。"阴气"两句,又从正虚而推言客气之上并也。癫者,颠倒;狂者,狂悖之义。但癫属阴病,阴气惨毒,如官宦宫妾之上于国柄,率皆惊畏恚嫉,故妄言报薛杀戮者居多,贼阴之占据灵府也。狂属阳病,阳气高迈,如奸雄诈伪明弄大权,率皆尊贤才智,故自称帝王神圣者居多,下阳之上乘神室也。盖心中之气血偏衰,自为病者如上文所云,若下焦肝肾之阴阳各因其类而并之,则神君逊位而出,故阴气衰者为癫,阳气衰者为狂矣。然亦有阴阳互并者,阴衰见阳并,则大笑大乐,好登高远行,而日夜不寐;阳衰见阴并,则大惊大畏,好深藏畏避,而终不自安。此又癫狂之变症,不可不知者也。其互并而不病癫狂,即吐衄惊悸中之所论者,是也。(《高注金匮要略·五脏风寒积聚病脉证治第十一》)

【参考文献】 (清)高学山.高注金匮要略[M].北京:中国中医药出版社,2015.

清·《勉学堂针灸集成》

【原文】 狂言喜笑,阳溪、下三里、神门、阳谷、水沟、列缺、大陵、支沟、神庭、间使、百劳。鬼邪,间使仍针,后十三穴。

一鬼宫人中穴,二鬼信手大指甲下入肉三分,三鬼垒足大趾爪甲下入肉二分,四鬼心太渊穴入半寸。若是邪蛊,便自言说,由来往验,有实求去与之,男从左起针,女从右起针,若数穴不言,便通下排穴。五申脉火针七锃二三下,六鬼枕大椎上入发际一寸,七鬼床耳前发际穴,八鬼市承浆穴,九鬼营劳宫穴,十鬼堂上星穴火针七锃,十一鬼庄阴下缝灸三壮,十二鬼臣曲池火针,十三鬼封舌下一寸缝。

见鬼,阳谷。梦厌,商丘、三阴交。善哭,百会、水沟。风癫,及发狂欲走,称神自高,悲泣呻吟,谓邪祟也,先针间使,后十三穴。骂詈不息,身称鬼语,心俞百壮,鬼眼、后溪、大陵、劳宫、涌泉各三壮,风府。又方,灸唇吻头白肉际一壮,又灸唇里中央肉弦上一壮。狐魅颠狂,鬼眼三七壮,神庭百壮。(《勉学堂针灸集成·卷二·癫痫》)

【参考文献】 (清)廖润鸿.针灸集成[M].北京:人民卫生出版社,1956.

清·《王乐亭指要》

【原文】 查左,风火挟痰,为病厥。

羚羊片八分　钩尖六钱　石决明一具　天麻一钱　橘红一钱　陈胆星六钱　生地四钱　甘菊一钱　金器一件　同煎。

吴左,六脉洪数搏大,按之有力。纯乎痰火弥漫,以致神识模糊。

胆星一钱　半夏二钱　瓜蒌仁三钱　橘红一钱五分　黄芩一钱　玉枢丹磨冲,一钱

陆左,肝风痰火炽甚,语言不论,脉至左关弦滑。防逾垣上屋,不避亲疏。

羚羊角一钱　钩藤一两　石决明一具　半夏二钱　胆星二钱　广金一钱　茯神二钱　广红一钱五分　生熟枣仁六钱　黑栀一钱　乳香六分　竹油半杯　石菖蒲三分　铁屑一两

脉滑而大,不数不洪,痰则有之,并无火据。《经》云重阴者则癫,此其是也。但痰甚如此,必欲从温补治,亦非善策。太乙紫金加犀黄,名大还丹,专治一切痰症之变怪多端者,今且试服四五朝,再商别治。

太乙紫金丹一钱　犀黄一分

另用生矾少许,泡汤磨化,冲竹油、连姜汁(各十匙)。

上,服十剂而吐出清水,继以稠痰。

又,前用大还丹,吐去痰涎,约有数杯而脉未能全退,然补药治病可退,攻利治病不可过。先贤云衰其大半而止,此亦谨慎之道,不可不宗。

制半夏一钱五分　茯苓一钱　橘红一钱　枳实八分　胆星一钱　石决明一具　茯神二钱　黄芩一钱　竹油半杯　竹茹一钱

邵左,酒之为物,酷饮者,大则可以丧国,小则可以亡身。怯弱者,可以使强旺,强旺者可以更暴戾。或饮之而可以消忧,可以免悲哀。并于阳则狂而妄,并于阴则癫而呆。总之随人之气强弱,入于何脏何经,变出之病,岂止一哉?如仍然多饮,不能即戒,虽服药无益。

葛花三钱　鸡巨子五钱　远志七分　半夏一钱　竹黄一钱　绿豆一两

又,此症阳狂,可以速愈。况酒不戒,而欲疾瘳,岂不难乎。

原方加党参炒,四钱　炒神曲一钱　石菖蒲三分

再诊,加茅术一钱

过左,脉至左关沉弦,右关洪滑沉弦,为气郁于肝而木旺,洪滑为痰火居胃而发狂。但本虚标实,纯用攻痰直折,恐邪遏正气难支,每多不测之变。骤加补益气之剂,未免助火,愈增其焰。商用加味逍遥合六味,一以疏肝,一以壮水制阳,庶乎无偏胜之害。

柴胡三分　白芍六钱　丹皮二钱　黑栀一钱五分　生地一两　茯苓三钱　泽泻一钱五分　怀药

三钱　甘草六分　甘菊二钱　枣仁八钱　当归三钱　钩钩一两　决明一两　元参一钱　川贝二钱　大冬辰砂拌,二钱　铁屑代水,一两

项左,六脉沉闷,乃气郁不宣之象。人身之阳气,宜于畅达,欲有折挫,或有疑难,则气不伸,久郁则上逆而为怒狂,经以生铁落饮为治。铁哦,淘净泥土,煮汤一缸盆,时时与饮,粥亦用此汤煮,药亦以此代水。

石决明一具　远志一钱　茯神三钱　枣仁五钱　乳香五分　半夏一钱

又　玉枢丹化,五分　西黄一分,研冲

又诊,原方加蒲黄五分　竹油三匕　姜汁一匙

程右,暑风内袭,走入少阳为寒热,走入肝络为搐痉,走入心包则有昏厥之变矣。症非轻浅,拟和少阳,熄肝风,清暑热,护心营一法。

柴胡四分　黑栀一钱五分　钩钩一两　决明一两　玉金七分　翘心一钱　川贝三钱　羚羊一钱　大冬辰砂拌,一钱　元参五钱　枣仁三钱　川连三分　金器一件　竹心一钱　菖蒲三分　竹油十匕　西瓜青八分

又诊,外受暑风,与身中痰火相合,为痉为狂为厥。本应泄肝之用,清心之阳,惟天癸适止,寒药不宜。然虑其热入血室,不得不少用寒凉。拟龙胆泄肝,意备采。

柴胡四分　胆汁四分　当归三钱　橘红一钱　黑栀一钱　钩钩一两　决明一钱　玉金一钱　川贝三钱　丹皮炒,二钱　胆星八分　茯神辰砂拌,二钱　菖蒲三分　竹油十匕　铁哦一两

又,无形之火挟有形之痰,或入变怪多端,今舌色见黑象伸缩不常,邪渐犯入心君,不可不清矣。

川连六分　犀角冲,一钱　羚羊一钱　钩钩一两　胆心一钱　玉金一钱　枣仁炒,一钱　远志炒,七分　生地八钱　知母二钱　菖蒲三分　香附三钱　薄荷一钱　连翘二钱　丹皮一钱　龙齿煅,三钱　桑枝三钱　朱砂一钱　犀黄一分,研极细末,冲服　清心九五分

又　川连四分　羚羊一钱　钩钩一两　胆星七分　玉金一钱　枣仁炒,五钱　远志五分　黑栀一钱　生地一两　香附三钱　薄荷一钱　丹皮一钱　龙齿煅,三钱　菖蒲三分　铁屑汤煎药　太乙紫金丹磨,一钱

邹右,新产感受春温,先发痧疹,继以咳嗽内热。风温痧火蒸变生痰,弥漫心胞,阻遏会厌之所,咽中似有物阻,吐之不出,咽之不下。心胞主营,新产后阴亏营损,邪热直入,致神识模糊,言语错乱,脉至弦滑。用拟清豁痰火,开泄心胞。

犀角七分　丹皮一钱五分　玉金一钱五分　天竺黄一钱五分　胆星四分　元参三钱　象贝二钱　连翘一钱五分　橘红七分　竹茹炒,一钱

又诊,痰因火动,火来风威,走入厥阴,为痉厥;走入心胞,为昏迷;走入阳明,为狂妄。种种变端,无非痰火有余,乃因水之不足。熄风清火豁痰,在所必用。苟不壮水,何以复肺肾之阴?

羚羊角一钱　犀角一钱　丹皮一钱五分　橘红一钱　黑栀一钱　石决明一具　麦冬辰砂拌,二钱　川贝二钱　胆星六分　钩尖一两　生地一两　茯神二钱　知母一钱　竹油十匙　芦根八钱　金器一具

又诊,起则如狂,啼笑无常,痰火在厥阴、阳明居多。再议涤痰清火法。

羚羊角一钱　丹皮一钱　橘红一钱　黑山栀一钱　石决明一具　大麦冬二钱　真川贝二钱　胆星四分　钩钩五钱　茯神辰砂拌,二钱　竹油二十七匕　金器一件(《王乐亭指要·卷二·癫狂》)

【参考文献】（清）王乐亭.王乐亭指要[M].陈守鹏,查炜点校.上海:上海科学技术出

版社,2004.

清·《医学刍言》

【原文】 癫者,痴呆之状,哭笑无时,语言无序,其人常静;狂者,骂詈不避亲疏,其人常动;痫者,卒倒无知,口角流涎,手足抽掣,数刻即醒,或数日,或数月再发,皆属痰火。脉实者吉,沉细者凶。用药清火化痰:实证滚痰丸、当归龙荟丸;虚证磁朱丸、桂枝龙骨牡蛎汤去桂加阿胶、朱砂安神丸。(《医学刍言·第十六章癫狂痫》)

【参考文献】 (清)王旭高.医学刍言 中医临证指要[M].北京中医学院诊断教研组整理.北京:人民卫生出版社,1960.

清·《不知医必要》

【原文】 癫者,痴呆之状,哭笑无时,语言无序,其人常静。狂者,骂詈不避亲疏,其人常动。更有忽然昏倒,口角流涎,或作六畜声,愈后如平人,作止有间断者,名之为痫。此皆由痰火为病,治者审之。(《不知医必要·卷二·癫狂痫(此症不过调中,补北,泻东南,不必过求奇险)》)

【原文】 **生铁落饮** 寒,治癫狂,坠痰火,镇心神。

川贝杵,三钱　麦冬去心,二钱　元参一钱五分　石菖蒲　胆星橘红　连翘各一钱　白茯神二钱

用匠人所锤烧红生铁,纷纷飞落之铁花一大碗,水煎三炷香久,去铁花,取水,加朱砂二分,同药煎服。入竹沥水半酒杯,冲服更验。

清膈煎 寒,治痰因火动而癫狂者。

陈皮一钱五分　海石三钱　胆星一钱　白芥子五分　贝母杵　木通各二钱

清心汤 大寒峻剂,治心受热邪,狂言叫骂,动履失常。

黄连六分　黄芩　栀子净仁炒,杵　连翘　薄荷　甘草各一钱　大黄一钱　朴硝一钱

加竹叶二十片煎。粪溏,则去大黄、朴硝。

苦参丸 凉,治狂疾触发无时,披头大叫,每欲杀人,不避水火。

苦参二两　研末,炼蜜为丸,如绿豆大,每服二钱,白汤或清茶送下。

磁朱丸 和,治癫狂如神。又治耳聋,及眼目神水渐散,睹物成二体。内障,神水淡绿淡白色,均治。

真磁石一两　朱砂五钱　神曲一两五钱,不得经火

共研细末,另用神曲五钱,水煎干,入前药炼蜜为丸,如绿豆大,每服二钱,白汤下。

参术茯神汤 补,治癫狂痫,愈后培补。

党参去芦,米炒　白术净　半夏制,各二钱　石菖蒲一钱　茯神朱砂末拌,五钱　丝饼三钱　炙草一钱　制附子一分(《不知医必要·卷二·癫狂痫列方》)

【参考文献】 (清)梁廉夫.100种珍本古医籍校注集成 不知医必要[M].黄鑫校注.北京:中医古籍出版社,2012.

清·《医案类录》

【原文】 绵竹高国廷,因事业不遂,症患疯癫,语言颠倒,甚至无中生有,恍惚成象,心中

跳动不安,诸医束手。余诊其脉,六部俱疾,肝脉尤甚,知其为抑郁所致。心中跳动不安者,火迫之也。拟用生地六钱,白芍六钱,首乌一两,莲子心三钱,黄连一钱,甘草一钱,新鲜柏子四十九粒。炒香同煎,数服即愈。后用归芍地黄汤加减为丸,未及一月,即收全功。旁观者诧以为奇,而不知其极常也。盖国廷忧思不解,心中所聚,全是一团郁火。肝木被其冲突,是以魂不守舍。有时身坐家中,魂游四外,肝不藏魂,所以恍惚成象。郁火熏蒸其心,是以心常跳动。余用首乌以解二地,芍以养肝,黄连、莲心以清心解热,甘草以和脾,其妙处全在新鲜柏子。盖柏子禀纯阴之气,经冬不凋,能清心、肾、肝三经郁火,火一降而神魂安静。用柏子以为引,实奉柏子以为君,古人只用柏子仁,未用新鲜柏子叶。余宗其意,创而试之,竟获其效。私心为之一快,录此以记一得。(《医案类录》)

【参考文献】 (清)罗茂亭.医案类录[M].上海:上海千顷堂书局,1917.

清·《中西汇通医经精义》

【原文】 心与胆通,心病怔忡,宜温胆为主,胆病战慄①颠狂宜补心为主。

旧注君相二火,一气相通,此解通字,与以下各通字不合。盖所谓通者,必有相通之道路。唐宋后凭空说理,不按实迹,西医虽详形略气,然如此等道路,非借西说,不能发明西医云;人之脏腑,全有连网相联,其连网中全有微丝管行血行气,据此则知心与胆通,其道路亦在膜网之中。盖胆附于肝,肝系着脊,上循入肺系,连及于心,胆与心通之路,即在其系中。故心病怔忡,宜温胆,胆病战慄颠狂宜补心,非空论矣。又"温"字"补"字,有辨经言,温之以气,补之以味,《内经》言以苦补心,是泻心火,即是补心,以益其阴也。温之以气,是益其阳也。(《中西汇通医经精义·下卷·脏腑通治》)

【参考文献】 (清)唐容川.中西汇通医经精义医易通说医学见解痫证三字诀本草问答[M].太原:山西科学技术出版社,2013.

【注释】 ① 战慄:形容竭力克制因过分激动而引起的颤抖,或因恐惧、寒冷而颤抖、发抖、哆嗦。

清·《慎五堂治验录》

【原文】 范三,王家石桥。初病似感非感,杨医进药,通宵不寐,随即神狂妄语,仆而欲起,颧红足冷,两目直视,喘咳痰声。诊脉细,舌苔薄黄。平日喜醉多怒,怒伤肝,肝为风木之脏,将息失宜,风阳燉僭莫制。今春雷早发声,雷动而龙随,龙见而痰涌,非平常小恙也。勉拟潜阳熄风。

石决明七钱　辰茯神四钱　桑枝七钱　桑叶三钱　菊花五钱　青龙齿五钱　生香附七分,磨冲　川贝四钱　左牡蛎七钱　天竺黄二钱　夜交藤五钱

一剂定。(《慎五堂治验录·卷五》)

【原文】 陆炽夫,住王宅。前年愈三旬,体素丰腴,性恋温柔,加以诵读太过,心神肾精俱伤。壬午二月患心神恍惚,即请医,治用熟地、牛膝、龟、鹿等味。医云:元气大虚,阴阳交脱。见其方案危急,心中惶惶,服药后精流如注,少项面赤汗淋,足冷至膝,神识无主,或诵读文章,或哭或笑,乃延所亲嘉邑黄翰卿诊,用大剂救逆加附子,流精得止,汗不肯收,神狂,扬手掷足,不知人事,饮食亦废。至足冷面赤突至则神狂益甚,坐起殴人。黄云:阳气虽回,尚

未稳妥。因荐余同议,乃于前方去桂、附、炮姜,加小麦、白芍、百合、莲子、磁朱等,三剂狂定而默默不语;佐以化痰,如姜沥、竺黄,廿剂而神清能语,渐思饮食。盖是症也,素体丰腴,外有余而内不足,房室竭其肾精,诵读伤劳其神而耗其气,三宝皆虚。医者但知虚则用补,参、地、归、膝是补,不知虚固当补,而房劳为患,精已伤矣,岂容牛膝之滑?丰腴之体,气阳亏矣,岂容参、地之腻?汗、淋、精、滑不亦宜乎。幸得救逆汤立挽垂绝之阳,所以未致性命付之乌有。然阳虽已回,不得阴精以涵之,仍有阳从上越之虑。不观古人阳欲上脱阴下吸之,阴欲下脱阳上吸之之论乎?故选用甘、麦、龙、蛎、莲、桃、冬、枣、磁、朱、参、芍、杞、龟等类滋阴以潜阳,涩精以敛汗,不及百剂,果获全功,神思如昔。询其病中诸事,皆不能自知,岂非精竭而神无依附哉?神清后,左肢痿废,指尖时木,或麻或肿,乃血液不荣筋骨,而痰饮阻滞枢机,以其体丰故也。疏以桑枝、竹沥、络石、参、乳、蒲、桃为膏,日服,至十一月废肢亦起。拟膏方调理而健。甲申春月偶患鼻塞咳呛,血从痰出,自以为痨病也,日用燕窝、山药、白及、阿胶,愈止愈多,诊脉时述因出外而得。曰:无恐也,此乃风温入肺。叶氏所谓"上焦病"也。呛血者,咳破肺络耳。若因循误治,成痨亦不远矣。遂以桑菊饮出入,五帖而咳血咸止,其头上汗出,时时惊悸,是属正虚痰盛,阳气上升,法当扶正化痰,介属潜阳,另方录下。

南沙参　蛤壳　飞辰砂　川贝　西洋参　牡蛎　灵磁石　竹茹(《慎五堂治验录·卷七》)

【原文】　赵,右。内风凌脾,投资寿解语法,不语转为骂詈不避亲疏,阴病转阳为顺候,望可无虞。

羚羊角三钱　鲜菖蒲七分　远志八分　龙齿三钱　川桂枝三分　生天虫三钱　胆星七分　竹沥一杯　熟天麻三钱　石决明一两　茯神三钱　香附汁七分

狂言止,诸味减半。

张伏顺,十二月,斜塘。神狂逾垣上屋,骂詈不避亲疏,左脉弦数且大,舌色尖红,因惊伤胆,心、肝俱伐而三阳上逆,治以《内经》**生铁落饮**增味。

生铁落七钱　龙齿三钱,川连炒　竹茹三钱　制半夏二钱　石菖蒲七分　茯神三钱　竺黄一钱　沉香汁三分　生枣仁四钱　朱砂七分　竹沥一杯　金戒指一只

药后人事已清,前方去菖蒲、竹茹,加石决明。

崇附复狂,拟顾氏法。前方去沉香,加鬼箭羽一钱半,桂枝煎送大杀鬼丸半两,即愈。(《慎五堂治验录·卷九》)

【原文】　沈虎,丙戌三月八日,洋征泾。头痛,凛寒后神识不清,语无次序,自欲起卧,面赤脉洪。痰夹风阳上冒,重阳者狂也。急拟重以镇之。

生铁落一两半　天竺黄一钱半　龙齿三钱　白薇三钱　石菖蒲五分　陈胆星四分　牡蛎五钱　天麻二钱半　鲜桃花二十四朵　鲜竹叶三十片　竹茹三钱

杨宗保,乙酉七月,西石牌泾。因惊疑致心悸,甚至呕吐痰涎,肢痉不寐,一遇逆境其症愈剧,脉细兼滑。心胆不足,邪附痰涎为患。先予清镇化痰,后用丸药善后,俾不成痫症为吉。

竹沥制半夏二钱　青龙齿三钱　甘草四分　云南白茯神三钱　广郁金一钱半,白矾炒　辰砂五分　生左顾牡蛎五钱　淮小麦三钱　天竺黄一钱

素体心怯,近得惑疾,凡遇声响人众则惕然而惊,心声疑惧,不知所从,饮食渐减,四肢萎

软,投剂似合病机,依原进步可也。

制半夏三钱　龙骨三钱　紫石英三钱　桃枝五枝　北秫米三钱　牡蛎五钱　生香附一钱半　历日一部,烧灰　炒枣仁三钱　雷丸七分　白茯神三钱

又,得效,用十四友丸合龙虎镇心丹、敛神散为丸,一料痊愈。(《慎五堂治验录·卷十一》)

【参考文献】(清)钱艺,钱雅乐.慎五堂治验录[M].杨杏林点校.上海:上海科学技术出版社,2004.

清·《温氏医案》

【原文】同寅某之夫人,年约三十,素患疯魔,时愈时发,遍访名医,百无一效。嗣来渝城,复患寒热往来、食入即吐之症。延余视之,诊其脉杂乱无伦,即用小柴胡汤加减,两剂新病悉退,请余治其疯魔。询知此病业经数载,寒温补泻无所不服,祈神禳解①均无效验。余即用磁砂丸,然此丸能治癫狂,盖朱砂禀南方之赤色入通于心,能降无根之火而安神明,磁石禀北方之黑色入通于肾,吸肺金之气以生精,坠炎上之火以定志,神志清明,狂病自已。殊不知病者一见此丸即大骂不休,谓是何人用此毒药杀害于我,夺药弃地,拼死不服。余令杂以他药进之,亦谓何必欺我,仍用此毒药。盖因内有朱砂,凡鬼皆以朱砂为火也,是以畏之,始终不服,不数日,因夫出署,闭户自缢而死。闻此妇素行端谨,不知是何冤孽,卒不可解释也。世人须当多行善事,以忠孝为本,若负命债,虽隔世亦要偿还,此亦天道之当然,各宜猛省法术终无益也。(《温氏医案·疯魔》)

【参考文献】(清)温存厚.温氏医案[M].北京:中国中医药出版社,2015.

【注释】①禳解:向神祈求解除灾祸。

清·《青霞医案》

【原文】丁亥五月中旬,方仲仁所欲不遂,神识迷惑,郁久则五志之阳上薰,痰聚心包,蒙闭清窍,渐致神志恍惚,有似癫疯,其病不在一藏也。七情致损,非医药之所能愈已,若能遂其所欲,或者有可愈之机,未可知也。仿温胆汤法。

半夏　枳实　竹茹　橘皮　茯苓　炙草　生姜　大枣

八月十六日,病因抑郁不遂,侘傺无聊而成,精神恍惚,言语错乱,夜不能寐,或笑或怒,或耳闻人语,目中时见鬼神,脉见乍大乍小,大有狂意,而狂甚则不避亲疏矣。仿猪心血丸。

猪心血　朱砂　茯神　牛黄　真珠　琥珀　石菖蒲　远志

共研末,猪心血捣和为丸,每服二十丸。

二十八日,《经》云:阳盛,则妄言骂詈,皆因气郁生涎,涎与气搏,则千奇万怪,无所不至矣。惟大便或四五日一行,痰吐清白不息。如痰火一平,则神清气爽,而寐亦能矣。仿甘遂丸以通大便,抱胆丸以定狂为法。

甘遂末,以猪心血和匀,将猪心批作两片,入甘遂在内,再合扎紧,纸包湿,又文火煨熟,取药和朱砂研细,再和猪心血为丸,二钱分作四丸,或分作六丸,日二服。

抱胆丸　治一切癫痫风狂,如病大发,只服一丸二丸,多则三丸即止。此方即黑锡、水银、朱砂、乳香四味也。昔忠懿王之子,得心痰,合此药,偶有一风犬,饲之即苏。因破犬腹视

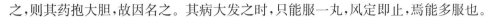

之,则其药抱大胆,故因名之。其病大发之时,只能服一丸,风定即止,焉能多服也。

九月初十日,日服甘遂丸二粒,而大便润,痰吐亦少。早起服抱胆丸一粒,共服三丸而狂定,夜间安静,且能睡卧矣。

十五日,目中不见鬼神,耳中不闻人语,痰吐亦少,早起必饮烧酒数两,且酒乃助热生痰之物,而日必饮之。况酒醉,亦能发疯动气。有此病者,酒不能戒,虽神仙无能为。仿镇心丹。

镇心丹　治癫痫惊悸,一切痰火之疾。

天南星　天竺黄　犀角尖　牛黄　真珠　琥珀　雄黄　牛砂

研末蜜丸,每日午前服二十丸。

郁矾丸　治此癫疾,由七情得之,痰涎包络心窍,此药能去郁痰。

川郁金　生明矾　薄荷

研末蜜丸,每服二十丸,睡时开水下。

十月下旬,静坐太平,约有四十日,所服两种丸药已完,停服丸药,缘痰火已不上升,而时有愤愤不平之意,此心病也。且时笑,时笑者伤魄,故易怒,怒后必歌唱不休,阴郁而阳动也。愤愤者其病在心,在心者不可治,徒劳无益也。

十一月下旬,此病本起于思欲不遂,久则生热,痰随上瞀,得治稍效,一不遂则复发,再不遂则再发。上工治未病,余深愧对其人也。姑仿九精丸一法,并录古贤法语二则于后。

九精丸,一名九物牛黄丸　治鬼魅欲死,所见惊怖,欲走时无休止,邪气不能自绝者。越人云:治风痰诸痫,狂言妄走,精神恍惚,思虑迷乱,乍歌乍笑,静坐如痴。

牛黄土精,一云火精　龙骨水精　空青火精　雄黄地精　荆实火精　鲁青苍龙精　玄参玄武精
赤石脂朱雀精　玉屑白虎精

上九味,名九精,上通九天,下通九地。研末,丸如桐子,服一丸。惜因价贵,不肯配服。

朱丹溪曰:五志之火郁而成痰,为癫狂,以人事制之。如怒伤肝者,作悲胜之,以恐解之。喜伤心者,以恐之胜,以怒解之。思伤脾者,以怒胜之,以喜解之。忧伤肺者,以喜胜之,以怒解之。恐伤肾者,以思胜之,以忧解之。惊伤胆者,以忧胜之,以恐解之。悲伤心包者,以恐胜之,以怒解之。此法惟贤者能之。

一妇人饥不欲食,常好怒骂,欲杀左右,恶言不辍,众医不效。戴人视之曰:此难以药。乃使二娼各涂丹粉,作伶人状,其妇大笑,次日又作角觗,又大笑。其傍常以两个能食之妇,夸其食美,病妇亦索食,而为一尝之。不数日,怒减食增,不药而差。后生一子,夫医贵有才,则何以应变无穷。

余思《经》云:重阳者狂,重阴者癫。而所言皆家务事,十多年来,郁结于心,触动其怒,则痰火上升,蒙闭清窍,则不认亲疏矣。沈圭云:兄弟以不分家为义,不若分之,以全其义;妇人以不再嫁为节,不若嫁之,以全其节也。会心人自知,毋庸多赘。(《青霞医案·正文》)

【参考文献】　裘庆元.珍本医书集成[M].北京:中国医药科技出版社,2016.

清·《许氏医案》

【原文】　潘辉庭正郎令亲杨姓病狂上屋,他医均以犀角三黄汤,力主延余诊视。脉洪无力,知系风寒未解,虚火上炎,拟参苓甘露饮加柴胡和解等品。伊同乡多不为然,惟潘半信半

疑,焚香拈阄,得余药方,嘱一剂,作三服,初服,次服,安眠,终服愈矣。(《许氏医案·正文》)

【参考文献】 裘庆元.三三医书[M].张年顺,樊正伦,芮立新主校.北京:中国中医药出版社,2012.

清·《雪雅堂医案》

【原文】 张妇,狂病。

龟板八钱　胆草一钱　远志一钱　生铁落八钱　天竺黄三钱　元参四钱　羚羊三钱　丹参三钱　川黄连一钱　石菖蒲钱半　鲜竹沥三钱　沉香末八分

黄太太,肝厥狂叫,哭笑,手足弹曳,气逆胸闷,脉沉弦实大,养阴清火豁痰立局。

生白芍五钱　生铁落六钱　南星二钱　元参三钱　羚羊角二钱　龙胆草钱半　生地三钱　丹参三钱　竺黄三钱　沉香一钱　菖蒲二钱(《雪雅堂医案·卷下·癫狂》)

【参考文献】 (清)傅松元,张士骧.医案摘奇·雪雅堂医案[M].太原:山西科学技术出版社,2010.

清·《旌孝堂医案》

【原文】 (案一)惊恐伤胆,郁痰内犯心胞,于是言语错乱,神识不清,脉沉弦而滑。似属癫症,治之不易。

制南星　制半夏　广橘红络　木茯苓神　香苏茎　川郁金　川贝母　木防己　涤饮散　煅赭石　瓜蒌霜　鸡心胞　灯心炭　琥珀外台丸

二诊:活磁石　广橘皮络　半夏粉　木茯神　瓜蒌霜　珍珠母　络石藤　首乌藤　白蒺藜　香苏茎　明天麻　八楞麻　大白芍　秫秫米　荷筋

(案二)郁痰客于肝胆,甚则犯于心包,时聚时散,发时癫狂,神识不清,如痴如迷,烦则更剧。当远烦戒怒,打破疑团,庶可与药石并济。

抱木茯神　瓜蒌霜　香苏茎　川郁金　广橘红络　制半夏　川贝母　九转胆星　煅礞石　汉防己　涤饮散　鸡心胞　灯心炭　秫秫米

调治以来,肝胆渐和,郁痰渐化,心肾渐交,脉象就平。症势如此,已有转机,拟方仍期获效。

天仙藤一钱　汉防己七分　四制於术四分　木茯苓神三钱　制半夏二钱　香苏茎七分　川郁金一钱五分　瓜蒌霜一钱五分　川贝母三钱　桑叶二钱　粉丹皮一钱五分　鸡心胞一具　灯心炭三分　络石藤七分　丝瓜络　秫秫米　化州橘红各七分

又诊:去络石藤,加苦竹根、合欢皮。

(案三)数年前曾患癫症,调治就痊。近来复发,经三月余矣。仍属肝胆内蕴郁痰所致,脉沉弦而滑。拟方徐图之。

紫苏茎　川郁金　广橘红　制半夏　制南星　木茯神　蒌霜　川贝母　涤饮散　煅礞石　汉防己　鸡心胞　灯心炭　秫秫米(《旌孝堂医案·十·癫狂》)

【参考文献】 (清)赵履鳌,赵冠鳌,江泽之,王应震.中医古籍珍稀抄本精选 旌孝堂医案 江泽之医案 王应震要诀 附程绍南医案集[M].叶进,张再良,包来发点校.上海:上海科学技术出版社,2004.

清·《余听鸿医案》

【原文】 余见吾师治一痰痫,终日喜笑怒骂,高歌狂喊,力能逾垣走游街市,已有八九月。或时吐痰,神识稍清。吾师曰:痰久则坚而难出,虽消痰化热徒然,当用吐法以倾其痰窠,作痫疾治之。将鲜桃叶一二斤捣汁,和水灌之,用鸡羽探吐,吐出坚痰。连吐四五次,吐出黏痰数碗,又吐出痰块三枚,坚凝如卵,色青光亮。病人吐后,觉胸膈烦热,进以甘凉清热,化痰潜阳,二十余剂,神识大清,调理半月而愈。(《余听鸿医案·桃叶吐痰》)

【参考文献】 (清)费伯雄.孟河费氏医案 余听鸿医案[M].上海:上海科学技术出版社,2010.

清·《医验随笔》

【原文】 打铁桥下郑元利洋货店锡君之妻病癫,终日喋喋自言语,命立则立,坐则终日呆坐,与食则食,不与亦不索,如是者年余矣,中西医均不效。一日先生遇郑君于新市桥,详述病状,邀至中隐诊所,为立一方,用羚羊角五分、贝母三钱、珠粉五分,并赠与马宝五分,研和,分三次服,稍愈,再合前方服,未过半病已爽然若失。逾月遂有娠,生一子,举家欣喜过望。因制银盾镌"饮上池水"四字以赠云。又高车渡农家子病痫风,每发四肢陡然抽搐,不省人事,四处就治,多年不效。一日来诊,先生亦用前法与服马宝等,后虽复发,不过两手蠢动耳。又服前方加熊胆一分同研。后问诸其人,云已久不发矣。按,时珍《纲目》马肾条下云:马有墨在肾,与牛黄、狗宝相类,而未详其功用。谅即马宝也。今先生尚藏四两许,色灰白,有宝光纹理,层层包裹,与牛黄、狗宝同。其大小无定,大者如瓜,小者如拳。先生云:马为火畜,其性必燥,病之有痰者宜之。又阅《医学问答初集》俞君鉴泉答裘君云:夫痴狂为神经病,心属神属火,马为火畜,行速不寐,能识途,确具神足心专之能力,以动物之体生此静物,故有安神定心之功欤。

书院弄蔡姓妇,未病之前言语稍觉不伦,继则寒热大作,神识昏糊,狂呼有大大蛇来,两手环转,日夜不休,有时大呼三老爷具呈伸冤,两目翳封,甚至裸体奔匿桶中。延医诊之,足加医头与牛黄清心丸、至宝丹,口如龙喷,后请邓君诊视,以为痰火扰乱神明,大黄一两、元明粉五钱,数服无效,险象迭呈。或以为武痴也,不饮不食已五六日矣。其夫惶恐,欲备后事,时先生与蔡姓同居,适家人病,是时在五月,杪市上枇杷已少,先生命购一篓与食,而分半与蔡姓,蔡妇食之味甘美,屡次索食,其夫又觅得数篓,日夜与食,病转机,两目之翳亦退。谅系肝木太旺,枇杷属金,能润心肺,兼平肝木,故见效如是。十年后秋间又诊,始病伏邪寒热交作,舌苔浊腻质绛,有旬日矣。用芳香清暑之品,寒热减轻,其人饮食不慎,恣食各物,忽转为癫狂,两目失神,彻夜不寐,喃喃自言,有时谩骂,赤身裸体,不避亲疏。先生诊之曰:此痰火扰乱神明,心神不安也。用马宝一分、濂珠二分、辰砂三分、胆星三分、天竺黄三分、石菖蒲三分,研末,竹沥二两徐徐灌服,一剂神清,癫狂遂已。(《医验随笔·正文》)

【参考文献】 裘庆元.三三医书[M].张年顺,樊正伦,芮立新主校.北京:中国中医药出版社,2012.

清·《医案摘奇》

【原文】 沈海如之妇,夏季受凉,延周陶诸医杂治。初起时伤暑发热,不知用香薷饮以疏泄。旬余后，月事忽来，热入血室而发癫，又不知用犀角地黄法以凉血，遂致妄言谵语，曾兼白痦。诸医仍但彻外邪，不除脏病，于是狂病大作，妄言秽亵，不避亲疏，丑态百出。如是又医两月余，痴妇之名大著矣。忽眷属中有怜其苦况，发愤欲为治愈者，专人来邀曰：素知君喜用重剂，故初起未敢相烦，今则非君不能治，务求拯救，惟痴妇难免有开罪处，总乞包涵。余允诺。迨病者见余，果狂言大作，诟詈①不休。余置诸不理，但使众女客遮蔽其体，强执其手而诊之，觉脉小急，而左寸关弦甚，询知食甚多而寐甚少，终日狂言狂态。阅其前所服诸方，皆系安神清心药。余曰：药虽无误，尚未当也。乃为书桃仁承气汤，重用胆星、干桃花、生铁落，为剂投之。次日狂言略减。照前方又投一剂，第三日狂定而言尚乱，乃以前方去铁落，加石菖蒲及辰茯神，减芒硝，加枳实为剂。第四日，大便下数次，两脉不弦急，狂态止而知羞耻。遂尽除前药，改用养阴、理痰、安神益胃等法。第五日再诊，病者已神清气爽，向余请罪。遂即止药，不复再狂，夫可治之症，因前医不谙治法，而使此妇无端出丑，岂不冤哉。（《医案摘奇·卷之四·痴狂》）

【参考文献】 （清）傅松元，张士骧．医案摘奇·雪雅堂医案[M].太原：山西科学技术出版社，2010.

【注释】 ① 诟詈（gòu lì）：辱骂。

清·《陈莲舫医案》

【原文】 （案一）金，左，四十二。阳并于阴为癫。癫象有根，每发神呆目瞪，当脘懊侬，言语亦为错落。脉见弦滑，拟以开降。

半夏　木神　路路通　杭菊　细菖　远志　会皮　白芍　胆星　丹参　炒当归　炒枳实　炒竹茹　龙虎丸一九，另冲服

（案二）右。治癫症将成，神呆不语。

半夏　木神　礞石　路路通　胆星　远志　天竹黄　会皮　细菖　丹参　僵蚕　开口椒八分　竹茹玫炒（《陈莲舫医案·卷下·六·癫》）

【参考文献】 （清）陈秉钧．陈莲舫先生医案[M].包来发点校．上海：上海科学技术出版社，2004.

清·《医学衷中参西录》

【原文】 都凤巢，洮昌都道尹之公子，年三旬，得癫狂失心证。

病因：因读书无所成就，欲别谋营业而庭训甚严，不能自由，心郁生热，因热生痰，遂至癫狂失心。

证候：言语错乱，精神昏瞀，时或忿怒，时或狂歌，其心中犹似烦躁，夜不能寐，恒以手自挠其胸，盖自觉发闷也。问之亦不能答，观其身形似颇强壮，六脉滑实，两寸尤甚，一息五至。

诊断：人之元神在脑，识神在心，心脑息息相通，其神明自湛然长醒。生理学家谓心有四支血管通脑，此即神明往来于心脑之路也。此证之脉，其关前之滑实太过，系有热痰上壅，将其心脑相通之路杜塞，遂至神明有所隔碍，失其常性，此癫狂失心之所由来也。治之者当投以开通重坠之剂，引其痰火下行，其四支血管为痰所瘀者，复其流通之旧，则神明之往来自无所隔碍，而复湛然长醒之旧矣。

处方：生赭石轧细,两半　川大黄八钱　清半夏五钱　芒硝四钱

药共四味,先将赭石、半夏煎十余沸,加入大黄煎两三沸,取汤一大盅,入芒硝融化温服。

方解：方中重用赭石者,以赭石系铁氧化合,其重坠之性能引血管中之瘀痰下行也。

复诊：三日服药一次凡降下之药不可连服,须俟其正气稍缓再服,共服三次,每次服药后通下大便两三次,似有痰涎随下,其精神较前稍明了,诊其脉仍有滑实之象,身体未见衰弱,拟再投以较重之剂,盖凡癫狂之甚者,非重剂治之不能愈也。

处方：生赭石轧细,二两　川大黄一两　芒硝四钱　甘遂钱半,细末

药共四味,先煎赭石十余沸,入大黄煎两三沸,取汤一大盅,入芒硝融化,将服时再调入甘遂末。

三诊：将药如法煎服一剂,下大便五六次,带有痰涎若干,中隔两日又服药一次药中有甘遂,必须三日一次,不然必作呕吐,又下大便五六次,中多兼痰块挑之不开,此所谓顽痰也。从此精神大见明了,脉象亦不复滑实矣,拟改用平和之剂调治之。

处方：生怀山药一两　生杭芍六钱　清半夏四钱　石菖蒲三钱　生远志二钱　清竹沥三钱
镜面砂研细,三分

药共七味,将前五味煎汤一大盅,调入竹沥送服朱砂细末。

效果：将药如法煎服数剂,病遂全愈。(《医学衷中参西录·五·医案·(十三)痫痉癫狂门·癫狂失心》)

【参考文献】 张锡纯.医学衷中参西录[M].北京：中医古籍出版社,2016.

清·《也是山人医案》

【原文】 顾(四六),神识如醉,厥阳上并,志意不乐,有时叫喊。凡动皆阳,诸静为阴,此属热痰阻蔽灵机。《经》云：重阳者狂,重阴者癫。议降肝胆相火。

羚羊角一钱　化橘红一钱　陈胆星五分　龙胆草一钱　天竺黄一钱　石菖蒲六分　远志七分
(《也是山人医案·癫痫》)

【参考文献】 (清)薛生白,也是山人.扫叶庄医案也是山人医案[M].上海：上海科学技术出版社,2010.

清·《大小诸证方论》

【原文】 此症多生于脾胃之虚寒,饮食入胃,不变精而变痰,痰迷心窍,遂成癫狂矣。苟徒治痰而不补气,未有不速之死者〔也〕。方用：

人参五钱　白术一两　肉桂一钱　干姜一钱　白芥子五钱　甘草五分　菖蒲五分　半夏三钱
陈皮二钱

水煎服。如妇人得此症,加白芍一两、柴胡二钱、黑栀子二钱,去肉桂,治之最神效。
(《大小诸证方论·傅青主先生秘传杂症方论·癫狂方》)

【参考文献】 (清)傅山.大小诸证方论[M].何高民校订.太原：山西人民出版社,1983.

清·《傅氏杂方》

【原文】 此症由热盛所致,应效如神。假矮瓜其叶背有筋便是,将此树身并根堡水,堡

至一日之久，交发狂者饮之便愈。（《傅氏杂方·附潘昌远堂选方·发癫发狂良方》）

【参考文献】 （清）傅山.傅山临证医书合编［M］.太原：山西科学技术出版社，2005.

第二节　狂　病

清·《医宗说约》

【原文】 一切热病发狂，不可掩闭床帐，务用揭开，放入爽气。良久，随用铜镜按在心胸间，热势稍退即除。若伤寒温热发狂，渴不止者，将朴硝一斤研细，用水一盆，将青布方圆一尺许，三五块浸于硝水中，微搅半干，搭在病人胸堂并后心上，频易冷者，搭之如得睡汗，乃愈。

一切发狂，奔走势不可遏，须于病人处生火一盆，用醋一碗，倾于火上，其烟冲入病人鼻内，仍将姜汁喷于病人头面、身体、手足，即安。方可察其阳狂阴躁用药。（《医宗说约·卷之三·救发狂法》）

【参考文献】 （清）蒋示吉.医宗说约［M］.王道瑞，申好真校注.北京：中国中医药出版社，2004.

清·《病机沙篆》

【原文】 狂之为症，皆因阳邪过极，故猖狂刚暴。若有邪附，杀人不避水火，骂詈不避亲疏，登高而歌，弃衣而走，逾墙上屋，非力所能。或言未尝见之事，少卧而不饥，自高贵也，自辨智也，自贵倨也。故越人云"重阳者狂"也，《素问》帝曰：有怒狂者，此病安生？岐伯曰：生于阳也……阳气者，因暴折而难决，故善怒，名曰阳厥。阳明者常动，巨阳少阳不动，而动太疾，此其候也。夺其食即已。夫食入于阴，长气于阳，故夺其食即已，使之服生铁落为饮，以其下气疾也。阳气抑郁而不能疏越，少阳胆木挟三焦相火与太阳阴火而上逆，使人发怒如狂；夺其食者，不使火助邪也，饮以生铁落者，全以制木也，木平则火降，故曰下气疾也。

帝曰：阳明病甚则弃衣而走，登高而歌，或至不食数日，逾墙上屋，皆非其素所能也，病反能者，何也？岐伯曰：四肢者诸阳之本也，阳盛则四肢实，实则能登高也。热盛于身，故弃衣欲走也。上焦实者，从高抑下，生铁落饮。生铁四十斤，入火烧赤，砧上捶之，有花坠地，是名铁落，用水二斗，煮取一斗，入后药：石膏三两，龙齿、茯苓、防风各一两五钱，元参、秦艽各一面，入铁汁中煮取五升，加竹沥二合，饮之自愈。

在上者越之，瓜蒂散见前。阳明实则脉伏，大承气下之。虚者补之，宁志膏，人参、枣仁、辰砂、乳香、白蜜丸，薄荷汤下。或一醉散，朱砂五钱，曼陀罗花二钱五分，末服二钱，酒送下。若醉便卧，勿惊之。

《经》云：悲哀动中则伤魂，魂伤则狂妄不精，不精则不正。当以喜胜之，以温药补魂之阳，惊气丸主之。附子、木香、僵蚕、花蛇、天麻、麻黄、橘红、干葛各五钱，苏叶一两，南星五钱，朱砂为衣，入冰、麝少许，蜜丸圆眼大，一丸金箔薄荷汤下，又防己地黄汤，防己一钱，桂枝、防风各三钱，甘草二钱，酒浸一宿绞取汁，生地二斤，酒浸亦取汁，和匀服，以补魂之三阳。

喜乐无极则伤魄,魄伤则狂。当以恐胜之,以凉药补魄之阴,辰砂丸主之,辰砂、白矾、郁金为末蜜丸;或以苦参一味为末蜜丸,薄荷汤下十丸,补魄之三阴。妇人热入血室,发狂不认人者,牛黄丸。牛黄二钱五分,朱砂、丹参、丹皮、郁金各三钱,冰片、甘草各一钱,为末蜜丸,新汲水化服。又方:一味大黄为末,童便调服。(《病机沙篆·卷下·六·癫狂·狂症》)

【参考文献】 包来发.明清名医全书大成 李中梓医学全书[M].北京:中国中医药出版社,2015.

清·《内经博议》

【原文】 狂 狂之为病,先自悲也。善忘、善怒、善恐,少卧不饥,已而自高贤也,自辨智也,自尊贵也,善骂詈,日夜不休,又好歌乐,妄行不休,多食,善见鬼神。此则得之有所大恐、大忧、大喜失神之所致也。至若阳明之外感病,亦能发狂,上屋登高而呼,弃衣而走,骂詈不避亲疏。此则邪并于阳则狂,亦曰重阳则狂也。然彼以心疾,此以热病。阳明为心君之所居,热并其部,势必及之,故亦失神也。又以心肾不交,二阴二阳皆交,至病为肾之水窒而龙火逆上,与阳明之热交并,亦能使神惑志失而为癫疾为狂,骂詈妄行。此所谓肾精不守,不能主里,使心火自焚也。又有所谓怒狂者,阳气因暴折而难决,故善怒而狂,亦所谓阳厥也。治之以生铁落为之饮,且夺其食则病已,以夺食则不长气于阳,而铁落能下气已。(《内经博议·卷之四·述病部下·疝伏梁狂癫痫黄疸血枯病第八》)

【参考文献】 裘庆元.珍本医书集成[M].北京:中国医药科技出版社,2016.

清·《傅青主男科重编考释》

【原文】 〔凡人有病发狂见鬼,此正气虚而邪气犯之也,似宜正治邪气为是。然而"邪之所凑,其气必虚",不治其虚,安问其余?此所以急宜因其正气,而少佐以祛寒祛邪之药为妙。〕方用:

人参一两　白术一两　半夏三钱　天南星三钱　附子一钱
水煎服。

〔发狂见鬼,明是虚而痰中之,用半夏、南星、附子以祛痰,不用人参、白术之多,何以并驾齐驱而成功载?此方之妙,不特发狂见鬼,而治中风不语,卒倒不知人,亦神妙之极。盖气虚而后始中痰也。〕(《傅青主男科重编考释·癫狂门·发狂见鬼》)

【原文】 此症是内热之症,方用:

人参三钱　白芍三钱　半夏三钱　南星二钱　白芥子一钱　陈皮一钱　黄连二钱　甘草一钱
水煎服。

〔此方妙在用黄连,盖厥深热益深,去其热则厥自定。黄连入心,引诸补心之味,同群共济,或补或泻,中正之意也。〕(《傅青主男科重编考释·癫狂门·发狂不见鬼》)

【原文】 此症有因伤寒得之者,一时之狂也,可用白虎汤以泻其火。更有终年狂而不愈者,或拿刀杀人,或詈骂人,不认儿女,见水大喜,见食大恶,此心气之虚,而热邪乘之,痰气侵之也,方用**化狂汤**:

人参一两　白术一两　茯神一两　附子一分　半夏三钱　菟丝子三钱　菖蒲三钱　甘草一钱
水煎服。

一剂狂定。此方妙在补心、脾、胃三经,化其痰而不去泻火。盖泻火则心气益伤,而痰涎益盛,狂何以止乎?尤妙微用附子,引补心消痰之品,直入心中,则气易补而痰易消,又何用泻火之多事哉?(《傅青主男科重编考释·癫狂门·热狂》)

【原文】 凡发狂骂人,不口渴,索引与水不饮者,寒症之狂也。此必气郁不舒,怒气未泄,其人平日定懦弱不振耳。〔治之法,宜祛痰为主,而佐以补气之药,〕方用:

人参一两　白术五钱　茯神一两　半夏一钱　南星一钱　附子一两　柴胡一钱　菖蒲三分

水煎服。

(此方之妙,全在补气,而不十分祛痰,寒症发寒,与痫症同治,加入附子以消其寒气,菖蒲引药入心经,自然下喉熟睡,病如失矣。方中再加柴胡,以舒其木旺之郁气,尤易奏功耳。)(《傅青主男科重编考释·癫狂门·寒狂》)

【参考文献】 (清)傅山.傅青主男科重编考释[M].何高民编考.太原:山西科学教育出版社,1987.

清·《石室秘录》

【原文】 雷公真君曰:狂病有伤寒得之者,此一时之狂也。照仲景张公伤寒门治之,用白虎汤以泻火矣。更有终年狂病而不愈者,或欲拿刀以杀人,或欲见官而大骂,亲戚之不认,儿女之不知,见水则大喜,见食则大怒,此乃心气之虚,而热邪乘之,痰气侵之,遂成为狂矣。此等症欲泻火,而火在心之中不可泻也;欲消痰,而痰在心之中不易消也。惟有补脾胃之气,则心自得养;不必祛痰痰自化,不必泻火火自无矣。方为**化狂丹**:

人参一两　白术一两　甘草一钱　茯神一两　附子一分　半夏三钱　菖蒲一钱　菟丝子三钱

水煎服。一剂狂定,再剂病痊。此方妙在补心、脾、胃之三经,而化其痰,不去泻火。盖泻火则心气愈伤,而痰涎愈盛,狂将何止乎?尤妙用附子一分,引补心消痰之剂,直入心中,则气尤易补,而痰尤易消,又何用泻火之多事乎,此所以奏功如神也。(《石室秘录·卷六(数集)·狂症》)

【参考文献】 (清)陈士铎.石室秘录[M].张灿等点校.北京:中国中医药出版社,1991.

清·《辨证录》

【原文】 人有热极发狂,登高而呼,弃衣而走,气喘发汗如雨,此阳明胃经之火也。夫阳明之火何以能使人登高而呼乎?盖火性炎上,内火炽胜,则身自飞扬矣。热郁于胸,得呼则气泄矣。衣所以蔽体者也,内热既盛,衣之覆体,不啻如焚,弃之则快,又何顾焉。火刑肺金,自然大喘,喘极而肺金受伤,不能自卫夫皮毛,腠理开泄,阴不摄阳,逼其汁而外出,有不可止遏之势,汗既尽出,心无所养,神将飞越,安得而不发狂乎。方用**加味白虎汤**救之。

人参二两　石膏三两　知母五钱　茯苓五钱　麦冬二两　甘草一钱　半夏三钱　竹叶二百片

糯米一撮

水煎服。一剂而狂定,再剂而热止矣,不可用三剂也。

此症非用白虎汤以急救胃火,则肾水立时熬干,身成黑炭矣。然而火势燎原,非杯水可救,必得滂沱大雨,则满山遍野之焰,始能尽行扑灭也。

此症用**坎水汤**亦效。

石膏一两　玄参二两　甘草一钱　天花粉三钱　炒栀子三钱　车前子二钱

水煎服。一剂狂定，再剂全愈。

人有火起发狂，腹满不得卧，面赤心热，妄见妄言，如见鬼状，此亦阳明胃火之盛也。然胃火是阳症，而妄见妄言如见鬼状，又是阴症，何也？阳明之火盛，由于心包之火盛也。阳明属阳，而心包属阴，心包与阳明之火，一齐并动，故腹满而不得卧。倘仅有胃火之动，而心包之火不动，虽口渴腹满，而尚可卧。惟心包助胃火而齐动，遂至心神外越，而阴气乘之，若有所见，因而妄有所言，如见鬼而实非真有鬼也。治法仍宜泻胃之火，而不必泻心包之火。盖胃为心包之子，心包为胃之母也。母盛而子始旺，然子衰而母亦弱耳，泻胃火非即泻心包之火乎。方用**泻子汤**：

玄参三两　甘菊花一两　知母三钱　天花粉三钱

水煎服。一剂而胃火平，二剂而心包火亦平矣。二火既平，而狂病自愈。

论理此症可用白虎汤，予嫌白虎汤过于峻削，故改用泻子汤。以此症心包属阴，用白虎汤以泻阳，毕竟有伤阴气，不若泻子汤，既泻其阳，而又无损其阴之为愈也。或曰：母盛而子始旺，泻心包之火可也，何以泻胃子之火耶！不知五脏六腑之火最烈者胃火也，胃火一炽，将肾水立时烁干，故必须先救胃火，胃火息而心包之火亦息矣。倘先泻心包之火，而寒凉之药不能先入心包，必由胃而后入，假道灭虢，不反动胃火之怒乎！不若直泻胃火，既能制阳，又能制阴，两有所得也。

此症用**二石汤**亦神。

人参五钱　石膏五钱　寒水石二钱　茯苓三钱　半夏二钱　丹皮五钱

水煎服。一剂狂定，二剂全愈。

人有易喜易笑，狂妄谵语，心神散乱，目有所见，人疑为胃火之热也。不知此病非胃热也，乃心热耳。心热发狂，膻中之外卫，谓何亦因心过于酷热，则包络膻中何敢代心以司令，听心中之自主而喜笑不节矣。譬如君王恣肆以擅威，宰辅大臣不敢轻谏，则近侍左右，无非便佞之流，自然声色可以娱心，言语可以博趣，此偏喜偏笑之所必至也。于是所发之令无非乱政，及至令不可行，而涣散之景象有同鬼域矣。人心之发热何独不然。然而心中发狂，以致神越，宜立时暴亡矣，何以仍能苟延日月耶？不知心热之发狂，不同于胃热之发狂，胃热之发狂乃外热而犯心，心之发狂乃内热而自乱。故胃狂有遽亡之祸，而心狂有苟延之幸也。治法必以清心为主，心清而狂自定矣。方用**清心丹**：

黄连三钱　茯神五钱　生枣仁五钱　人参三钱　麦冬一两　玄参一两　丹参三钱

水煎服。一剂而神定，再剂而狂定，不必用三剂也。

黄连所以清心火，然徒用黄连，则心火正燥，恐黄连性燥，反动其燥，所以又益人参、丹参、麦冬之类，润以济之。盖火有余，自然气不足，补气以泻火，则心君无伤，可静而不可动矣。

此症用**解妄汤**亦效。

人参一两　黄连　茯神　柏子仁　玄参　丹参各三钱　生枣仁五钱　甘草一钱　肉桂二分

水煎服。一剂狂定，二剂全愈。

人有身热发狂，所言者无非淫乱之语，所喜者无非欢愉之事，一拂其言，一违其事，则狂妄猝发,见神见鬼,人以为心热之极也,谁知是心包之热乎?夫心包为心君之副,心中安静,胡为任包络之拂乱乖张至此。盖君弱臣强,心中寒极,不能自主耳。譬如庸懦之主,朝纲解散,乃寄其权于相,而相臣植党营私,生杀予夺,悉出其手,奉令者立即称扬,违命者辄加苛斥,闻顺情之辞则喜,听逆耳之言则怒。颠倒是非,违背礼法,心自生疑,若有所见,心包热狂,正复相似,治法自应泻心包之火。然而徒治心包,而心中内寒,愈有震惊之嫌,必须补助其心,使心气不弱,而后呼召外人,可清震主之贼矣。苟或单泻心包之火,则心包且有犯逆之危,非治法之善也。方用**卫主汤**:

人参一两　茯苓五钱　玄参一两　天花粉三钱　麦冬五钱　生地五钱　丹皮三钱

水煎服。一剂而身热止,二剂而狂安定,四剂而喜怒得其正矣。

方中之玄参、生地、丹皮,乃清心包之药,其人参、茯苓、麦冬仍是补心之品,心强而心包之火自弱矣。况玄参、生地、丹皮虽泻心包而亦是补心之剂,自然拨乱为安,化奸为忠也。或谓心中虚寒,用人参以补虚是矣,然用玄参、丹皮、生地之类虽凉心包,独不益心之寒乎?似乎宜加热药以济之也。嗟乎!心寒用热药理也。然而心包火旺,用助火之药以益心,必由心包而后能入,火性炎蒸,心未必得益,而转助心包之焰矣。故不若用人参以助心之为得。盖人参亦能助心包,非心包所恶,用玄参之类共入之,自然拥卫其心,指挥群药,以扫荡炎氛,将心气自旺,寒变为温,何必用热药以生变哉。

此症用**正心汤**亦神效。

人参　熟地各一两　玄参　麦冬各二两　菖蒲一钱　白芥子三钱

水煎服。一剂轻,二剂愈。

人有为强横者所折辱,愤懑不平,遂病心狂,时而持刀,时而逾屋,披头大叫,人以为阳明胃火之盛也,谁知是阳明胃土之衰乎?夫阳明火盛,必由于心火之大旺也。心火旺,而胃火盛,是火生夫土也,心火衰而胃火盛,是土败于火也。火生土而胃安,土败火而胃变,虽所变有似于真火之盛,而中已无根,欲土崩瓦解,而不可救矣。夫狂症皆是热,而余以此为虚热,而非实热,孰肯信之。不知脏腑实热可以凉折,而虚热必须温引。然而阳明胃经之虚热,又不可全用温引也。于温中而佐之微寒之品,实治法之善者。盖阳明虚热,乃内伤而非外感也。因愤懑而生热,不同于邪入而生热也,明甚。以邪为实热,而正热为虚热耳。方用**平热汤**:

人参五钱　黄芪一两　甘草一钱　麦冬一两　黄芩一钱　青皮五分　竹沥一合　白芍五钱　茯苓三钱　枣仁三钱　炒栀子五分　天花粉三钱　柴胡五分

水煎服。二剂而狂轻,四剂而狂定,服一月而安然熟卧矣。

此方变竹叶石膏汤,以治阳明之虚热也。甘温以退大热,复佐之以甘寒,使阳明之火相顺而不逆,转能健土于火宅之中,消烟于余氛之内。土既有根,火亦自息,何狂之不去乎!倘以为实热,而用竹叶石膏也,去生自远矣。

此症用**舒愤汤**亦神效。

白芍二两　炒栀子五分　玄参一两　天花粉三钱　柴胡一钱

水煎服。一剂狂定,再剂愈,三剂全愈。

人有忍饥过劳,忽然发狂,披发裸形,罔知羞恶,人以为失心之病也,谁知是伤胃而动火乎?夫胃属阳明,阳明火动,多一发而不可止。世皆谓胃火,宜泻而不宜补,然而胃实可泻,而胃虚不可泻也。《经》云：二阳之病发心、脾。二阳者，正言胃也。胃为水谷之海，最能容物，物入胃而消，胃亦得物而养，物养胃而火静，胃失物而火动矣。及至火动而胃土将崩，必求救于心脾，心见胃火之沸腾，而心神有切肤之痛，自扰乱而不宁，脾见胃火之焚烧，而脾之意有震邻之恐，亦纷纭而无定，失其归依，安得而不发狂哉！治法不必安心之神，奠脾之意也，仍救其胃气之存，而狂自可定也。虽然救胃气者，必救胃土也，欲救胃土，而不少杀胃火，则胃气亦未能独存耳。方用**救焚疗胃汤**：

人参一两　玄参一两　竹沥一合　陈皮三分　神曲五分　山药五钱　百合五钱

水煎服。一剂而狂定，再剂而狂止，三剂全愈。

此方大用人参以救胃土，即兼用玄参以杀胃火，又益之群药以调停于心、肺、脾、肾之间，使肝不敢来伤胃土，则胃气尤易转也。胃气一转，胃伤可补，胃既无伤，而心之神，脾之意，又宁有扰乱纷纭之患乎！此狂之所以易定耳。

此症用**遏火汤**亦神效。

人参　白术　生地各五钱　玄参一两　甘草一钱　知母一钱　天花粉二钱　陈皮五分　神曲一钱　丹皮五钱

水煎服。一剂狂定，再剂全愈。（《辨证录·卷之四·狂病门（六则）》）

【参考文献】（清）陈士铎.辨证录［M］.北京：中国中医药出版社，2007.

清·《辨症玉函》

【原文】发狂之有虚实也，发狂多是热邪之作祟，然亦间有虚火之发狂，又不可不知也。发狂之实症，与治实狂之方法，前文已载，兹不再论。但论阴虚而发狂者，此症妇人居多，郁气不伸，思慕不遂，一时忧愤，遂成此症。或披发行歌，或出门呼唤，见男子则思其心上之人，见女子则嗔其目中之刺，或吞炭而食泥，或毁容而割体，人生抱病至此，亦可怜也。此皆肝气实郁，肝血干燥，两关之脉必然沿出寸口，所谓欲得男子，而不可得者也。此等之病，必须大补肾中之水，足以生肝，而少加之以安心祛痰之药，又益之以解郁降火之味，自然羞愧顿生，前狂自定。方名解羞汤，一剂即见神功，二剂全愈，不必三剂也。吾传方至此，亦怜妇人之郁而成此病也。倘见左关之脉沿出寸口，人未发狂之前，即以吾方，减十之六七，早为治之，又何至有花颠之患哉？远公可记之，汝将来有治此等之病者，故吾先传此方也。

解羞汤

熟地二两　白芍三两　柴胡三钱　炒栀子三钱　生枣仁五钱　菖蒲一钱　白芥子三钱　茯神一两　麦冬一两　北五味二钱　山茱萸五钱　丹皮五钱　当归五钱　香附二钱　郁金一钱

水煎服。（《辨症玉函·卷之二（亨）·虚症实症辨·发狂》）

【原文】发狂有真有假，虽虚实可包其内，然而真假非虚实之论也。人有一时闷乱，妄言见鬼，此痰迷心窍，而非火毒入心，非假狂而何。若作狂症治之，则死矣。如人不得志，先议论纷纭，以曲为直，讥刺雌黄，本为无心之论，以消其郁郁不平之气，久之而狂成矣。见妻子而怒骂，谒官府而指摘，甚至赤身露体，终年累月而不止者，乃因假而成真，非若一时发狂，登高而歌，弃衣而走，见水而入之可比也。此等之病，但可治狂，而不可泻火。若作火狂治之，亦顷刻死矣。吾所以又立一门，而畅谈之也。特传一方，二症俱可治之，方名为释狂丹。病人不肯服，两人执其手，一人抱其身，一人撅其齿，一人灌药。服后必然大骂，久之而身倦，又久之而身卧矣。听其自睡，切勿惊他，醒来前症顿失，彼自索药减半。再与二剂，无不全愈，神之神也。

释狂丹

人参五钱　天花粉五钱　生枣仁五钱　白术一两　白芥子五钱　陈皮一钱　菖蒲二钱　丹砂一钱　柴胡二钱　白芍一两　当归五钱　郁金五钱　枳壳一钱　神曲五钱

水煎服。（《辨症玉函·卷之四（贞）·真症假症辨·发狂》）

【参考文献】（清）陈士铎.辨症玉函[M].北京：中国医药科技出版社，2011.

清·《冯氏锦囊秘录》

【原文】狂者，阳毒也。是因伤寒失下，阳毒热壅于上，以致狂走妄言，面赤咽痛，潮热独语①，如见鬼怪，惟噎气②躁逆，五心烦热，唇肿口呿，或遍体发黄，其脉则实，此阳症之顺者也，只须下之乃安。如发狂难制，以酷炭气入鼻即定，方可察其阴阳也。至若小便自遗，瞳人不转，直视妄言者，此是肾绝。盖肾藏精志，因下利过多，致亡津液，精夺志失，变为如狂，乃坏症也。又若四五日间，表邪尽入于里，少腹硬满，皮见青紫筋，大便黑，小便利而狂者，是下焦有蓄血不行也，治须为之下血。其大便黑者，血瘀也。小便利者，血病而气不病也。盖此因太阳热入膀胱，与血相搏，则蓄结于少腹而狂。《经》曰：热结膀胱，其人如狂。又曰：血并于下，乱而喜忘。如血不胜热，被热迫下行，则热亦随血散而愈矣。然狂为阳实，躁为阴虚，候虽相近，而虚实迥有不同，治者不可不辨。（《冯氏锦囊秘录·杂症大小合参卷十·伤寒发狂》）

【原文】凡治狂证，须分阳狂阴躁，方用药无差。如初起头疼发热，恶寒方已，复登高而歌，弃衣而走，逾墙上屋，骂詈叫喊，大渴欲死，脉来有力者，此邪热传里，阳盛发狂，当用寒药下之，是为阳狂。如见舌卷囊缩者，不治。若病起无头疼，身微热，面赤烦躁，脉来沉微无力，乃寒极而发躁，指甲面颜青黑，冷汗不止，心腹硬结如石，躁渴欲死，是乃阴证似阳，当用热药温之，此为阴躁。凡见厥冷下利，谵语遗尿，直视躁不得卧，其脉无力欲绝者，不治。故曰：脏受寒邪，不温则死。夫气为阳，气虚则寒，故温亦是补，又名救里者，以阳虚大危，亟当救援也。若自病起而无热，但狂言烦躁不安，精采不与人相当者，此为如狂。乃热结膀胱，太阳经之里症也，宜利之，若下之则死。凡先烦后躁，可治。先躁后烦，死。独躁不烦者，死。盖躁无暂安，为脏厥③耳。更有卧寐不宁者，乃胃中津液干枯，不能内营其魂魄也。惟为生津，俾胃和而卧自安也。（《冯氏锦囊秘录·杂症大小合参卷十·伤寒辨阳狂阴躁》）

【原文】狂言者，大开目与人语，语所未尝见之事者是也，实也。谵语者，合目自言，言所日用常见常行之事者是也，虚也。郑声者，声战无力，不能接续，造字出于喉中者是也，乃虚之更甚者也。如气息不促，手足颇温，其脉沉细者，急以白虎汤加人参、五味、麦冬，助其元气，或浓煎独参汤，徐徐呷之。若其脉微细，大小便自利，手足冷者，尤宜温补之，四逆、理中均为对症之药矣。凡昼日烦躁，虚阳扰乱，外见假热也。夜安静不呕渴，脉沉微，无大热，阴气独治，内系真寒也。阴虚之极，阳必厥，阳虚之极，阴必躁，当用姜、附，直从阴中回阳，不可以昼日烦躁而疑之也。但服药或用热药冷饮之法，或加阴药一二，以为热药向导之方，制方之宜，存乎其人。故古方凡用辛热回阳，必佐归芍敛阴，使阳回而阴不被劫也。然诸谵语脉

浮大者,生;沉小四逆者,死。即所谓阳病见阴脉也。(《冯氏锦囊秘录·杂症大小合参卷十·伤寒狂言谵语郑声辨》)

【原文】 产后发狂者,此阴血暴崩,肝虚火炎之极也。宜泽兰、归、地、牛膝、茯神、远志、枣仁加童便主之。若因败血停滞,用调经散;若因心血虚损,用柏子仁散;若因肾虚阴火上迫,而为如狂者,宜八味汤加减服之。要知产后大虚,而继诸病,则当以虚为本,而病为标也。(《冯氏锦囊秘录·女科精要卷十八·产后杂症门·产后发狂》)

【参考文献】 (清)冯兆张.冯氏锦囊秘录[M].北京:中国医药科技出版社,2011.

【注释】

① 独语:神志一般清醒而喃喃自语,见人语止。属虚证,多由心气虚,精不养神所致,见于癫病、老年性精神病等。

② 噎气:中医病名称为呃逆,西医称膈肌痉挛。是气逆上冲,喉间呃呃连声,声短而频,令人不能自主为特征的病症。

③ 脏厥:内脏阳气衰微所致的肢厥。

清·《医学心悟》

【原文】 问曰:狂乱何以属阳明腑病? 答曰:重阴为颠,重阳为狂。诸经之狂,皆阳盛也。伤寒阳热极盛,至于发狂,势亦危矣。狂之发也,少卧不饥,妄语妄行,或登高而歌,弃衣而走,甚至逾垣上屋,皆阳热亢极使之,非下不除。又太阳病不解,热结膀胱,其人如狂,此乃下焦蓄血,少腹当硬满,小便自利,大便黑色,虽则如狂,初不若发狂之甚也。又有以火劫汗,遂至亡阳,发为惊狂,有慌乱恐惧之象,实非狂也。是知如狂者,膀胱蓄血;惊狂者,劫汗亡阳;发狂者,阳明胃腑实热也。又问曰:寒证有发狂者,何也? 答曰:此阴盛隔阳之证,其人烦躁,欲坐卧泥水中,是名阴燥,脉必沉迟,或见下利清谷诸寒证,急宜温补,不可误用寒凉也。(《医学心悟·卷二·阳明腑病·狂乱》)

【参考文献】 (清)程国彭.医学心悟[M].闫志安,徐文兵校注.北京:中国中医药出版社,1996.

清·《松峰说疫》

【原文】 狂之为病有三,而阴症不与焉。《经》曰:重阳则狂。又曰:邪入于阳则狂。诸经之狂,总阳盛也。

一曰发狂,盖阳明多气多血,阳邪入胃腑,热结不解,因而发狂。其症则妄起行,妄笑语,登高而歌,弃衣而走,逾垣上屋,呼号骂詈,不避亲疏,数日不食,皆因阳明邪热上乘心肺,故令神志昏乱,如此是为邪热已极,非峻逐火邪不能自已。故但察其面赤咽痛,潮热噎气,五心烦热,唇肿口哕,发黄脉实,形如醉人,大便鞭结或腹满而坚。有可攻等症,则宜以大承气、六一顺气等汤,凉膈散,消息出入下之。再甚则为阳毒,斟酌施治。如无胀、满、实、坚等症,而惟胃火致然,则但以白虎汤、抽薪饮等,泄去火邪自愈。一曰如狂,或当汗不汗,或覆盖不周而不汗。太阳之邪,无从而出,故随经入腑,小腹鞭满,小便自利,下焦蓄血,《经》所谓热结膀胱,其人如狂。是特如狂而未至于狂耳,宜桃仁承气下之则愈。一曰火邪惊狂,其或薰熨迫汗,灼艾烧针等治不如法,令人烦躁起卧不安是也。此伤寒中事,瘟疫门原无熏灼治法,故无

此变症。至于狂乱而兼小便自遗直视,汗出辄复热,不能食,舌卷囊缩,皆难治。

抽薪饮

黄芩　石斛　木通　炒栀　黄柏　枳壳麸炒　泽泻盐水炒　甘草

水煎,冷服。热在经络者,加连翘、花粉;在血分、大小肠者,加槐花、黄连;在阳明头面,或烦躁便实者,加石膏;在下焦,加胆草、车前;在阴分,津液少者,加二冬、生地、白芍;便结,加硝、黄。(《松峰说疫·卷之二·论治·瘟症杂症治略·狂》)

【原文】 凡狂热不可掩闭床帐,务揭开放入爽气。病人如觉恶风,则不必矣。

三白饮　治热极狂乱及热不退。

鸡子清一枚　白蜜一大匙,生者更良　芒硝酌用

共和一处,再用凉水和服。如心不宁,加珍珠末五分。

靛青饮　治天行瘟疫,时气热毒,烦躁狂言。尚未至发狂之甚者,亦皆可服。

靛青一大匙

以新汲井水和服。

独参丸　治发狂不避水火。

苦参不拘多少

为末,蜜丸梧子大,薄荷汤下二钱。水亦可。

治狂走,鸡子壳(出过小鸡者)。泡滚水服,即安。

浑圆丸　治舌黄,烦躁,狂言,发热。

生鸡子吞,一二枚

又方,蚯蚓,治瘟病大热狂言。蚓粪,新汲水和服亦妙。

鹊石散　治发狂,逾墙上屋。

黄连　寒水石

等分为末。每服二钱,浓煎甘草汤,候冷调服。

铁胆饮　阳毒在脏,谵妄狂走。

铁粉一两　胆草五钱

共末,磨刀水调服二钱,小儿五分。

元砂丹　治发狂。

元明粉二钱　朱砂一钱

共末,冷水服。

又方,胆草末,二钱　鸡子清一个　白蜜一匙

凉水化服。

黄雪膏

大黄不拘多少

炒黄为末,雪水熬如膏,冷水和服。亦治发黄。

又方,狂走见鬼。蚯蚓数条,去净泥,人尿煮汁饮,或生绞汁亦可。

又方,治狂走。瓜蒂末,井水服一钱,取吐即愈。

又方,人粪入罐内,泥封,煅半日,盖地下,出火毒,研,新汲水服二三钱。未退再服。

又方,大热狂渴。干陈人粪为末,于阴地净黄土中作小坑,将粪末入坑中,新汲水和匀,

良久澄清,细细与饮即解。

醋治狂法,阴狂、阳狂皆治。(瘟疫无阴狂。)于病人室中,生旺火一盆,将好醋一大碗,倾于火上,病人闻之即安。兼燥渴者,入硝半斤于冷水内,用青布一块,浸硝水中,取出搭胸上,布热再浸换,如得睡,汗出即愈。(一法用镜按身上,亦得。)如兼舌出不收,将麻黄水洗净舌,用冰片、牛黄、麝香研末,点舌即收。(或止用冰片亦可。)(《松峰说疫·卷之二·论治·瘟疫杂症简方·狂》)

【参考文献】 (清)刘奎.松峰说疫[M].北京:人民卫生出版社,1987.

清·《杂病源流犀烛》

【原文】 山楂丸 〔总治〕。

生铁落饮 〔又〕先煮铁落水,入石膏三两 龙齿 茯神 防风各一两半 元参 秦艽各一两 煎好入竹沥。

承气汤 〔胃实〕大黄 芒硝 枳实 厚朴

惊气丸 〔补魂〕附子 木香 橘红 姜蚕 麻黄 天麻 葛根 白花蛇各五钱 苏叶一两 冰片 麝香各五分 朱砂一钱为衣 蜜丸,圆眼大,薄荷汤下一丸。

通泄散 〔风涎〕瓜蒂末三钱,加轻粉一匙,水半合,调匀灌之,良久涎自出。如未出,含砂糖一块,下咽涎即出。

郁金丸 〔补魂〕朱砂 郁金 白矾

苦参丸 〔又〕苦参一味,蜜丸,每十丸,薄荷汤下。

牛黄解热丸 〔热入血室〕牛黄钱半 朱砂 郁金 丹皮各三钱 冰片 甘草各一钱 蜜丸。

当归承气汤 〔火盛〕当归 大黄各一两 芒硝七钱 甘草五钱 共为末,每一两加姜五片、枣十枚煎。

黄连泻心汤 〔又〕黄芩二两 黄连 生地 知母各一两 甘草五钱 共为末,每五钱,水煎。

牛黄泻心汤 〔又〕生大黄一两 牛黄 冰片 朱砂各一钱 共为末,每三钱,姜汁、蜜水调下。一名南极延生汤。

清心滚痰丸 〔痰结〕此即上清心导痰丸。

铁粉散 〔痰迷〕真铁粉 半夏 南星 白附子 羌活各二两 生川乌一两半 朱砂 琥珀 白姜蚕各一两 枯矾五钱 全蝎五十个 金箔三十片 共为末,每四钱,姜汁调下,或水调亦可。《本事方》曰:铁粉不但化痰镇心,至于摧抑肝邪特异,若多恚怒,肝邪本盛,铁粉能制伏之也。

镇心丹 〔失心〕朱砂 枯矾等分 水丸,芡子大,每一丸,参汤下。

叶氏雄朱丸 〔又〕朱砂 雄黄各一钱半 白附子一钱 猪心血丸,另用朱砂为衣,每五丸、七丸、九丸,人参、菖蒲汤下。无人参,黄芪代之。

辰砂宁志丸 〔劳神〕辰砂二两,用酒二升煮,酒存二盏,留用 姜远志 菖蒲 枣仁 乳香 当归 茯苓 茯神各七钱 人参五钱 猪心一个,研如泥 并酒丸,临卧枣汤下。

宁志化痰汤 〔又〕胆星 半夏 陈皮 茯苓 姜黄连 天麻 人参 枣仁 菖蒲各一

钱　姜五片　煎服,再服养血清心汤。

养血清心汤〔又〕当归　生地各一钱半　人参　白术　姜远志　茯神　枣仁　川芎各一钱　甘草五分

辰砂散〔不卧〕(块)朱砂一两　枣仁　乳香各五钱　服法详上不寐方中。(《杂病源流犀烛·卷七·癫狂源流·治狂方十九》)

【参考文献】(清)沈金鳌.杂病源流犀烛[M].李占永,李晓林校注.北京:中国中医药出版社,1994.

清·《罗氏会约医镜》

【原文】狂有实狂、如狂二症,当分析之,不得概视。实狂者,因伤寒热邪传于胃府,当下失下,以致热结而发狂,不卧不饥,妄言弃衣,潮热咽痛,便结腹满,或遍体发黄,其脉洪实,此阳证之顺者也,下之乃安。轻则黄连解毒汤,重则六一顺气汤。若汗吐下后虚者,人参白虎汤可也。至于下利太过,致亡津液,精夺志失,变而为狂,小便自遗,瞳人不转,脉息虚脱者,此难治也。如狂者,由本体虚弱,及七情内伤,而寒邪复感于外,病随邪起,此虚狂也。其症外无黄赤之色,内无胸腹之结,脉不滑实,虽或躁扰妄言,而禁之则止,口不焦渴,便不硬结,是皆精气受伤,神魂失守之症。不能察此,便谓阳狂,妄行攻泻,必至杀人。治者须分阴阳乃得。如阳虚者,宜补中益气汤之类;阴虚者,宜四物六味之类。又有阴虚挟火,阳虚挟寒者,须分治之。此外又有蓄血发狂者,详上伤寒蓄血条。以上治法,是其大略,而变症不一,宜自酌量。

黄连解毒汤　治大热,妄言,乱走,脉实发狂。

黄连二钱　黄芩　黄柏　栀子各一钱

水煎,热服。

六一顺气汤(方载上十四内)　治症同前,但较甚者,实热作狂也。

白虎加参汤　治汗吐下后,微虚发狂者。

人参无者以山药三钱代之,或以今时北条参三钱代之　知母三钱　生石膏五钱,捣碎　甘草一钱　粳米一撮　加辰砂五分,细研同煎

水煎,温服。

补中益气汤　治右手脉弱,举动无力,声息短微,气虚躁扰如狂者。

人参或以山药三钱代之　白术　归身各一钱　黄芪蜜炙,钱半　陈皮七分　甘草炙,五分　升麻盐炒　柴胡酒炒,各三分

水煎服。

四物汤　治左手脉弱,面白唇淡,口干舌燥,血虚躁扰如狂者。

归身二钱　白芍酒炒,钱半　川芎一钱　熟地三钱

水煎服。

六味地黄汤　治左尺脉弱,肾水枯竭,津液干涸,水亏躁扰如狂者。

熟地三五钱　茯苓钱半　枣皮　丹皮各一钱　淮山药二钱　泽泻八分

水煎服。

滋阴退火汤(新)　治水亏挟火,脉浮大无力,躁扰如狂者。

熟地三五钱　生地　白芍　麦冬各二钱　女贞子钱半　甘草七分　知母　地骨皮各一钱　黄芩　生石膏各二钱

水煎服。

八味地黄汤　治阳虚挟寒,右尺脉弱,假热躁扰如狂者。

即前六味地黄汤加肉桂、附子各钱半。此即阴症似阳,即用附子理中汤冰冷与服,亦妙。

凡发狂难制,以炭烧红,淬入醋中,使气入鼻即定,方可察症诊脉。

凡发狂者,或下利,或反目直视,或汗后复热,不食者即死。(《罗氏会约医镜·卷之四·伤寒(下)·三十八·论伤寒发狂》)

【原文】　产后发狂者,此阴血暴崩,肝虚火炎之极也,宜养心生血,则得矣。

济火养心汤　治阴虚火炎,似狂非狂,不得认为实证也。

熟地五七钱　当归身二三钱　泽兰叶四五钱　怀牛膝酒蒸　茯神　枣仁炒研,各钱三分　远志七分

煎就,加童便一杯合服,或加柏子(去油)一钱。如因恶露未下,败血攻心,加苏木(浓煎汁)合服,或再加桃仁(去皮)、红花(酒炒)各五六分于此补剂内亦可。若因肾虚阴火上迫而为如狂者,宜八味地黄汤。要知产后大虚,而继诸病,则当以虚为本,而病为标也。如血虚内热,脉洪滑,舌黄便燥,少加清火之品,如生地、白芍、丹皮、麦冬、淡竹叶之类可也。

芎归泻心汤　治败血停积,上干于心,胸膈胀闷,烦燥昏乱,狂言妄语,如见鬼神。若视为邪祟,误矣!

归尾　川芎　元胡　蒲黄　丹皮各一钱　桂心七分

水煎,调五灵脂(另研末)一钱,食后服。(《罗氏会约医镜·卷十五·妇科(下)·产后门·八十一·产后发狂》)

【参考文献】　(清)罗国纲.罗氏会约医镜[M].北京:中国中医药出版社,2015.

清·《大方脉》

【原文】　胃经热极乘心则神昏,热入于阳则狂乱。如神昏狂乱,表实无汗者,主以三黄石膏汤。若里实便秘,脉证俱实者,服诸承气汤。如不兼表里证,但热极乘心,神昏狂乱者,服白虎解毒汤。(《大方脉·伤寒辨证篇·卷二·辨别诸证·神昏狂乱》)

【参考文献】　周慎.湖湘名医典籍精华内科卷[M].长沙:湖南科学技术出版社,1999.

清·《伤寒指掌》

【原文】　《经》曰:邪入于阳则狂,伤寒热毒在胃,乘于心,则主发狂。邪热极矣,用甘草汤候冷,调下鹊石散二钱。

邵评:胃热乘心,可用大黄黄连泻心汤,煎成,冲童便莲心,最效。甚则锉入犀角末、金汁。

如狂症,太阳蓄血发狂,则少腹硬痛,小便自利;阳明蓄血如狂,则喜忘,大便黑,均以桃仁承气汤主之。又有阳盛阴虚之人,作汗将解之时,奄然发狂,濈然汗出而解者,当须识之,不可与药也。(以上参《准绳》)

邵评:如狂有蓄血、狂汗之分。

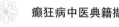

凡胃热乘心,则神昏狂乱,表实无汗者,三黄石膏汤;里实不便者,承气汤;无表里症而热极者,白虎、解毒等汤。(参《金鉴》)(《伤寒指掌·卷一·阳明本病述古·狂乱》)

【原文】 《经》曰:邪入于阳则狂。又曰:重阳则狂。狂为阳盛也,伤寒热毒在胃,并于心。至于发狂,邪热极矣。

邵评:阳邪入于阳经,故曰重阳。阳盛则狂也,若邪热内伏胃中,火毒上熏,蒙扰心包灵气,则神不自知而发狂。

狂之发,少卧不饥,妄言笑,妄起止,弃衣而走,登高而歌,甚则逾垣上屋,皆独阳亢极使然,非吐下不能已。

邵评:此是阳明实火上升,神蒙不清。吐之下之,其热外泄,则狂自止。

凡胃中热极乘心,则神昏发狂。《经》云:重阳则狂者,谓热入于阳,则狂乱也。表实无汗,三黄石膏汤;里实不便,大承气汤;无表里症,白虎合解毒汤。

邵评:太阳表热不得外泄,郁而发狂,当清解表里热邪,阳明胃热不得下泄,燥屎内蒸而狂者,治宜下之。阳明经热,胃火内燔而狂者,治以清解胃热。

病人烦躁狂走,妄言叫骂,面赤咽痛,鼻如烟煤;或身斑如锦,或下利赤黄,此阳毒也。三黄汤、大黄散主之。

阳毒发狂,逾垣上屋者,霹雳汤,调下鹊石散二钱。或用人中黄三钱,开水下,或水调瓜蒂末吐痰。(以上皆实症治法)

邵评:火毒内燔,挟痰上灼,蒙蔽清灵,如醉如痴,宜大清其毒火,或吐其痰热。以上皆实症治法。(《伤寒指掌·卷三·伤寒变症·发狂(合参准绳金鉴)》)

【参考文献】 周仲瑛,于文明.中医古籍珍本集成续 伤寒金匮卷 伤寒标本心法类萃 伤寒指掌[M].长沙:湖南科学技术出版社,2014.

清·《温证指归》

【原文】 发狂一证,乃阳明热极,胃实之象,急当凉下。甚有弃衣而走,登高而歌,逾垣上屋者,盖四肢为诸阳之本,阳盛则四肢实,故能登高也。《内经》以邪入于阳则狂,是皆阳明邪实之象,以增损、双解、凉膈之类下之。如无胃实,白虎、三黄石膏、大小清凉之类清之,此皆实证治法。至于虚烦似狂,而危更胜于实狂也,病后多有此证,或余邪不尽,养心化热为要。或悲忧不已,病在肺也,生脉散;或失精不秘,病在肾也,六味地黄汤;或多郁怒,病在肝也,逍遥散;或饥饱不一,病在脾也,归脾汤,此虚烦似狂治法。更有畜血发狂,目睛红黄,舌色多黑,桃仁承气、抵当之类,加减治之。此其大略也。(《温证指归·卷二·发狂》)

【参考文献】 (清)周魁.温证指归[M].北京:中国中医药出版社,2015.

清·《古今医彻》

【原文】 狂者,阳明邪热所发,有实无虚也;谵语,则虚实参半焉;郑声,则虚多而实少矣。何以言之?阳明多气多血,邪又乘焉,则亢阳无制上乱神明,躁扰狂越,不可名状,故为大实大热也。《圣惠方》用大黄五两,醋炒微赤为散,以腊雪水五升煎如膏,每服五匙,冷水下。盖取其骏快之性,定祸乱以致太平,非此不能。谵语者,亦属胃邪所致,然有热入血室,

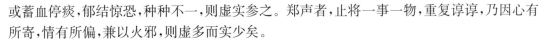

或蓄血停痰,郁结惊恐,种种不一,则虚实参之。郑声者,止将一事一物,重复谆谆,乃因心有所寄,情有所偏,兼以火邪,则虚多而实少矣。

昔撄宁生治一人发狂,视人为鬼,其脉累累如薏苡子,且喘且掉,曰此得之阳明胃实,以三化汤三四下之,愈。此阳明发狂也。治一女患心疾,狂歌痛哭,裸裎①詈骂,问之则瞪视默默,脉沉坚而结,曰得之忧愤沉郁,食与痰交积胸中,涌之皆积痰裹血,复与火剂清上膈,此兼郁痰而狂也。

橘泉翁治吴检讨子,年十八,眩晕狂乱。医以为中寒,已而四肢厥逆,欲自投火中,有欲用乌附回阳者。翁曰:此心脾火盛,阳明内实,非热药可疗。以泻火解毒三剂得减,此兼火而狂也。汪石山治一妇,三十余,忽病狂言,披发裸形,不知羞恶。其脉浮缓而濡,曰此必忍饥,或劳倦伤胃而然耳。《经》曰:二阳之病发心脾。二阳者,胃与大肠也。忍饥过劳,胃伤而火动矣,延及心、脾,则心所藏之神、脾所藏之意,皆为扰乱,失所依归,安得不狂? 此阳明虚也,法当补之,遂用独参汤加竹沥饮之,痊。此因内伤而狂也。

壶仙翁治发狂谵语,歌笑不伦,手足厥逆,身冷而掌有汗,两手脉沉滑有力。曰阳胜拒阴,火极而伏,反兼胜已之化,亢则害,承乃制也。热胜血菀,故发狂谵语。火性炎上,故歌笑不伦;阳极则反,故身冷厥逆。泄其血则火除,抑其阳则神宁,乃用桃仁承气汤下血数升,益以黄连、竹沥、石膏之剂,大汗而解。此兼血而狂也。要知狂为危候,医者到此,未便措手,辄曰下之,岂知有如是变幻。吾故表而出之。

丹溪治一少年,秋初热病,口渴而妄语,两颧火赤,医作大热治。翁诊之,脉弱而迟,告曰此作劳后病温,惟当服补剂自已。今六脉时见搏手,必凉药所致,竟以附子汤啜之,应手而瘥。又治宪幕傅氏子,病妄语。时若有所见,翁切其脉,告曰:此病痰也。然脉虚弦而沉数,盖得之当暑饮醉,又大惊。傅曰:然。尝夏因劳而甚渴,恣饮梅水一二升,又连得惊数次,遂病。翁以治痰补虚之剂处之,浃旬愈。

此二症又谵妄之异者,并载附焉。

三化汤

厚朴姜汁炒　大黄　枳实麸炒　羌活各三钱

水煎服。

独参汤

人参不拘多少,分两随症

拍破,水煎服。

桃仁承气汤

桃仁　肉桂　甘草各一钱　大黄二钱半　芒硝一钱半

水煎服。(《古今医彻·卷之一·伤寒·发狂谵语》)

【参考文献】　裘庆元.珍本医书集成[M].北京:中国医药科技出版社,2016.

【注释】　① 裸裎:露体,指脱衣露体,没有礼貌。出处《孟子·公孙丑上》:"尔为尔,我为我,虽袒裼裸裎于我侧,尔焉能浼我哉?"

清·《叶氏医效秘传》

【原文】《经》曰:重阳者狂,重阴者癫。又曰:邪入于阳则狂,邪入于阴则癫。又曰:

阳邪并于阳则狂,阴邪并于阴则癫。又曰:热毒在胃,并入于心,使神不宁,而志不定,遂发狂也。盖因阳症失汗,使阳热入深,又失下,使阳气重盛,阴气暴绝,独阳而无阴者也。始则少卧频起,妄语妄笑,甚则登高而歌,弃衣而走,逾垣上屋,热莫可遏,治宜寒凉之剂胜之。伤寒至于发狂,邪热至极,非大吐不能已也。若手足和暖,神气清爽,脉息洪大,目睛光彩,此为可治。若反目直视,四肢厥冷,六脉沉微,狂言不食,此为必死。

凡发狂奔走,势不可遏,须置火盆于病人处,用醋一碗倾于火炭上,令其气冲入病人鼻内,仍将姜汁喷其头、面、身体,手足即安,方可察其阳狂、阴躁,而施治疗。

凡热病发狂,切不可掩闭床帐,须要揭开,候爽气良久,遂用铜镜按在心胸间,俟热势稍退即除。若热太盛,燥渴不止,将硝一斤研细,以水一盆,用青布三五块浸于硝水中,微搅半干,搭在病人胸膛并心上,频频易之;如得睡汗乃愈。(《叶氏医效秘传·卷二·伤寒诸证论·发狂》)

【原文】 如狂者,势缓而尚能阻挡,非若发狂势凶而不能抵御者也。惟起卧不安,未至于狂耳。《经》曰:热结膀胱,其人如狂,此蓄血症也,治以抵当汤或桃仁承气汤。(《叶氏医效秘传·卷二·伤寒诸证论·如狂》)

【原文】 惊狂,乃亡阳惊惕之狂,非若重阳奔走之狂也。盖因阳邪在表,发汗再之,而汗不行,以致津液内竭,正气耗散。或置火床榻之下,或烧针灼艾,劫夺取汗,变为此症。所以倏然而起,惕然而动,精神耗乱,肢体不宁。实者,烦躁不已;虚者,真阳脱亡。法当柴、芩以劫热,龙、牡以收神,又当视其虚实而酌法之。(《叶氏医效秘传·卷二·伤寒诸证论·惊狂》)

【参考文献】 黄英志.叶天士医学全书[M].北京:中国中医药出版社,2015.

清·《王孟英医案》

【原文】 李叟年越古稀,意欲纳妾,虽露其情,而子孙以其耄且瞽也,不敢从,因此渐病狂惑。群医咸谓神志不足,广投热补之药,愈服愈剧,始延孟英诊之。脉劲搏指,面赤不言,口涎自流,力大无制,曰:此禀赋过强,阳气偏盛,姑勿论其脉证,即起病一端,概可见矣。如果命门火衰,早已萎靡不振,焉能兴此念头?医见其老,辄疑其虚。须知根本不坚实者,不能享长年,既享大寿,其得于天者必厚。况人年五十,阴气先衰,徐灵胎所谓千年之木,往往自焚,阴尽火炎,万物皆然。去冬吾治邵可亭孤阳喘逆,壮水清火之外,天生甘露饮,灌至二百余斤,即梨汁也。病已渐平,仅误于两盏姜汤,前功尽堕。可见阴难充长,火易燎原,今附、桂、仙茅、鹿茸、参、戟、河车等药,服之已久,更将何物以生其涸竭之水,而和其亢极之阳乎?寻果不起。

江某年三十余,忽两目发赤,牙龈肿痛,渐致狂妄,奔走骂人,不避亲长。其父皇皇,求孟英诊之。脉大而数,重按虚散,与东洋参、熟地黄、辰砂、磁石、龙齿、菖蒲、枣仁、琥珀、肉桂、金箔、龙眼肉为剂,投匕即安,翼日能课徒矣。(昔余友彭香林,患此证,医虽知其虚,而治不如法,竟以不起。今读此案,弥增惋叹。)

王月锄令媳,于庙见时忽目偏左视,扬手妄言,诸亲骇然,诘其婢媵,素无此恙。速孟英视之,脉弦滑而微数,苔黄脘闷。盖时虽春暮,天气酷热,兼以劳则火升,挟其素有之痰而使然也。与犀、羚、栀、翘、元参、丹参、薄荷、花粉,送礞石滚痰丸。三服而痰下神清,改投清养遂愈。次年即诞子。

一妇患证年余,药治罔效。初夏延孟英视之,发热甚于未申,足冷须以火烘,痰嗽苔黄,问有谵语,渴饮无汗。呕令撤去火盆,以生附子捣贴涌泉穴,且嘱恣啖梨蔗。方用人参白虎汤投之,七帖而年余之热尽退,继与养阴药而瘳。

费伯元分司,患烦躁不眠。医见其苔白也,投以温药,因而狂妄瘛疭,多方不应。余荐孟英视之,左脉弦细而数,右软滑,乃阴虚之体,心火炽,肝气动,而痰盛于中也。先以犀、羚、桑、菊,息其风;元参、丹皮、莲心、童溲,清其火;茹、贝、雪羹,化其痰,两剂而安。随与三甲、二至、磁朱,潜其阳;甘、麦、大枣,缓其急;地黄、麦冬,养其阴,渐次康复。

朱养心后人名大镛者,新婚后神呆目瞪,言语失伦。或疑其体弱神怯,与镇补安神诸药,驯致善饥善怒,骂詈如狂。其族兄已生邀孟英诊之,右脉洪滑。与犀角、石膏、菖蒲、胆星、竹沥、知母,吞礞石滚痰丸而愈。其大父患四肢冷颤,常服温补,延久不痊。孟英切其脉弦而缓,曰:非虚也。与通络方,吞指迷茯苓丸而瘥。

藁砧远出,妇病如狂。似属七情,而亦有不尽然者。有陈氏妇患此月余,巫医屡易,所费既钜,厥疾日增。孟英切其脉弦而数,能食便行,气每上冲,腹时痛胀。询其月事,云病起汛后,继多白带,孟英曰:病因如是。而昼则明了,夜多妄言,酷似热入血室之候。径从瘀血治可也。予桃仁、红花、犀角、菖蒲、胆星、旋覆、赭石、丹参、琥珀、葱白之剂,两服而瘀血果行,神情爽慧。继去桃仁、红花,加当归、元参,服数剂而瘥。

陈氏妇,年逾四旬,娩后忽然发狂。时值秋热甚烈,或以为受热,移之清凉之所,势不减。或以为瘀,投以通血之药而不效。金、顾二医皆以虚火,进以大剂温补,则狂莫能制。或云痰也,灌以牛黄丸亦不应。浼孟英视之,切脉弦数,头痛睛红,胸腹皆舒,身不发热,乃阴虚而肝阳陡动也。先灌童溲,势即减。剂以三甲、二至、丹参、石英、生地、菊花、牛膝、藕,用金饰同煎。一饮而病若失。愈后询之,果因弄瓦而拂其意耳。

陆渭川令媳患感,适遇姅期,医治数日,经止而昏狂陡作。改从热入血室治,转为痉厥,不省人事。所亲沈雨阶为延孟英诊之,脉弦软而虚滑,气逆面青,牙关不开,遗溺便秘。令按胸次,坚硬如桦。此冬温尚在气分。如果热入血室,何至昼亦昏迷。良由素多怫郁,气滞痰凝。用柴胡则肝气愈升,攻瘀血则诛伐无过。予小陷胸合蠲饮六神汤,加竹沥,调服牛黄至宝丹一颗。外以苏合丸涂于心下。痰即涌出,胸次渐柔,厥醒能言,脉较有力。次日仍用前方,调万氏清心丸一粒。果下痰矢,渐啜稀糜。改授肃清,数日而愈。续有顾某陡患昏狂,苔黄便秘,卧则身挺,汗出五心。医云热入膻中,宜透斑疹,治之加剧。孟英诊脉弦缓不鼓,身无大热,小溲清长。的非外感,乃心虚胆怯,疑虑忧愁,情志不怡,郁痰堵窍也。以蠲饮六神汤合雪羹,加竹叶、莲子心、竹沥。服二剂,狂止,自言腹胀而头偏左痛,仍以前方,吞当归龙荟丸。大解始下,改用清火养心、化痰舒郁之法而愈。(《王孟英医案·卷二·狂》)

【参考文献】 （清）王士雄. 王孟英医案[M]. 北京：中国中医药出版社,2006.

清·《大医马氏小儿脉珍科》

【原文】 又有发狂者,小儿长大时,妄言不食而歌,甚则逾垣上屋,弃衣而走,或一日二日方醒,始因冒热感风,风热内蓄,久则风痰郁结,上迷心包。盖心乃神之舍,偶为邪热攻逼,则神失其守而昏乱,名曰狂。治法清心疏风,去痰退热为主,若不速治,至再三发,难为治疗,必成废人矣,且诸痫之名虽异,而本于风痰则同,是以所用之药,大抵相似,或用延生锭子、保命丸、比金丹,重者虎睛丸、清心丸,或猪心丸、蝎虎丸等治之,寿星丸亦可。若诸般惊痫,昏迷不省口噤者,先用搐鼻开关散,以探其安危,然后次第用药。(《大医马氏小儿脉珍科·卷上·三十七·痫症论治(附发狂、怔忡)》)

【参考文献】 (清)马氏.大医马氏小儿脉珍科[M].童瑶点校.上海:上海科学技术出版社,2004.

清·《伤寒捷诀》

【原文】 烦躁狂言仍面赤,热潮咽痛号重阳,便于阳毒经中治,承气黄连白虎详,阴燥发狂宜附子,血瘀承气地黄汤。

发狂者,谓湿毒在胃,并入于心,遂使神志不定而发狂也。狂之发作,少卧不饥,妄语笑,妄起行,登高而歌,弃衣而走,其则逾垣上屋,此伤寒阳毒发狂之症也。《经》曰:邪入于阳则狂。又曰:重阳则狂,是也。宜以大承气汤倍加芒硝急下之。有身热烦躁,不得发狂者,表里俱热,宜三黄石膏汤、双解散治之。又有干呕、面赤、发斑、咽痛、下利黄赤、壮热不得汗者,宜葶苈苦酒汤治之。亦有阴燥发狂者,此非狂也,为阴极发燥。周身之火,浮游于外,或欲坐井中,或欲投泥水中卧,或欲向阴凉中坐,烦躁不安,亦如狂也。但手足逆冷,脉息沉微迟细,虽烦躁不能饮水者也,宜附子汤救之,不可一例以阳狂治也。亦有瘀血发狂者,血上逆则喜忘,血下蓄则如狂,宜桃仁承气汤及犀角地黄汤主之。其或重熨迫汗,灼艾烧针,令人烦躁卧起不安,则谓之火邪惊狂。凡是数者,各有条例。或狂言目反直视,为肾绝,汗出辄复狂言,不能食,死症也,非药石所能及矣。

附子汤

附子炮,二枚　茯苓三两　人参　白术　芍药

黄连解毒汤四味,黄柏黄芩栀子是,退黄清热更祛烦,吐血便红皆可治。(《伤寒捷诀·发狂》)

【原文】 火邪劫夺或惊狂,迫汗烧针更走阳,烦躁不安何药治,柴胡龙骨可煎尝。

火邪惊狂者,医家用火熏熨迫汗,及烧针灼艾而然也。其人亡阳躁卧起不安,宜柴胡加龙骨牡蛎汤主之,盖柴胡龙骨牡蛎能除烦敛气而镇惊也。(《伤寒捷诀·火邪惊狂》)

【参考文献】 严则庵.珍本医书集成 伤寒类 伤寒捷诀[M].上海:上海科学技术出版社,1985.

第三节 谵妄、谵语

清·《冯氏锦囊秘录》

【原文】 谵妄者,妄有闻见,语言无伦也。皆邪气炽盛,正气虚弱,神识不清所致。夫言

为心声,心热则多言,故睡中呢喃者,热之微也。寤而语言差谬者,热之甚也。有因胃热使然者;有因痘毒未尽者;有因心脾有热,痘裂出血、便血、衄血者。然凡妄有所见闻,如见鬼状者,最为恶候,盖毒攻于里,心志昏惑,神识不清,所谓神志俱丧,躯壳徒存耳。又须审其发与何脏?如目直视,手寻衣领,及乱捻物,此发于肝,是为亡魂。如闷乱喘促,手掐眉目鼻面,此发于肺,是为亡魄。如上视咬牙,叫哭惊悸,或不能言,此发于心,是为丧神。如困睡手足瘛疭,不思饮食,此发于脾,是为失意。如目无精光,身缩下坠,此发于肾,是为失志。《经》曰:衣被不敛,言语不避亲疏者,神明之乱也,故为不治。然有疮本稠密,是以起发成浆之后,精血外耗,不能养神,忽然神昏谵语者,治宜养血安神为主。治之而即已者,吉。如连作不已者,死。

夫邪气炽盛,正气虚弱,则神识不清,而谵妄所由生也。然因心热者。则似睡非睡,呢呢喃喃。若因胃热者,则大便坚闭,腹痛无伦。若因肝热,则忿怒不平,恍惚不定。若因肾热则恐怖见鬼,而神志俱丧。昼夜谵妄者,阳虚也。夜多谵妄者,阴虚也。然在初热时,则是火郁而然,必痘起则已。在行浆时,是则痛极而然,必浆足则已,若止谵妄而无他证者,则以治痘为主,倘兼别证者,又当随别证以审治之。(《冯氏锦囊秘录·痘疹全集卷二十三(总论痘要夹症门)·谵妄》)

【参考文献】　(清)冯兆张.冯氏锦囊秘录[M].北京:中国医药科技出版社,2011.

清·《伤寒大白》

【原文】　谵语者,语言狂妄也。阳明热极,上乘心肺,则神志不清。轻者睡中呢喃,重者不睡亦语。《经》云:谵语、独语、语言不休,与夫狂言言乱等症,由其病之轻重而立名也。今分别表热谵语,心热谵语,胃热谵语,肺热谵语,食滞谵语,燥屎谵语,痰热谵语,蓄血谵语,八条分别,表热谵语者,身虽大热,两足独冷,或癍痧内伏,或风湿相搏,一身尽痛,邪不外泄,内攻谵妄。病在太阳,羌活汤;病在阳明,升麻葛根汤;在少阳,柴胡汤。心热谵语者,动则狂惊,静则自笑,舌苔黑刺,时时昏沉,无一刻清爽,左寸脉数,导赤各半汤。胃热谵语者,时或狂妄,时而清爽,唇焦口渴,舌生黄苔,右关脉数,清胃汤、三黄巨胜汤。手足多汗,表邪未解,下症急者,大柴胡、大干葛汤选用。肺热谵语者,肺主藏魄,肺受火伤,则魂魄不宁,时或悲泣,时或咳嚏,凉膈散主之。食滞谵语者,外冒风寒,内伤饮食,邪食胶固,则发谵语,惟以唇不焦,舌不干,渴不消水,与里热谵语为异,治宜保和散,倍加枳实、石菖蒲、山楂、莱菔子。食滞初起,须用探吐之法,随用消化之药。若早用寒凉凝滞,则谵语益甚。若下早,则胸前结聚,而成结胸。即有便闭胀痛应下之症,亦止宜用芒硝玄明粉,以硝消坚,行而不滞,切忌用大黄重浊凝滞之味。燥屎谵语者,胸中有邪热,腹中有燥屎,热结在里,下不得泄,上熏心肺,唇焦口燥,脐腹胀满,大便不通,手足时时多汗,此下症谵语也,三承气汤选用。痰热谵语者,心胃有痰火,攻冲胞络,则君主不宁,而多谵语。此症口亦不渴,舌上滑苔,若服寒凉,则谵语愈甚,宜导痰汤。大便结者,指迷丸。吴氏以竹沥一盏,生栝蒌根,打烂绞汁一盏温服,涤痰清热,下顺大便,不比寒凝食滞不语之症,忌用寒凉清润之药。蓄血谵语者,漱水在口,不得下咽,身目发黄,言语若狂,此上焦血也;小腹胀满,小便反利,下焦血也。在上者,犀角地黄汤,加红花、当归;在下者,桃仁承气汤。

阳明病谵语,发潮热,脉滑而疾者,小承气汤主之。因与承气一盏,腹中转矢气者,更服一盏。若不转矢气者,勿更与之。明日不大便,脉反微涩者,里气虚也,为难治,不可更与承气汤。

详注潮热条。自此以下四章,详别谵语,用承气法。

阳明病,谵语有潮热,反不能食者,胃中有燥屎五六枚也。若能食者,但硬耳,宜大承气汤。

详注潮热条。

阳明病,其人多汗,以津液外出,胃中燥,大便必硬,硬则谵语,小承气汤主之。若一服谵语止,勿更服。

详注自汗条。

汗出谵语者,以有燥屎在胃中,此为风也,须下之,必过经乃可下。下之若早,语言必乱,以表虚里热故也。下之则愈,宜大承气汤。

此章以"表虚里热"三句在"表虚里热"下者,千古错解。

详注自汗条,须互相查考。

夫实则谵语,虚则郑声。郑声,重语也。

实邪谵语,狂妄不一;正气不足,只将一语反复言之也。

直视谵语,喘满者死;下利者亦死。

直视谵语,恶候也,又见喘满,其死必矣。若见下利,亦必死。

发汗多,若重发汗者,亡其阳谵语,脉短者死;脉和者,则不死。

阳实谵语,邪乱神明,尚为可治。亡阳谵语,神魂无主,故脉短者死;脉和者,尚可不死。

伤寒四五日,脉沉而喘满。沉为在里而反发其汗,津液越出,大便为难,表里虚实,久则谵语。

脉沉为邪在里,今反发其汗,则津液越出,肠胃干涸,大便为难。仲景虽不立方,然微和胃气,跃然言内。

伤寒若吐若下后不解,不大便五六日,上至十余日,日晡所发潮热,不恶寒,独语如见鬼状。若剧者,发则不识人,循衣摸床,惕而不安,微喘直视,脉弦者生,涩者死。微者,但发热谵语者,大承气汤主之。若一服利,止后服。

吐下后不解,又不大便,独语如见鬼状,发则不识人,循衣摸床,惕而不安,微喘直视,脉弦尚有生理,脉涩者死。若脉微,但发热谵语,无以上恶候,可与承气汤。若一服而大便利,即不可再服。

羌活汤、升麻葛根汤、柴胡汤,三方见恶寒。

导赤各半汤

川连　甘草　生地　木通　知母　滑石　麦冬　山栀　黄芩　犀角

心热谵语,宜清心经之热。欲清心热,莫如先利小便。

清胃汤

川连　升麻　生地　山栀　甘草

谵语清心热,一法也。亦有胃热谵语,宜先清胃者。故先立导赤各半汤,又立清胃汤也。

三黄巨胜汤

黄芩　黄连　大黄　山栀　石膏

此因三阳经皆热,故以三黄汤兼清三阳,加石膏、山栀,则功力巨大。

大干葛汤 见头痛。

谵语有下症者,理宜承气汤。若尚带阳明表邪,家秘以干葛、石膏,加大黄、枳壳,双解阳明表里。此从大柴胡双解少阳表里法中化立此方。要知清胃汤,清足阳明胃热者,大干葛汤,清手阳明大肠热者。

凉膈散

桔梗 黄芩 山栀 连翘 玄参 天花粉 薄荷 甘草 黄连 玄明粉

心热胃热谵语,人所知之;至于肺热,人多不知。上焦热甚,则神魂迷荡,故凉膈清神,持治谵妄。

枳石平胃散

热苍术 厚朴 广皮 甘草 枳实 石菖蒲 山楂肉 莱菔子

食滞胃家,外冒表邪,寒凝抑遏,皆发谵语,故立平胃保和散,倍加枳实、菖蒲、莱菔子。

导痰汤

半夏 南星 枳实 赤茯苓 橘红 石菖蒲 甘草 海石

有热加黄连。

食滞谵语,用平胃消导;若痰结中脘,又当消痰。

指迷丸

半夏 陈皮 甘草 白茯苓 枳实 玄明粉

痰结胃家,用导痰方法;热痰下结大肠,当用指迷丸。

犀角地黄汤 见身痛、衄血。

谵语如狂,亦有血症谛者,以此方出入加减。

桃仁承气汤 见蓄血。

大承气汤 见便结。(《伤寒大白·卷二·谵语》)

【参考文献】 (清)秦之桢.伤寒大白[M].北京:中国中医药出版社,2015.

第四节 鬼、邪、祟、鬼交

清·《病机沙篆》

【原文】 又有鬼魅相感之症,由正气本虚,欲心妄动,邪因乘之,其状不欲见人,如有晤对,或言笑歌哭,脉息乍大乍小,乍有乍无,或两手如出两人,或尺寸各为一等,或脉来绵绵不知度数,而颜色不变,皆鬼邪之候也。人参、茯神、远志养其正;生地、当归、枣仁安其神;朱砂、雄黄、沉香、安息香、麝香、鬼箭羽、虎头骨辟其邪;移寝室于向阳,用多人作伴,焚奇香不绝,乃其治也。仲景治手足烦热、咽干口燥,或为悸衄,此阳上升而不降,阴独居而在内,则为梦失,小建中汤和之,此世俗所昧也。凡脱精不止,固涩无功,当泻心火,清理不愈,则用升举,升、柴、二活;甘以缓之,甘草、大枣;酸以收之,茱萸、五味、枣仁、乌梅之类;莲须、金樱子、桑螵、海螵、龙骨、牡蛎固涩之品;知、柏、二冬,芩、连、竹叶、山栀清降之属。虚而不禁,气衰

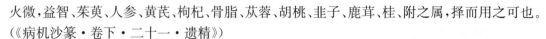

火微、益智、茱萸、人参、黄芪、枸杞、骨脂、苁蓉、胡桃、韭子、鹿茸、桂、附之属,择而用之可也。(《病机沙篆·卷下·二十一·遗精》)

【参考文献】 (明)李仕材.校正李仕材先生三书[M].上海:上海锦章图书局,1925.

清·《辨症玉函》

【原文】 邪有阴邪、有阳邪,虽辨之不清,无致大害,然而亦不可不辨者。辨之清,用药得当,自然易于奏功也。阳邪之中,大约骂詈之声不绝于口,发狂而走,不欲安静,或呼见大头之鬼,或喊见金甲之神,眼直视而口吐白沫者是也。倘以热药投之,立时死矣。法当用醒邪汤治之自愈。或疑阳症而何以仍用阳药?不知阳药可以祛阳邪,非人参之助正气,则邪不能退也。

醒邪汤

人参三钱　石膏一钱　半夏三钱　菖蒲一钱　黄连一钱

水煎服。(《辨症玉函·卷之一·阴症阳症辨·中邪》)

【参考文献】 (清)陈士铎.辨症玉函(附脉诀阐微)[M].北京:中国医药科技出版社,2011.

清·《冯氏锦囊秘录》

【原文】 丹溪云:虚病痰病,有似邪祟,盖神既衰乏,邪因而入,血气两亏,痰客中焦,妨碍升降,不得运用,以致十二官各失其职,视听言动,皆为虚妄,以邪治之,其人必死。有因思想郁结太过,以致心灵真神虚损,运用精气,偏聚一脏,即所谓邪气胜则实,乃有大力倍于平时,癫狂日久不倦,惊惕如痴,如中鬼邪者,或阳明内实,登高而歌,弃衣而走,杀人不避水火,骂詈不避亲疏者,此皆神明摇乱之证。古人有祝由一科,龙树咒法之治,皆移情变气之术,但可解疑释惑,使心神归正耳。何邪祟之可祛哉!虽然山谷幽阴,时有猿精狐怪,庄房日久,或多怨鬼愁魂,花木精多为孽,鸡犬岁久兴妖,然必因虚而入,盖正气虚,则阳明之气不足以胜其幽潜,更必因心而客。盖邪心起,则淫乱之神适足以招其类聚,或畏惧深,则疑似之念,适足以惑其心灵,乃致面黄肌瘦;或奇梦惊心,或昏倦嗜卧,或语言错乱,或嗜好失常,或饮食久绝而神色不变,或危笃垂毙而忽尔康强,或妄言祸福而明征不谬,或叫号震击而猛悍非常,或两脉而如出两人,或一脉而浮沉不等,乍疏乍数,乍大乍小,或促或结,或滑或实。凡遇此证,但以补虚安神为主,祛邪逐祟为佐。有痰者吐之消之,有积者下之攻之,用禁咒灸法,以治其外,正言激论,以醒其心,未有不愈者。若张皇无主,纯用攻击,不惟不能去病也。

五脏所藏,乃魂、魄、神、意、智耳。五脏和则所藏安,气血调和,何病之有?若或多思想,或多恼怒,或多惊恐,或多悲哀,或多扰抑,七情偏胜,五脏失和,则偏害之病生矣。《经》曰:邪气胜则实,所以发也。逾墙上屋,力强不倦,及将愈也,乃有倦色,始能寐矣。《经》所谓上气夺则虚也。然究其源,莫不由气血之衰,正气之弱而得,故有虚极之证,误投寒凉峻削,则虚火上乘,狂跳不止者,得虚火归原则已。(《冯氏锦囊秘录·杂症大小合参卷五·邪祟论》)

【原文】 梦与鬼交者,因血气虚衰,思想过度,神明耗损,外邪乘虚而犯之,其状时笑时泣,不欲见人,如有对忤者是也。其脉迟伏,或如鸟啄,或绵绵而来,不知度数,乍大乍小,乍短乍长。总由七情亏损心血,神无所护而然。宜用安神定志等药,正气复而神自安;外以患人两手拇指相并,用线扎紧,当合缝外,半肉半骨之间,名鬼哭穴,灼艾七壮,果是邪祟,病者乞求免灸自去矣。然人之五脏各有所藏,心神、肝魂、肺魂、脾意、肾精与志也。若心之血虚,则神无所依,肝之血虚,则魂无所附,肺之气虚,则魄无所归,脾肾二脏虚,则意与志恍惚而不能主。神明之官一乱,魂魄已离其体,夜梦鬼邪。若有所见者,即我之魂魄也。岂真有所谓鬼邪祟魅与之交感者哉!立斋断以七情亏损心血,神无所护而然,真得病情之至理矣。(《冯氏锦囊秘录·女科精要卷十六·女科杂症门·梦与鬼交》)

【参考文献】 (清)冯兆张.冯氏锦囊秘录[M].北京:中国医药科技出版社,2011.

清·《刺灸心法要诀》

【原文】 神门主治悸怔忡,呆痴中恶恍惚惊,兼治小儿惊痫证,金针补泻疾安宁。

〔注〕神门穴,主治惊悸,怔忡,呆痴,卒中鬼邪,恍惚振惊,及小儿惊痫等证。针三分,留七呼,灸三壮,炷如小麦。(《刺灸心法要诀·卷七·手部主病针灸要穴歌》)

【原文】 鬼魇暴绝最伤人,急灸鬼眼可回春,穴在两足大趾内,去甲韭叶鬼难存。

〔注〕凡一切鬼魇暴绝,当灸奇穴。在足两大趾内,去爪甲如韭叶许,名鬼眼穴。灸之则鬼邪自去,而病可愈也。(《刺灸心法要诀·卷八·灸暴绝穴歌》)

【原文】 中恶振噤鬼魅病,急灸鬼哭神可定,两手大指相并缚,穴在四处之骑缝。

〔注〕鬼哭穴,灸鬼魅狐惑,恍惚振噤等证。取穴:将两手大指相并缚定,用艾炷于两甲角反甲后肉四处骑缝。着火灸之,则患者哀告我自去为效。(《刺灸心法要诀·卷八·灸鬼哭穴歌》)

【参考文献】 (清)吴谦.医宗金鉴[M].北京:人民卫生出版社,1973.

清·《金匮翼》

【原文】 鬼迷者,心气不足,精神衰弱,幽阴之气,乘虚而感,令人喜怒不常,情思如醉,或狂言惊怖,向壁悲啼,梦寐多魇,与鬼交通,乍寒乍热,腹满短气,不食,诊其脉人迎气口乍大乍小,乃鬼魅所持之候也。

治鬼迷不醒方

雄黄一味,研如粉

吹入两鼻中瘥。安息香取一皂子大,焚令烟起,邪自退。

治妖魅病人不言鬼方

生鹿角镑

一味为细末,每服一钱,言即瘥。(《金匮翼·卷四·尸疰·鬼迷鬼击》)

【参考文献】 (清)尤怡.金匮翼[M].许有玲校注.北京:中国中医药出版社,2005.

清·《续名医类案》

【原文】 舒氏子为素衣女子所凭,掩捕不得,意绪恍惚如痴。家人具状请符于朱彦诚法师,朱读状大骇曰:必鳞介之精邪,毒入脾肝,里病深矣,非符水可疗,当躬往治之。乃假巨镬①煎油二十斤,焚符檄拘之,乃大白鳖也。镬油正沸,自投其中,糜烂而死。朱戒其家俟油冷,以斧破鳖剖骨并肉,曝日中,须极干,入人参、茯苓、龙骨末成丸。托为补药,命病者晨夕

饵之,勿使知之。如其言,丸尽病愈。(《艳异编》)

黄帝灸法,疗神邪鬼魅及颠狂病,语不择尊卑,灸上唇里面中央肉弦上一壮,如小麦大。又用钢刀将唇里面弦上割令其断,更佳也。

秦承祖灸孤鬼神邪及颠狂,诸般医治不瘥者,以并手两大拇指,用软丝绳急缚之,灸三壮,其炷著四处,半在甲上,半在肉上。四处尽一处不烧,其病不能得愈,神效不可量。小儿胎痫灸痫,一依此法灸一壮,炷如小麦大。

李士材治章氏女,在阁时,昏晕不知人,苏合丸灌醒后,狂言妄语,喃喃不休。左脉七至,大而无伦,右脉三至,微而难见,两手如出两人,此祟凭之脉也。线带系定二大拇指,以艾炷灸两甲界,鬼哭穴。至七壮,鬼即哀词求去。服调气平胃散加桃奴,数日而祟绝。(《续名医类案·卷二十二·邪祟》)

【参考文献】 (清)魏之琇. 续名医类案[M]. 黄汉儒点校. 北京:人民卫生出版社,1997.

【注释】 ① 巨镬(jù huò):大锅。

清·《杂病源流犀烛》

【原文】 不寐,心血虚而有热病也……有癫狂病发,火盛痰壅不寐者,宜辰砂散。有伤寒吐下后,虚烦不寐者,宜酸枣汤。有心胆俱怯,触事易惊,梦多不祥,虚烦不寐者,宜温胆汤。有失志郁抑,痰涎沃心,怔忡不寐者,宜温胆汤、加味温胆汤、加味二陈汤。有思虑过度,因脾主思,致脾经受邪,两手脉缓,经年累月不寐者,宜益气安神汤。有神气不宁,每卧则魂魄飞扬,觉身在床而神魂离体,惊悸多魇,通夕不寐者,此名离魂症,由肝藏魂,肝虚邪袭,魂无所归,故飞扬离体也,宜前后服真珠母丸、独活汤。不寐之症状,固如此其多矣,盖可忽乎哉。总之,怔忡以下诸病,都缘痰涎沃心、心气不足,以至变生种种。若凉心太过,则心火愈微,痰涎愈盛,渐至难治,故必以理痰顺气、养心安神为第一义。

狐惑症舌白齿晦,面目乍白乍赤乍黑,变异无常,四肢沉重,默默多眠,大病后肠胃空虚,三虫求食,食人五脏,食其喉则为惑,其声哑,上唇必有疮宜三黄泻心汤。

梦者,神与魂魄病也。心藏神,中虚不过径寸,而神明居焉。故心者,神明之舍,而神即精气之所化成。《灵枢》曰:两精相搏谓之神,随神往来谓之魂,并精出入谓之魄,是神魂魄三者,固非判然不相属者也。自人心多欲,神明外驰,因而气散于内,血随气行,荣卫纷乱,魂魄不安,于是乎百疾作。疾作者,神离故也。故太上贵养神,其次才养形。凡欲神之存乎也,凡欲神之存乎舍,而百疾不作。若夫梦者,亦神不安之一验耳。凡人形接则为事,神遇则为梦,神役乎物,则魂魄因而不安,魂魄不安,则飞扬妄行,合目而多梦,又况七情扰之,六淫感之,心气一虚随感而应。或由心虚,则梦恍惚幽昧之事而魇,宜清心补血汤。甚有精神衰弱,当其睡卧,魂魄外游,竟为鬼邪侵迫而魇者,此名鬼魇宜雄朱散,另详邪祟条中。甚矣,梦非细故也,其如太上之养神而可哉。(《杂病源流犀烛·卷六·不寐多寐源流梦魇》)

【原文】 邪祟,内外因俱有病也。其因于内者,若癫邪、郁冒、卒死等症,皆缘自己元神不守,恍恍惚惚,造无为有,如有见闻,乃极虚之候,非真为鬼邪所侮也。其因于外者,若十疰、五尸、中恶、客忤、鬼击、鬼打、鬼排、鬼魅、鬼魇、尸厥等症,皆实有邪祟为患,不问其人虚实强弱,皆能犯之,性命悬于呼吸,不速救,俱能杀人。兹故条列之。何谓癫邪?凡人气血衰耗,元精不固,或挟痰火,瞀乱心神,遂至视听言动,悉乖常度,似癫非癫,似醉非醉,歌泣吟笑,不一其态,妄言妄见,多生恐怖,斯真元虚之极矣宜归神丹、加减镇心丹。(《杂病源流犀烛·卷二十·邪祟病源流》)

【参考文献】 (清)沈金鳌.杂病源流犀烛[M].田思胜整理.北京:人民卫生出版社,2006.

清·《妇科冰鉴》

【原文】 《经》曰:心藏神,肝藏魂,肺藏魄,脾藏意。妇人七情内伤,亏损心脾,意欲不遂,神无所护,以致魂魄不宁,随神出入,故夜梦鬼交,昼则独悲独笑,宛有对忤,实自身神魂为病,非真有鬼邪干侵,而后若是也。当以养血安神为主,则鬼邪不驱而消灭矣。宜用归脾汤调辰砂、琥珀末服之,则志定神清,魂魄宁而无邪梦矣。(《妇科冰鉴·卷八·杂证门·梦与鬼交》)

【参考文献】 (清)柴得华.妇科冰鉴[M].王耀廷等点校.北京:中医古籍出版社,1995.

清·《古今医案按》

【原文】 又治浦江郑姓者,年二十余,秋间大发热,口渴,妄言妄见,病似邪鬼。七八日后,请朱治之。脉之,两手洪数而实。视其形肥,面赤带白,却喜露筋。脉本不实,凉药所致。此因劳倦成病,与温补药自安。曰:柴胡七八帖矣。以黄芪附子汤冷与之,饮三帖后,困倦鼾睡,微汗而解,脉亦稍软。继以黄芪白术汤,至十日,脉渐收敛而小,又与半月而安。

张路玉治文学黄稚洁,谵妄颠仆。数月以来,或六七日一发,或二三日一发,或一日二三发,发则大吐涎水血沫,或一日半日而苏,或二三时而苏。医祷不灵。近于邪祟,术士皆言宿孽所致,昼夜恒见亡婢仆妇二鬼缠绵,或时昏愦不省,或时妄言妄见。精气不时下脱,不能收摄。服二冬、二地、连、柏、金樱、石莲之属无算,反加作泻不食。后延张诊之,脉来寸盛尺微,前大后小,按之忽无,举之忽有。知为神气浮散之候,因与六君子加龙齿、菖蒲、远志,送养正丹,间续而进。前后共三七服,是后谵妄颠仆,绝不复发,邪祟亦不复见。惟梦泄为平时痼疾,不能霍然。更与平补镇心丹,两月而安。其尊人及昆弟亲戚,咸谓金石之药,能镇鬼神。曷知从前谵妄,皆神气浮散之故,得养正镇摄之功,当无神魂飞越之患矣。因识此以破杯影弓蛇之惑。

震按:鬼祟岂能病人,不过病似鬼祟耳。或痰或虚,从其脉象以施治法,诸案皆先贤之助也。亦有真由鬼祟者,苟非兵荒之疫病,即系冤对之凭依。书云,从逆凶。又云,作不善,降之百殃。天夺其魄,死亡随之。巫觋[①]所不祷,何有于医药哉。(《古今医案按·卷六·邪祟》)

【参考文献】 (清)俞震.古今医案按[M].北京:中国医药科技出版社,2014.
【注释】 ① 巫觋(wū xí):古代称女巫为巫,男巫为觋,合称"巫觋"。

清·《罗氏会约医镜》

【原文】 丹溪云:虚病痰病有似邪祟。盖气血两亏,痰客中焦,以致视听言动,皆为虚妄。以邪治之其人必死。由是观之,何邪之有!然必因虚而入。盖正气虚,则阳明之气不足以胜其幽潜,更必因心而客。盖邪心起,则淫乱之怪,适足以招其类聚,乃致面黄肌瘦,或奇梦惊心,或昏倦嗜卧,或饮食久绝而神色不变,或妄言祸福而明征不谬,或脉乍疏乍数,乍大乍小。凡遇此证,以补虚安神为主。有痰者吐之、消之,有积者下之、攻之。用灸法以治其外,正言以醒其心,未有不愈者。若张皇无主,纯用攻击,不惟病不去,而命亦危矣。

备拣古来治癫狂邪祟至简至稳神方于后,以便取用。

丹溪曰:治癫狂大法,以行痰为主,如黄连、南星、栝蒌、半夏,寻火寻痰,分多少而治。若痰盛者,必用吐法,吐后用朱砂安神丸及平肝之药青黛、柴胡、川芎之类。

邪狂横暴,用苦参为末,蜜丸,茶清下,上方也。

又法:将两手两足大拇指,以二指并缚一处,用艾灸爪甲旁七壮,须于甲肉之半,令四处着火,此名鬼俞穴。若是邪者,自即招认,求释而退。

邪附而癫,烧蚕蜕纸灰,酒调服,或于手拇指甲下,针之血出,即止。

心虚癫风,用郁金七两须四川蝉肚者为真,生明矾三两,共研末为丸,汤水任下六十丸,治痰裹心窍者最妙。

阳狂横暴,用大黄五钱,芒硝三钱,去胃中实热。当归五钱,补血和阴。甘草二钱,缓中泻火。加姜枣者,引入胃也,以大利邪去为度。《经》谓:微者逆之,甚者从之,此之谓也。

癫风邪祟,用朱砂一两,细研水飞,青靛净花二钱,以猪心血糊为丸,每用茶下二十丸,甚者不过三服。

猝痫,用钩藤、甘草煎服。

风癫,用南星九蒸九晒,姜汁糊丸服。

鬼附啼泣,或中恶腹痛,用升麻煎服。

中五尸鬼祟,用忍冬藤即俗名金银藤煮汁服,或煎膏酒化服。

邪祟,用大蒜捣溶,同香墨磨汁,酱汁合服。又方:同雄黄、杏仁研末服。又方:用安息香烧之,能去鬼祟,并治妇人夜梦鬼交。如丹参、白鲜皮、白蒺藜,俱可治邪。(《罗氏会约医镜·卷十二·杂证·四十二·论癫狂·附论邪祟》)

【原文】 除邪方　治妇人与邪交通,言笑畏人,心神昏迷,用雄黄研末二两,松脂四钱,溶化为丸,于火笼烧烟,令病者坐于上,去衣,以被蒙之,露头在外,不过三剂自断。仍以雄黄、防风、五味等分为末,或加人参更妙,每旦用井水调服。

又方:用绳扎缚两手一把,以艾揉熟,于两大指甲与肉连处,在指甲内角上共烧,一炷至三五炷,自作鬼哭求退。此名鬼俞穴,最灵最妙。

又方:妇人设与邪交,用鹿角磨汁,酒调服,其精自出。(《罗氏会约医镜·卷十四·妇科(上)·胎孕门·五十三·治邪祟法》)

【参考文献】 (清)罗国纲.罗氏会约医镜[M].北京:中国中医药出版社,2015.

清·《仿寓意草》

【原文】 余泰符,在西湖布业,其子因夷乱后家道中落,心多抑郁,人事改常,曾经自缢,得救未死,嗣后虽不疯而如痴已数年矣。道光三十年,患目羞明起翳,医半载未痊,特诣天长眼科医治,多服发散,目患未愈,转生痰火,曾经半夜投河,救起后更痴呆,不言不语,兹于咸丰元年回里就医非止一人,大抵清火化痰,作疯病治。方以龙胆泻肝汤为主,而痴呆更甚,饮食减少,作呕作干,头痛少寐,目患亦丝毫不减,因来向余求诊。其脉滑数有之而不甚有力且疏密不一。询其大疯数年内,不过二次,总要自戕,并不惹人,且必避人,现在全无疯象,惟有呆象。多服苦寒,不独伤胃,不思饮食,且胃不和,则卧不安,每每夜不能寐,心何以宁,神何以育。予知此症乃阴分大亏,沾染邪祟所致,邪祟者非必有鬼魅,或空房暗室久无人住,阴气甚重,集久成祟,遇气血亏虚之人,祟气即乘虚而入,使人如疯如魔,痴呆不语,病名淹殢^①,又即《左传》所谓晦淫惑疾也。盖左氏载医和之言,有云天有六气,曰阴、阳、风、雨、晦、明,过则为菑内有云晦淫惑疾,淫者过也,晦太过,则中人而成惑疾,有如邪祟。今此子乃中晦气,并无邪鬼依附,治之不难。然有鬼之疯,只要将鬼驱除,即无后患,此无鬼之魔,虽将祟气驱除,而气血两亏,调补不易,且脏腑久为祟气所据,神魂不能自主,加以本身三尸,再喜与外邪结党助虐。今外邪虽去,恐三彭尚不能安静,治愈后仍宜大补气血,使正气充足,邪不能干,即三尸亦寂然不动,而后可能全愈也。于是以煎方养阴育神,另制丸方,镇以宝贵之品,通以灵异之品,使祟气逼处不安,而本心之虚灵由渐而复,每日以煎药下丸药三钱。五六服后,言笑如常,寝食亦皆安适,其丸方与治戴六兄方大略相同,其药一料不过三两。予嘱以再合一料,兼服煎方峻补,以杜后患,惜乃翁吝啬,竟不肯从,仅要一膏方而去,现在病已若失。后来反覆与否,非予所知也。(《仿寓意草·仿寓意草卷下·余泰符子邪祟治效》)

　　【参考文献】　(元)罗天益,(清)李文荣. 罗谦甫治验案 仿寓意草合集[M]. 太原:山西科学技术出版社,2012.

　　【注释】　① 淹殢:遇气血亏虚之人,祟气即乘虚而入,使人如疯如魔,痴呆不语,病名淹殢。

清·《验方新编》

　　【原文】　此症经来或因家事触怒,逆血攻心,不知人事,狂言鬼神。先用麝香二分,辰砂、远志去心、甘草各一钱,柴胡、桔梗、茯神各二钱,木香五分,台党八分,水煎,不拘时服。后用**茯苓丸**即愈。

　　茯苓　茯神各八钱　远志去骨,六钱　朱砂三钱　猪心一个

　　稀粥为丸,如桐子大,用金银花汤送五十丸即愈。(《验方新编·卷九·妇人科调经门·经来狂言如见鬼神》)

　　【原文】　心主血,血去太多,心神恍惚,睡卧不安,言语失度,如见鬼神。俗医不知,呼为邪祟,误人多矣。宜用**茯神散**:

　　茯神　柏子仁　远志　党参　当归　生地　炙草各一钱　肉桂五分　猵猪心一个,阉割者为猵猪

　　水、酒各一盏,煎至一半,入童便一钟,调辰砂一钱,食后服。

　　如心下胀闷,烦躁昏乱,狂言妄语,如见鬼神者,此败血停积,上攻于心,心不受浊,便成此症。用**芎归泻心汤**:

　　归尾　川芎　元胡索　蒲黄　丹皮各一钱　肉桂七分

　　水煎,调五灵脂末一钱,食后服。(《验方新编·卷九·妇人科产后门·产后乍见鬼神》)

　　【原文】　大蚯蚓半斤,去泥,用童便煮汁饮,或生绞汁兑童便饮亦可。此葛仙方也。

又方：用新抱出鸡子的蛋壳煎汤服，即安，奇方也。

又方：灶心土煎水，日服三次，即愈。或用癞虾蟆贴心上方，最妙。（《验方新编·卷十四·伤寒·伤寒发狂目不识人或见鬼神》）

【原文】　治一切邪祟癫狂，胡言乱语，跃墙上屋，寻死等症。以病人两手大拇指用线齐头捆拢，用艾绒于两指缝中离指甲角一分半之处名鬼哭穴，半在甲上，半在肉上，四处尽烧。一处不烧，其疾不愈。神效不可量也。

又方：丝绵一尺，烧灰兑酒服，或开水送下均效。（《验方新编·卷十六·邪怪·灸鬼法》）

【原文】　明雄黄研细、苍术研细各一两，松香二两，先将松香溶化，以虎爪和各药末为丸如弹子大，夜烧火笼中，令病人坐其上，以被蒙住，露头在外，扶住熏之，连熏三夜，邪物自去。愈后，必然泄泻，多服平胃散见内外备用诸方，自愈。内有苍术最能避邪，此仙方也。终身忌食螃蟹。（《验方新编·卷十六·邪怪·男妇病邪与邪物交独言独笑悲哭恍惚》）

【参考文献】　（清）鲍相璈.验方新编［M］.北京：人民军医出版社，2008.

清·《针灸集成》

【原文】　咀咒之症，亦须用鬼邪之法，先针间使后，十三穴火锃一，依其法行之。（《针灸集成·卷二·五痫》）

【原文】　三里、内庭，治肚腹病妙，又身重肿，坐不欲起，风劳，脚疼，灸五十壮，针五分，补之，邪病大呼骂走，三里主之，名鬼邪千金。（《针灸集成·卷三·足阳明胃经》）

【原文】　间使，在掌后三寸，针三分，留七呼，灸五壮。

主治伤寒结胸，心悬如饥，呕沫少气，中风气塞，昏危不语，卒狂胸中澹澹，恶风寒，霍乱干呕，腋肿肘挛，卒心痛，多惊，咽中如鲠，妇人月水不调，小儿客忤久疟，可灸鬼邪随年壮。（《针灸集成·卷四·手厥阴心包络经》）

【参考文献】　（清）廖润鸿.针灸集成［M］.北京：人民卫生出版社，1956.

清·《勉学堂针灸集成》

【原文】　见鬼，阳谷。梦魇，商丘、三阴交。善哭，百会、水沟。风癫，及发狂欲走称神，自高悲泣呻吟，谓邪祟也。先针间使，后十三穴。骂詈不息身，称鬼语。心俞百壮，鬼眼、后溪、大陵、劳宫、涌泉各三壮，风府。又方，灸唇吻头白肉际一壮，又灸唇里中央肉弦上一壮。狐魅颠狂，鬼眼三七壮，神庭百壮。（《勉学堂针灸集成·卷二·癫痫》）

【原文】　怪疾，凡一身之病昼轻夜重者，难治。各随其经而病势渐至加重，胸亦烦闷痛，怪幻不测者，乃阴阳失摄，阴邪妄动之致也。急用《神应经》治鬼邪法：先刺间使后十三穴，必须其次第而行针，若失次则无效，并针上等穴。次针原病之所管经要穴。病重者针不过十余度而愈，病轻者针不过四五度而效愈，且阴下逢穴累施无效，然后行之。且夫申脉、上星、曲池穴，宜火针七锃而或不施火针，只以圆利针或三棱针累施，不失其次第，则每有神效。（七锃谓该若灸七壮之说也。）火针亦依其法而针，刺入肉不出皮外，以针缝稍拔还纳，依其七数是也。大人、小儿怪疾，同治此法。行针必以盛年精神有余者，乃能取效矣。咀咒之症，亦须用鬼邪之法，先针间使后十三穴，火锃一依其法行之。（《勉学堂针灸集成·卷二·五痫》）

【原文】　邪祟，针灸法：百邪所病，针有十三穴，一名鬼宫，即人中穴；二名鬼信，在手大指爪甲下入肉二分；三名鬼垒，在足大趾爪甲下入肉二分；四名鬼心，即太渊穴；五名鬼路，即申脉穴；六名鬼枕，在大椎入发际一寸；七名鬼床，在耳前发际宛宛中、耳垂下五分；八名鬼市，即承浆穴；九名鬼路，即劳宫穴；十名鬼堂，即上星穴；十一名鬼藏，在阴下缝、女人玉门头；十二名鬼臣，即曲池穴；十三名鬼封，在舌下缝、针刺贯出舌上。又鬼邪发狂，灸十指端去爪一分，名曰鬼城。（《扁鹊》）治鬼魅狐惑、恍惚振噤，以患人两手大指相并缚定，用大艾炷于两甲角及甲后肉四处骑缝著火灸之，若一处不著火即无效。灸七壮，病者哀告我自去，神效。此秦承祖灸鬼法也，即鬼哭穴。（《入门》）五尸，灸乳后三寸，男左女右，各二七壮，又灸两大拇指头七壮。（《得效》）一切疰，先仰卧灸两乳边斜下三寸第三肋间随年壮。（《得效》）卒狂言鬼语，以带急合缚两手大指，便灸左右胁下对屈肋头处各七壮，须臾，鬼自道姓名乞去，徐徐问之，乃解其缚。（《得效》）卒中邪魅恍惚，灸鼻下人中及两手足大指爪甲本，令艾炷半在爪上，半在肉上，各七壮，不止，十四壮。（《得效》）卒狂鬼语，针足大拇趾爪甲下，即止。《得效》狐魅，两手大指合缚，灸合谷三七壮，当狐鸣，即差。（《得效》）（《勉学堂针灸集成·卷二·杂病篇针灸》）

【原文】　邪病大呼骂走，三里主之名鬼邪。（《千金》）（《勉学堂针灸集成·卷三·十二经脉流注腧穴》）

【原文】　间使，在掌后三寸。针三分，留七呼，灸五壮。主治伤寒结胸，心悬如饥，呕沫少气，中风气塞，昏危不语，卒狂，胸中憺憺，恶风寒，霍乱干呕，腋肿肘挛，卒心痛，多惊，咽中如鲠，妇人月水不调，小儿客忤久疟，可灸鬼邪随年壮。干呕不止，所食即吐不停，灸三十壮。若四肢脉绝不至者，灸之便通，此法能起死人。又治卒死灸百息。又十三鬼穴云此名鬼路，针百邪癫狂，当在第九次下针。（《千金》）治脾寒，寒热往来，浑身疮疥，灸七壮。（《神农经》）兼风池、环跳，治疟疾；又兼气海、中极、三里，针小腹便澼。（《太乙歌》）治痎疟。（《玉龙赋》）兼天鼎，治失音休迟。（《百证赋》）兼水沟，治邪癫。（《灵光赋》）治热病频哕。（《捷径》）（《勉学堂针灸集成·卷四》）

【参考文献】　（清）廖润鸿.勉学堂针灸集成[M].赵小明校注.北京：中国中医药出版社，2006.

清·《蠢子医》

【原文】　邪祟中人无他诀，只因人情未清澈。人心一动他已知，每乘淫机暗交接。交接久了下焦寒，满腹垒块塞洞穴。每于诊脉时，恍若先报说。心中忽战战，脉上似鼠掣。亦有抱持中指毫不动，坐得久时间一泄。或如蛇吐信，或如电明灭。此皆女子之祟脉，每从上焦决。若是男子真中邪，必于下焦见清切。梦中若有美人来，一相交时精便泄。心中犹自甚爱惜，便将十指玉茎摄。多少败精留此间，不是淋闭便尿血。时候久了结疙瘩，相火下注似车辙。如此说来人尽邪，恐于名教有不洁。不知世际叔季人浇漓[①]，几个男女似霜雪。但看关帝斩貂蝉，史官曾有说：武穆拒名姝，精忠不敢灭。此皆人家奇男子，始能尘世称妙绝。又有近邻贞烈妇，已入贞祠无异说。每与近邻言，未尝劝守节。有一霜妇问来历，他便搂腿教伊阅。每到人情不自由，便将肉腿刺寒铁。此是真正上品人，始肯真情来吐说。可知人非土木孰无情，只要学个鲁男亦奇绝。守住父母遗体身上玉，便是人间大豪杰。我今斋戒已七

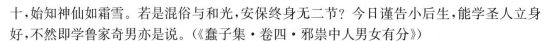

十,始知神仙如霜雪。若是混俗与和光,安保终身无二节? 今日谨告小后生,能学圣人立身好,不然即学鲁家奇男亦是说。(《蠢子集·卷四·邪祟中人男女有分》)

【参考文献】 (清)龙之章.蠢子医[M].李维贤,刘万山点校.北京:人民卫生出版社,1993.

【注释】 ① 浇漓(jiāo lí):浮薄不厚,多用于指社会风气浮薄;文风浮艳不实;酒味淡薄,亦借指薄酒。

第五节 心 风

清·《金匮翼》

【原文】 **镇心丸** 治心风,狂言多惊,迷闷恍惚。

人参 茯神 犀角各一两 牛黄 铅粉各七钱半 朱砂水飞 龙齿研 胆草 天竺黄研 远志 生地各半两 金箔五十片 铁粉七钱半,研

为细末,蜜丸桐子大,每服七丸,竹叶汤送下,无时。(《金匮翼·卷四·癫狂惊痫》)

【参考文献】 (清)尤怡.金匮翼[M].许有玲校注.北京:中国中医药出版社,2005.

清·《沈菊人医案》

【原文】 (案一)周。思虑过度,心脾阴虚,夜坐阳升,厥阳气火上扰,神志昏乱,语言舛错,不避亲疏,颧赤。病属阳升心风失志,神不内守。拟镇摄。

琥珀 辰砂丝棉裹 川连 炒枣仁 石菖蒲 茯神 珠粉 夜交藤 猪心血炒丹参 天竺黄

(案二)管。忧思惊恐伤及心、肝、脾三脏,神志不安,言语错乱,喜笑怒骂,不寐。神气浮越,阳不潜降,痫症久延。法当安神。

生龟板 远志肉 圆圈辰砂 牡蛎 茯苓 夜交藤 石菖蒲汁 灵磁石 枣仁

(案五)万。心风挟痰火,上扰神明,错乱病发,必以烦扰,乃动则阳生,静则阴生,脉象滑数。治当潜阳涤痰,镇摄神志。

珠粉 牡蛎 龟板 川连包麦冬肉 菖蒲汁 朱砂 龙齿 天竺黄 猪心血炒丹参

又,痰火扰乱君心,病发则狂言詈骂,不避亲疏,寸关脉滑。此属心风挟肝火上逆也。仍当镇摄神志。

珠粉 黑山栀 辰砂 胡黄连 煅牡蛎 柏子仁 血珀 茯神 龙齿 猪心血拌丹参

(案六)吴。至疾莫如风火疾发,突如其来,卒然痉厥,不知所苦,涎痰上涌口沫,脉大。病属肝阳风火痰上旋,壅塞灵机。法宜潜阳熄风化痰。

胡黄连 川贝母 连翘 丹皮 生牡蛎 钩钩 山栀 知母

(案七)马。芒种阳气极升,人生之气与天地相应。所以痉厥卒发,醒后头痛,阳不下降,阴失涵敛。摄阴潜阳是为正治,风阳过旺,先宜治标。

生牡蛎 胡黄连 白芍药 灵磁石 钩钩 石决明 天竹黄 黑山栀 连翘心

（案八）冯。肝营不足，木火凌心，上扰神明，语言舛错，眩晕耳鸣，少寐，烦恼，多梦纷纭，筋脉抽掣。病属营虚火郁，不生痫症即生外疡。

决明 茯神 龙齿 灯心 合欢皮 丹皮 磁石 远志 丹参猪心血炒 菊花 忘忧草 香附

（案九）朱。气从下逆，上至心胸，一团热气。心悸、项痛，即头重而眩，神志模糊，口涌血沫，四肢搐搦，便溺乃苏。此厥阳木火上凌心胞，直升巅顶，脉数牢实，病属痉厥，重治。

犀角片 鲜生地 生牡蛎 竹卷心 山栀 羚羊角 胡黄连 生白芍 连翘心 丹皮

又，风气通肝，肝属木，在卦为震，震为雷，雷气通心，象火有声。病发猝然，神志模糊，口涌血沫，心悸眩晕，则痉厥立至，溺而得醒，此肝之得以疏泄也。脉象转为弦数，厥阳风火挟心火上充，直升无制。咸苦直折有余之火。病魔已退三舍，乘其旗靡辙乱而逐之。前方去犀角，加天麻、菊花、天竺黄。

（案十）钱。厥阴无形之火，挟阳明有形之痰纽结而上，卒然痉厥，头痛腹疼，幼稚（稚）阴虚木旺生风，所以病发突然，但病来有年，根深蒂固，一时拔除岂易之哉。

甘菊花 胡黄连 石决明 白蒺藜 生甘草 生牡蛎 川贝母 钩藤钩（《沈菊人医案·卷上·十二·痫厥》）

【参考文献】 （清）沈菊人.沈菊人医案[M].上海：上海科学技术出版社，2004.

清·《柳选四家医案》

【原文】 神识不清，自言自语，起坐无常，寤寐失度，脉形小滑，舌苔白腻。此痰热内郁心包，无路可出，而作心风也。久久归入癫痫，毋忽。

导痰汤苓、夏、枳、星、梅、橘、姜、草，加菖蒲、远志。另白金丸。

诒按：病情已属癫症，再加犀角、龙、牡等清镇之品，似更得力。

惊则气乱，神出舍空，痰涎袭入，此心悸形呆，善忘不语所由来也。至月事不至，血从内并，用药亦须兼及。

茯苓 香附 沉香 半夏 橘红 远志 胆星 牛膝

另惊气丸白花蛇、蝎、蚕、脑、麝、辰砂、白附、麻黄、天麻、橘红、南星、苏子。

诒按：拟加丹参、琥珀、归须等，兼顾血分，乃与案语相合。

心悸，初从惊恐得之，后来习以为常，经年不愈，手振舌糙，脉芤带滑，不耐烦劳。此系心血本虚，痰涎袭入也。

人参 元参 丹参 枣仁 天冬 麦冬 菖蒲 茯苓 茯神 当归 远志 五味 桔梗 半夏 生地 橘红 枳壳 柏仁 炙草 竹茹

原注：此天王补心丹合十味温胆法也。心身本亏，补心丹主之；痰涎袭入，十味温胆汤主之。

湿热生痰，留于手、足少阳之府，累及心包。心惊胆怯，性急善忘，多虑多思，舌苔浊腻带黄，胸脘内热。清化为宜，黄连温胆汤加洋参、枇杷叶。

原注：舌苔浊腻带黄，加入黄连一味，苦燥化湿。再加洋参补阴，枇杷叶清肺，想是火旺之体，肺液必亏，且以救二陈之过燥也。

神蒙善忘，包络之病为多。然左寸脉息上浮，关部独带弦数，右寸与关小而带弦，白苔满

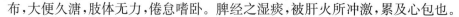

布,大便久溏,肢体无力,倦怠嗜卧。脾经之湿痰,被肝火所冲激,累及心包也。

藿梗　党参　于术　半夏　陈皮　香附　砂仁　木香　沉香　远志　枳壳　葛根　菖蒲　竹油

诒按:此必兼有胀满之候,故方中多香燥和脾之品。用葛根、藿梗,乃兼清暑湿之意。

再诊:痰因湿酿,湿自脾生,脾若健运,则无湿以生痰,所患善忘等症,自可化为乌有。然则健脾一法,在所必需矣。香砂六君子汤加沙苑、远志、谷芽。

原注:苔白便溏,乏力嗜卧,皆脾倦见证,故用健脾化湿法。(《柳选四家医案·评选继志堂医案两卷·上卷·神志门》)

【原文】　上年夏季,痰火迷心,神呆语乱,治之而愈。至今复发,脉浮小弱,舌心红而苔薄白,语言错乱,哭笑不常,凭脉而论,似属心风。盖由风入心经,蕴热蒸痰所致。用《本事》**独活汤**法。

独活　防风　黄芩　山栀　元参　石菖蒲　胆星　茯苓　橘红　甘草　竹叶　鲜生地

诒按:论症确凿,此为学有本源。查许学士独活汤原方,仅有独活、防风、茯苓三味相同,此盖用其意,而不制其成方也。

情志郁勃,心肝受病。神思不安,时狂时静,时疑时怯。心邪传肺,则心悸不寐而咳嗽;肝邪传胆,则目定而振慄,其实皆郁火为患也。拟清心安神壮胆为主,平肝和脾佐之。

川连　茯神　菖蒲　龙骨　远志　北沙参　枣仁　胆星　川贝　铁落　石决明　猪胆一个

用川芎五分研,纳入以线扎好入煎。

诒按:清心化痰,凉肝镇怯,立方周到熨帖。尤妙在川芎一味,入猪胆内,可以疏木郁,壮胆气,开后人无数法门也。

寡居十载,愁惕苦心,牙龈出血,有时若痫,其病已久。兹一月前,猝遭惊恐,遂神糊语乱,口吐紫血,腹胀不食,两脉模糊,难以捉摸。此乃惊动肝阳,神魂扰乱,血随气逆,是即薄厥之属。今两足常冷,阳升于上。急以介类潜阳,重以镇怯,冀其厥止再商。

川连吴萸炒　牡蛎　阿胶　茯神　枣仁　石决明　羚羊角　龙骨　茜草炭　紫石英　代赭石　白芍　金箔

诒按:病深且久,病气内涉于脏,实难取效。但就病论治,随症用药,已能处处熨帖,自属可存。

再诊:风阳稍熄,神志未安。仍从前法增损。

川连吴萸炒　石决明　牡蛎　茯神　龙骨　远志　羚羊角　紫石英　阿胶　枣仁　白芍　橘红　石菖蒲　金箔

另朱砂安神丸三钱。

半夏　南星制　陈皮　青黛　蛤壳　郁金　石决明　沉香　琥珀

上药为末,泛上前丸为衣,晒干,每服五钱,淡盐花汤送下。

诒按:作丸之法,颇极精妙。(《柳选四家医案·评选环溪草堂医案三卷·上卷·神志门》)

【参考文献】　(清)尤在泾,(清)柳宝诒.柳选四家医案[M].盛燕江校注.北京:中国中医药出版社,1997.

第六节 呆 病

清·《石室秘录》

【原文】 论发狂、论呆病、论花癫、论羊癫。

天师曰：生治者,乃人未死而若死者,用药以生之也。譬如发狂呆病是也。发狂多是热病,登高而歌,弃衣而走,见水而入,骂詈之声,叫喊杀人之语,不绝于口,舌如芒刺。饮食不休,痰色光亮,面如火肿是也。方用石膏半斤,元参一斤,白芥子三两,半夏三两,知母一两,甘草一两,麦冬五两,竹叶数百片,人参一两。先用糯米半斤,煎汤一锅,去其米粒,用汤半锅,将前药煎之,取半碗。[批]救胃自焚汤。彼索水时与之饮,随索随与,饮尽必睡。急再用元参一斤,麦冬半斤,煎汤候之。[批]玄麦至神汤。一醒呼水,即以此汤与之,彼必欣然自饮,服完必又睡。又将渣煎汤候之,醒后再与。彼即不若从前之肯服,亦不必强,听其自然可也。后用熟地三两,麦冬三两,元参六两,山茱萸一两,煎二碗与之。[批]胜火神丹。妙。一剂必愈,不必再与。此生治之一法也。

呆病又不如是治法。呆病郁抑不舒,愤怒而成者有之,羞恚①而成者有之。方用人参一两,柴胡一两,当归一两,白芍四两,半夏一两,甘草五钱,生枣仁一两,天南星五钱,附子一钱,菖蒲一两,神曲五钱,茯苓三两,郁金五钱,水十碗,煎一碗灌之。[批]救呆至神汤。彼必不肯饮,以双手执其头发,两人拿其左右手,以一人托住下颏,一人将羊角去尖,插入其口,一人以手拿住其头,一人倾药入羊角内灌之。倘或吐出不妨,益妙,尽灌完为止。彼必骂詈,少顷人困欲睡,此生治之又一法也。狂病之方,妙在用石膏之多,以平其阳明之火。然徒籍石膏,未免过于峻烈,又济之以元参。元参亦能平胃火之浮游,不特去心、肾之二火。又妙用麦冬以济之,则肺金不畏火之炎上,而自能下生肾水,肾水生,则胃中之火不必治而自愈。然而狂病至不知人,则痰势籍火奔腾可知。方中又用白芥子、半夏以祛逐其痰,痰祛则心自清,况又有竹叶以清心乎,则火易息而人易复也。一剂之后,又佐以元参、麦冬,大剂煎饮,则火益息而水益深。后又用熟地之类滋其肾肺之药,相制而相成,字不重夺其造化哉。后呆病之方,妙在用柴胡以舒泄其不得意之气;又有白芍佐之,肝气一舒,心脉自散;又妙用祛痰之剂,集之于参、苓之内,则正气足而邪气自散;尤妙用菖蒲开窍之神品,同群共入,见匙即开。重关领禁之人,一旦再享春风之乐,是谁之功哉。生治法如何可尽,举一而悟其余耳。

张公曰：远公心解神怡,又何可言。尚有一说,在狂病多是热症,然亦有不全是热者,不可不辨也。狂之症同,而寒热各异。热症发狂,如岐天师之方治之可也。倘寒症发狂,又将何以治之。凡人发狂而止骂詈人,不口渴索饮,与之水不饮者,乃寒症之狂也。此得之气郁不舒,怒气不能发泄,其人平日必懦弱不振,今一旦而狂病发作耳。治之法,宜祛痰为主,而佐以补气之药。方用人参一两,茯神一两,白术五钱,半夏一钱,南星一钱,附子一钱,菖蒲三分,水煎服。[批]速救寒狂丹。此方之妙,全在补气,而不十分祛痰。盖寒症发狂,与痫症同治。加入附子以消其寒气,菖蒲引入心经,自然下喉熟睡,病如失也。方内再加柴胡一钱,以舒其肝木之郁气,尤易奏功。远公医道通神,何知柴胡之妙耶。呆病无热症,不

227

必重说。

华君曰：举二可以类推，不必尽传也，予当传之。予师所传之法，尚有二方。如人病花癫，妇人忽然癫痫，见男子则抱住不肯放。此乃思慕男子不可得，忽然病如暴风疾雨，罔识羞耻，见男子则以为情人也。此肝木枯槁，内火燔盛，脉必弦出寸口。法当用平肝散郁祛邪之味。一方亦天师所传，用柴胡五钱，白芍一两，当归五钱，炒栀子三钱，甘草一钱，茯神三钱，菖蒲一钱，麦冬五钱，元参三钱，白芥子五钱，水煎服。[批]散花去癫汤。如不肯服，用人灌之，彼必骂詈不休，久之人倦欲卧。卧后醒来，自家羞耻，紧闭房门者三日，少少与之饮食自愈。一剂后不必更与之药也。此生治之一法。更有羊癫之症，忽然卧倒，作羊马之声，口中吐痰如涌者，痰迷心窍，因寒而成，感寒则发也。天师传一方，治之神效，奏功实多。方用人参三钱，白术一两，茯神五钱，山药三钱，薏仁五钱，肉桂一钱，附子一钱，半夏三钱，水煎服。此方助其正气，以生心血，又加桂、附以祛寒邪，加半夏以消痰，逐去其水，自然气回而癫止也。一剂全愈，永不再发，幸珍视之毋忽。羊癫症得之小儿之时居多，内伤脾胃，外感风寒，结成在胸膈之中，所以一遇风寒，便发旧痰。今纯用补正之药，不尽祛痰，转能去其病根也。若作风痰治之，虽亦奏功，终不能一止而不再发。此天师之方，所以奇而正也。

雷公曰：我亦有方传子。治牛马之癫，虽与羊癫同治，而症实各异。方用人参三两，白术五两，甘草一两，陈皮三钱，生南星一两，半夏一两，附子一钱，为末，蜜为丸。须病未发前服之，永不再发。[批]天师云：妙甚。盖健其胃气，自不生痰，况又佐之祛痰斩关之将乎？若羊癫之人，亦先以此方治之，亦自愈。人病来如作牛马声，即牛马癫也。大约羊癫小儿居多，牛马癫大人居半也。（《石室秘录·卷一礼集·生治法》）

【原文】 雷公真君曰：呆病如痴，而默默不言也，如饥而悠悠如失也，意欲癫而不能，心欲狂而不敢，有时睡数日不醒，有时坐数日不眠，有时将己身衣服密密缝完，有时将他人物件深深藏掩，与人言则无语而神游，背人言则低声而泣诉，与之食则厌薄而不吞，不与食则吞炭而若快。此等症虽有祟凭之，实亦胸腹之中，无非痰气。故治呆无奇法，治痰即治呆也。然而痰势最盛，呆气最深，若以寻常二陈汤治之，安得获效。方用逐呆仙丹：人参一两，白术二两，茯神三两，半夏五钱，白芥子一两，附子五分，白薇三钱，菟丝子一两，丹砂三钱，研末。先将各药煎汤，调丹砂末与半碗，彼不肯服，以炭给之，欣然服矣。又给之，又服半碗，然后听其自便。彼必倦怠欲卧矣，乘其睡熟，将其衣服被褥尽行火化，单留身上所服之衣，另用新被盖之，切不可惊醒。此一睡，有睡至数日者，醒来必觅衣而衣无，觅被而被非故物，彼必大哭，然后又以前药与一剂，必不肯服，即给之炭。亦断不肯矣，不妨以鞭责之，动其怒气，用有力之人，将前药执而灌之。彼必大怒，已而又睡去矣。此时断须预备新鲜衣服被褥等项，俟其半日即醒，彼见满房皆是亲人，心中恍然如悟，必又大哭不已，诸人当以好言劝之，彼必说出鬼神之事。亲人说幸某人治疗，已将鬼神尽行祛遣，不必再虑，彼听之欣然而病亦全愈矣。此方之妙，妙在大补心脾。以茯神为君，使痰在心者尽祛之而出，其余消痰之药，又得附子引之，无经不入，将遍身上下之痰，尽行祛入膀胱之中，而消化矣；白薇、菟丝子皆是安神妙药，而丹砂镇魂定魄，实多奇功，所以用之而奏效也。（《石室秘录·卷六数集·呆病》）

【参考文献】 （清）陈士铎.石室秘录[M].张灿点校.北京：中国中医药出版社，1991.

【注释】 ① 羞恚（huì）：指羞愧又恼怒。

清·《辨证录》

【原文】 人有终日不言不语，不饮不食，忽笑忽歌，忽愁忽哭，与之美馔则不受，与之粪秽则无辞，与之衣不服，与之草木之叶则反喜，人以为此呆病，不必治也。然而呆病之成，必有其因，大约其始也，起于肝气之郁；其终也，由于胃气之衰。肝郁则木克土，而痰不能化，胃衰则土制水，而痰不能消，于是痰积于胸中，盘据于心外，使神明不清，而成呆病矣。治法开郁逐痰，健胃通气，则心地光明，呆景尽散也。方用**洗心汤**：

人参一两　茯神一两　半夏五钱　陈皮三钱　神曲三钱　甘草一钱　附子一钱　菖蒲一钱　生枣仁一两

水煎半碗灌之，必熟睡。听其自醒，切不可惊醒，反至难愈也。

此等病，似乎有祟凭之，然而实无祟也，即或有祟，不可治邪，补正而邪自退。盖邪气之实，亦因正气之虚而入之也。此方补其正气，而绝不去祛邪，故能一剂而奏效，再剂而全愈。或谓此病既是正虚无邪，何以方中用半夏、陈皮如是之多乎？不知正虚必然生痰，不祛痰则正气难补，补正气而因之祛邪，是消痰仍是补正也。虽然痰消而正气旺，是痰即邪也。补正而佐以攻痰，引祛痰之药直入于心宫，以扫荡其邪，邪见正气之旺，安得不消灭于无踪哉。或又谓呆病既成于郁，不解郁而单补正以攻痰，何以能奏功如此？不知呆病之来，其始虽成于郁，然郁之既久而成呆，其从前之郁气，久则尽亡之矣。故但补胃气以生心气，不必又始肝气以舒郁气也。

此症用**还神至圣汤**亦神。

人参一两　白术二两　茯神　生枣仁各五钱　广木香　天南星　荆芥各三钱　甘草　良姜　附子　枳壳各一钱　菖蒲五分

水煎灌之，听其自卧，醒来前症如失。

人有呆病终日闭户独居，口中喃喃，多不可解，将自己衣服用针线密缝，与之饮食，时用时不用，尝数日不食，而不呼饥，见炭最喜食之，谓是必死之症，尚有可生之机也。夫呆病而至于喜粪，尚为可救。岂呆病食炭，反忍弃之乎？盖喜粪乃胃气之衰，而食炭乃肝气之燥，凡饮食之类，必入于胃，而后化为糟粕，是粪乃糟粕之余也。糟粕宜为胃之所不喜，何以呆病而转喜之乎？不知胃病则气降而不升，于是不喜升而反喜降，糟粕正胃中所降之物也。见粪而喜者，喜其同类之物也。然而呆病见粪则喜，未尝见粪则食也。若至于食粪，则不可治矣，以其胃气太降于至极耳。夫炭乃木之烬也，呆病成于郁，郁病必伤肝木，肝木火焚以伤心，则木为心火所克，肝中之血尽燥，而木为焦枯之木矣。见炭而喜食者，喜其同类而食之，思救其肝木之燥耳。然而可生之机，全在食炭。夫炭本无滋味，今食之而如饴，是胃气之未绝也。治其胃气，而祛其痰涎，则呆病可愈也。方用**转呆丹**：

人参一两　白芍三钱　当归一两　半夏一两　柴胡八钱　生枣仁一两　附子一钱　菖蒲一两　神曲五钱　茯神一两　天花粉三钱　柏子仁五钱

水十碗，使强有力者，抱住其身，另用二人执拿其两手，以一人托住其下额，一人将羊角去尖，插其口灌之。倘不肯服，不妨以杖击之，使动怒气，而后灌之，服后必然骂詈，少顷必倦而卧，听其自醒，切不可惊动，自醒则全愈，否则止可半愈也。

此方大补其心肝之气血，加之祛痰开窍之药，则肝中枯竭得滋润而自苏，心内寡弱，得补助而自旺,于是心气既清,肝气能运,力能祛逐痰涎,随十二经络而尽通之,何呆病而不可愈哉!倘或惊之使醒,则气血不得尽通,而经络不得尽转,所以止可半愈也。然能再服此汤,亦未有不全愈者矣。

此症用**苏心汤**亦神效。

白芍 当归各三两 人参 茯苓各一两 半夏 炒栀子 柴胡各三钱 附子三分 生枣仁五钱 吴茱萸 黄连各五分

水十碗,煎一碗灌之,听其自醒,醒来病如失。

人有一时而成呆病者,全不起于忧郁,其状悉与呆病无异,人以为有祟凭之也,谁知是起居失节,胃气伤而痰迷之乎。夫胃属土,喜火之生者也。然而火能生土,而亦能害土,火不来生,则土无生气,火过来生,则土有死气矣。虽然土中之火本生土者也,如何生土者反能害土?岂火为外来之邪火,而非内存之正火乎!孰知邪火固能害土,而正火未尝不害土也。正火者,土中之真火,如何能害土乎?盖正火而能养,则火且生土以消食,正火而相伤,则火且害土以成痰。痰成而复伤其胃土,则火且迷心,轻则成呆,而重则发厥矣。起居失节,则胃中劳伤,不生气而生痰。一时成呆者,乃痰迷于心脘之下,尚未直入于心包之中。倘入心包,则人且立亡矣。治法宜生其胃气,而佐之消痰之品,则痰迷可以再开,不必竟治其呆也。方用**启心救胃汤**:

人参一两 茯苓一两 白芥子三钱 菖蒲一钱 神曲三钱 半夏二钱 南星二钱 黄连一钱 甘草一钱 枳壳五分

水煎服。一剂而痰解,再剂而神清,三剂而呆病如失,不再呆也。

此方全去救心,正所以救胃也。盖胃为心之子,心气既清,而胃气安有不清者乎?母清而子亦清也。设作呆病治之,亦用附子斩关直入,则火以助火,有顷刻发狂而死矣。总之呆病成于岁月之久,而不成于旦夕之暂,若一时而成呆者,非真呆病也。故久病宜于火中补胃以消痰,而猝病宜于寒中补胃以消痰,又不可不知也。

此症用**指迷汤**亦效。

人参五钱 白术一两 半夏 神曲各三钱 南星 甘草各一钱 陈皮 菖蒲各五分 附子三分 肉豆蔻一枚

水煎服,四剂愈。(《辨证录·卷之四·呆病门(六则)》)

【参考文献】(清)陈士铎.辨证录[M].北京:中国中医药出版社,2007.

附　方剂索引